呼吸之间

李谨伯谈静坐与修大道

增订版

李谨伯 ◎ 著

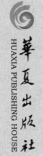
华夏出版社

HUAXIA PUBLISHING HOUSE

有为，半无为，无为而无不为

有界，有无界，无界

左脑功能，右脑功能，中脑功能

六根用事，五眼六通，般若智慧

无念，无相，无住

去妄念，不分辨，不执着

后天，半先天，先天

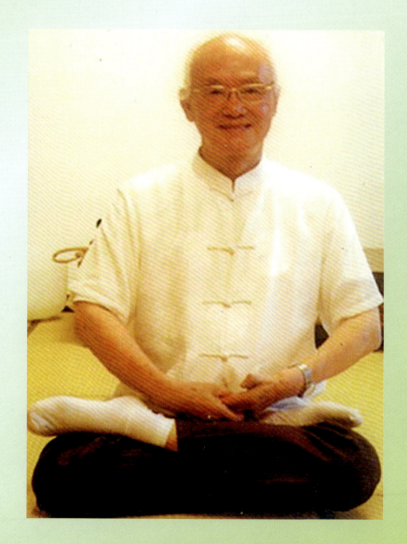

2012 年李谨伯先生九十三岁照

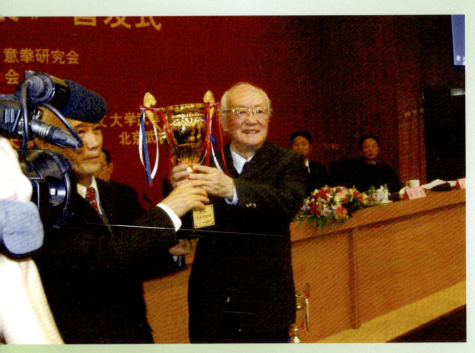

2012 年在王芗斋老师 125 岁纪念会上

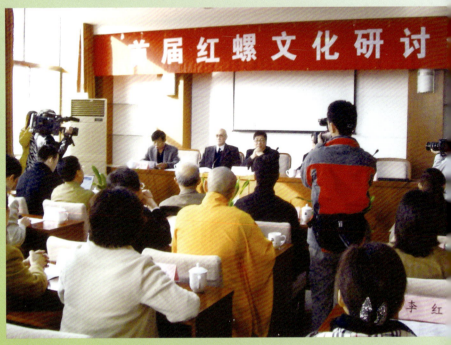

首届人体科学研究暨红螺文化研讨会在北京怀柔召开

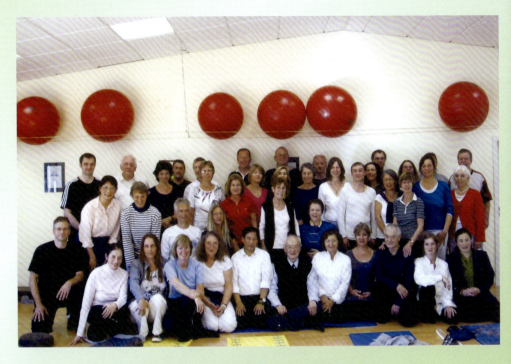

2010 年 9 月在德国讲课时与学员合影

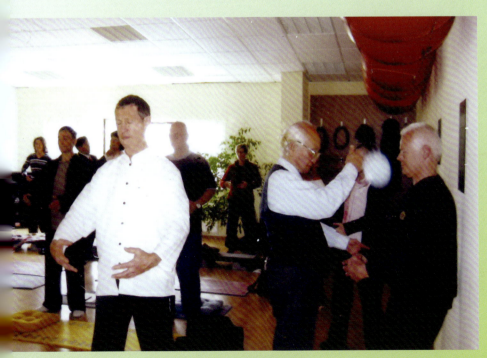

2010 年 10 月在德国带功

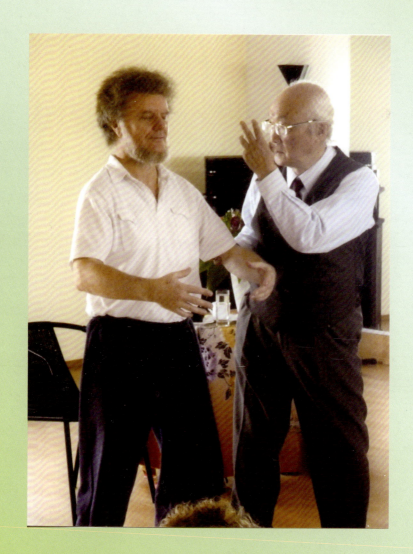

2009 年在奥地利维也纳

致读者[①]

张震寰

（原中国人体科学研究会理事长、国防科学工业委员会科技
委主任、中将，中国气功科学研究会理事长）

超心理学现象，久已成为世界范围的热门话题。多少年来围
绕着这些奇异现象，科学界和理论界进行了多次激烈的论战。这
种论战不但发生在国内，也发生在国际上。人体特异功能现象的
有无及对这类现象的解释，始终成为论战的焦点，其激烈程度或
许只有中世纪科学黎明时期才可类比。正因为这种论战涉及范围
之大、内容之深刻都是人类历史上少有的，所以我们不难领悟，
其结果必然关系整个人类的前途。

我们深信实践是检验真理的唯一标准，而真理则越辩越明，
我们坚持为真理而斗争。科学实验就是一种极其重要的实践活
动，它必将深化我们对自然界和人类自身的认识，并不断增强我
们征服自然的能力。回顾近千年来人类自然科学的发展，我们看
到它每前进一步都要经历多么激烈的斗争。这里我们不妨举出创
立"自然科学的独立宣言"——天体运行论的天文学家哥白尼的

[①] 本文是张震寰同志为人体科学、气功、内丹系列丛书出版前做的
序言。

例子。哥白尼在创立日心地动说时，欧洲正处在黑暗的中世纪末期，亚里士多德—托勒密的地球中心说早已被基督教会改造为基督教义的支柱。但是由于观测技术的进步，在托勒密的地心体系里必须用八十个左右的均轮和本轮才能获得同观测比较相合的结果，而且这类小轮还有继续增加的趋势。当时一些具有进步思想的哲学家和天文学家都对这个复杂的体系感到不满。哥白尼接受了这种进步思想，他赞成毕达哥拉斯学派的治学精神，主张以简单的几何图形或数学关系来表达宇宙的规律。哥白尼的日心地动说遭到两类人的批判，一类人是抱残守缺的哲学家，他们坚持亚里士多德—托勒密的说法，把地球当做宇宙的固定中心；另一类人是教士，他们认为日心地动说是离经叛道的异端邪说，因为《圣经》上明白写着大地是静止不动的。哥白尼为了宣传新学说不得不采取了迂回的斗争手段，经过开普勒、伽利略、牛顿等人的工作，哥白尼的学说不断取得胜利和发展。恒星光行差、视差的发现，使地球绕太阳转动的学说得到了令人信服的证明。哥白尼的学说不仅改变了当时人类对宇宙的认识，而且从根本上动摇了欧洲中世纪宗教神学的理论基础，"从此自然科学便开始从神学中解放出来"，"科学的发展从此便大踏步前进"（恩格斯《自然辩证法》）。在这场捍卫科学真理的斗争中，意大利杰出思想家布鲁诺被宗教裁判所指为"异端"，在1600年2月17日被罗马宗教裁判所烧死在罗马百花广场。

这段往事至今仍激励着我们为科学进步而斗争，它也告诉我们，愚昧和专横对科学发展是多么有害；它也启发我们，对于学术上的不同见解只有通过讨论或争论来解决。发明牛痘使人类永远摆脱天花困扰的琴纳，发现人类血液循环规律的哈维等（不胜枚举），都曾在他们为人类做出不朽贡献的时候遭到"正统派"的嘲弄和挖苦，在"正统派"人士中有的还是曾有过创见的杰出科学家。这个事实也告诉我们，故步自封、墨守成规、不思进取的结果就有可能堕入阻碍人类进步的泥坑。敞开心扉，接受新鲜事物，着眼于人类更远大的目标对一名有志于从事科学研究的人该是多么重要。自认人类已穷尽真理，或只须沿着前人开拓的路径走下去，其结果也只能使人类自己走投无路。千百年来，人类的新认识、新发现、新思想往往被当时一些人视为"邪说异端"，但是历史将超越他们，这是无可回避的大趋势。

今天距英国成立世界上第一个超心理学研究会（1882 年 2 月 20 日）已逾百年；苏联有 20 多个研究机构在从事人体潜能研究；1957 年，"美国特异心理学联合会"成立，1969 年该学会成为美国科学促进学会的附属学会。到 20 世纪 70 年代初，全世界已有 30 多个国家成立了 240 多个人体潜能研究机构。这就是我们面临的又一竞争格局。钱学森同志曾在几年前提醒我们："一个人体科学的幽灵正在我们当中徘徊。"人体潜能研究"搞下去一定会导致一场科学革命，就是人类认识客观世界的一次飞跃。如果搞得好，这场革命可能在 21 世纪就会到来"。

时代毕竟不同了，中国的情况也起了很大的变化。中国是中国共产党领导的社会主义国家，坚持四项基本原则，坚持改革开放，为人体科学研究开辟了广阔的前景。一批科学工作者正在开展严肃的探索研究工作，已取得一定的成绩。

我国中央政府于 1986 年曾正式发过文件，内容摘要如下：

"近年来，特异功能研究和气功活动日益受到国内外重视，鉴于这些事情的重要性和复杂性，一九八六年经中央领导同志批准成立'三人小组'，负责协调工作；一九八七年扩充为'四人小组'（由四位部长组成的）；一九九〇年八月，原'四人小组'写报告给中央，为继续加强对特异功能研究和气功活动的领导，根据总理的批示，于一九九〇年十二月二十日召集会议，确定重新组建人体科学工作'六人小组'（由六位部长组成）；一九九一年二月十二日上午，'六人小组'召开会议，会议认为：'人体科学是一个潜在的、有重大意义的新学科，需要认真对待，它的发展可能对经济、国防、安全等多方面产生深远影响，甚至影响未来的科学革命。'"

[作者注：一九九五年中央领导又决定扩充"六人小组"为"九人小组"，加强对人体科学的研究。"九人小组"是由中央政府九位部长组成的，负责领导和协调人体科学的研究，一九八五年十二月二十五日，由中国科协正式批准成立中国气功科学研究会和中国人体科学研究会，两会的理事长是张震寰，顾问是钱学森。张震寰时任国防科工委科技委主任、中将，钱学森是国防科工委科技委副主任、中将。"人体科学"这个名字是钱学森提出的，钱学森认为：人体科学主要包括三个方面，1.特异功能；2.气功（内丹）；3.传统的中医理论。钱学森认为"人体科学"不是一个学科，而是一个大部类，它和自然科学（大部类）、社会科学（大部类）是平行的、平等的。自然科学是人对自然界、物质界的研究；社会科学是人对人类关系的研究；还缺一门就是人对自己本来面目的研究。人研究精神的自我就叫"人体科学"，国外也有人叫超心理学的研究。我们古代中医学离不开"气血论"，不论针灸、按摩、药饵，都要发气：布气、运气，有专门的"气医"，中国科协还根据钱学森的意见，批准成立过"第四医学研究会"，第一医学叫治疗医学，第二医学叫预防医学，第三医学叫自然疗法医学，第四医学就是特异功能医学。]

大道静中求（代序）

（微软全球资深副总裁、微软亚太研发集团主席）张亚勤

20 世纪 80 年代中期在中国科大读研究生期间曾听过钱学森先生的讲座，第一次听到重视人体科学研究的提法。当时我对中国传统文化、对东方的宗教哲学的了解，囿于当年书本上的知识，所知甚少。后来到了美国，环境的关系，接触更多的是西方文化艺术、宗教与哲学。1999 年回国后，我陆续读了一些深入浅出的国学著作，亦曾有缘在太湖大学堂拜会参访南怀瑾先生……类似的因缘际会，让我与中华文化的精神更趋接近。2009 年我被李谨伯先生的著作《呼吸之间》吸引，后经林翔先生引见，获李老亲自指导，开始练习打坐静修。静思冥想，物我两忘，我真切地感觉到心灵和体力都得到提升。

与 20 世纪八九十年代的氛围不同，今天的社会环境对于"人体科学"、"禅修"都有了更为客观和包容的价值判断，虽也有秉持理性与实证态度的专家对"玄之又玄"的东方式修炼持排斥的态度，不过，我觉得若是执念于既有的思维模式和价值观，怀疑和反对一切与"既有"相游离、有矛盾的事物，这种态度恐怕也谈不上"科学"——我们必须能宽容异见，包容坚执、有勇气探索盲区和未知，这是我作为一个科学工作者的一点心得。牛

顿、爱因斯坦这样令人仰之弥高的科学家、发明家，也充分肯定哲学与宗教对其人生与事业的影响。

西方的智慧，抽象思辨，求实求证，诉诸有形。东方的智慧，感性、神秘、中庸，诉诸无形。西方哲人高度看重实证，要求既明其"用"又能穷举其"理"——而且这种"理"一定要构筑在坚实不可动摇、能被反复验证的事实的基础上；而东方的典籍、理论玄奥而神秘，通常只讲其"用"而不释其"理"。一个更着重对客观世界的认知，一个更倾向心性的陶冶与修持。总体而言，西方的智慧，常依据严密的逻辑科学体系，有系统的阐释；而东方的智慧相对神秘费解，需持久的求索参悟，可意会不可言传。

东西方文明和智慧，以及与之相对应的哲学宗教伦理逻辑价值体系，代代相传得以存续发扬，是人类文化精神的宝藏；而东西方文化汇流的例证更是不胜枚举。我们当以开放宽容的心态、科学的方式去拥抱它们，这不正是我们求索智慧的途径吗？

今天，能够有一本以明白晓畅的语言阐释健体、养生、修心等中国文化传统的书籍问世——而且作者还是以深入浅出的理论与数十年坚执的历练来现身说法，这是何其宝贵。李老先生关于静坐与修道的理念中，包含了很多人生和修为的准则和思想，需要我们这些在快节奏的生活中旋转着的人们，静下心来体会，拥抱智慧。

"人能常清静，天地皆悉归"。真诚推荐李老先生的著作，希望它能够帮助更多的朋友寻得内心的宁静和力量。

目　录

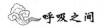

前　言

李谨伯

　　我真笨！我总想用现代明白的语文，说清楚修炼内丹的目的、方法和秘诀，能让大家一看就明白；结果啰嗦话说得越多，读者却越看越糊涂，倒不如学古人，名词、术语多变，但言简意赅，留有涵蓄的空间，让人深思回味！久久实践，终于彻悟，这一点是我深表遗憾的，因为我的浅薄，做了一件蠢事，不该写这本书，言多必失，此书错误多多，容读者批评指正。"大道开口便错"，说和写书都是不得已而为之，看书是证法用的，书文只是比喻，因为"法无定法，因人而异"。

　　想来想去，我还是想把憋在心里的话简单地告诉大家。修炼是为什么？怎么修炼？其实，在恩格斯《自然辩证法》一书中早就告诉我们："宇宙是无数个的。"（《自然辩证法》，人民出版社，1971）其大无外，不可想象地大，可我们地球上的人类是生长在三个不同时空区的不同宇宙套叠之中的。一个叫"有界"；一个叫"有无界"；一个叫"无界"。它们的区别就是时空概念不同，因为不同的宇宙，就是时空区的不同，佛经上不用"宇宙"两字，而用"世界"，三千大千世界，其实东汉刘安编写的

《淮南子》一书说："上下四方谓之宇，古往今来谓之宙。"宇宙者时空也，世界者也是时空也。释迦牟尼说："时空不二。"时间和空间是不可分的，古人早早就知道，不同的宇宙就是不同的时、空区。（1905 年，爱因斯坦提出来时间和空间是不可分开的，爱因斯坦称时间为第四维，不过时间不是"维"。不同的宇宙，不仅是不同的时空区还要加上能量速度的不同。）

但可惜我们人类不幸生在了一个"一切感知都是物质的世界（连空气、电都是物质）"，叫"有"的世界，我们就必须适应，这一以物质为主的世界逐渐学会和发展我们的感知器官，眼、耳、鼻、舌、身、意，实在可怜。我们只能感知三维空间，只能感知到一条线，或一个平面，或至多一个三面的立体。至于太远的地方或隔墙、桌后，我们就看不见了！而这个世界时间的概念是 60 秒 1 分钟，60 分钟是 1 个小时……其实另外别的世界，时间概念是"洞中方七日，世上已千年"。时间和空间是不可分的，而我们认识的精神是个什么东西？认为精神是看不见、摸不到的，叫"空"。虽然有，但留不住它，甚至有人说精神不过也是物质的反映，叫第二性。此外，我们所处的这个世界（也叫宇宙）还有一个特点，就是一切事物都是相对待的；相反相成，相生相克，相互依存，又相互对立的；有好必有坏，有生必有死，有长必有短，有男必有女，没有绝对的真实和真理，只有相对比较中的真实和真理，因为，时间地点条件一变，真理和规律也得变。其实我们应该知道化学、物理学、医学，科学正确的名字，应该叫"地球条件下的化学，地球条件下的物理学、医学"，如果时空条件一变，这些科学的规律也就不起作用了，"道是可变之道，而非常住恒定不变之道"，这是老子的空间观。我已经是三十年后的名字叫李谨伯了，但你现在不得矣，又不能叫我为"三十年后的李谨伯"，还只能叫我为李谨伯。《金刚经》说："所谓佛法，即非佛法，是名佛法。"《道德经》中说："名可名，非常名（意指名非不变之名）。"这两句话都是老子和佛祖的"时间观"，我们看任何事物，都不应该死守一点固定不变，要发展地、长远地看问题，苦恼就会少些，觉悟就会多些！在马王堆出土的《道德经》上写的是"道可道，非恒定之道也；名可名，非恒定之名也"。道不是恒定不变之道，道是可变的，古人为避讳汉文帝刘恒的名字，所以，把"非恒定之道"改为"非常道"。在春秋时代，道不是用"可以说的"，而用"子曰"，所以把"道可道"解释为："道是可以说的"，恐怕不是老子的意思。

如果按照马克思的辩证法来理解，既然有一个物质的世界（宇宙），那么必有一个反物质的世界，也叫一切以精神为主的世界，这个世界是六维空间，加上时间和我们世界不同的，因为我们只有三维空间的感知能力（叫阴六根）当然无法感知这六维空间区。但这个六维区在哪里呢？其实就在我们脑中、眼前，我们原有的智慧本能是完全能感知这六维空间的，是我们右脑的功能，是我们生前就有的智慧功能，就叫人体潜能，但是这种潜能不是用于物质世界的，应该只能用于六维的反物质世界，佛家称为"彼岸世界"（《心经》上叫"般若"，渡筏到彼岸世界叫"密多"，佛教称之为"空界"、"法界"，道家称之为"虚界"，又称之为"有无界"）。我们如何能恢复我们这种本能，而可以感知这六维时空的世界呢（右脑的功能）？就是把我们诞生以后所知所学的一切后天知识暂时不想、不用，阴六根不用，就叫"六根清净"，有眼不看，有耳不听，有鼻不闻，有舌不尝，有手不拿，尤其是意根不用，其他五根也无法用。如果想恢复先天阳六根的功能，就叫意静，不妄想、不分辨、不执着、就能靠先天的本能元神用事，可以达到无为境界了。无为境界修炼的方法，不是别人教的，完全是本能的，法法自生，法法自灭，万法归一，出现不同景象，一个阶段一样，但还需要老师证法。刚生下来的婴儿，他带有先天本能，是元神用事的，慢慢长到五六岁的幼儿都保留有不同程度的先天潜在功能。像有一个小孩叫周周，在生活上，他好像是弱智，但音乐指挥方面，他一看就会，能指挥一个乐队演奏。许多有超人天赋的大科学家、大学者，都属于这种保留先天智慧功能的，但可惜父母不懂，总想用后天知识灌输给孩子，渐渐他的先天功能就退化了，练功、修道、修内丹，其实就是让我们把后天在物质世界中所学的一切知识、见闻都暂时不用，以渐渐恢复我们先天的功能，以元神用事。所以道家说："识神（后天思想意识）退位，元神（本能意识）就位。"佛家说："缘起性空，性空缘起。"老子在《道德经》中说："为学日益，为道日损，损之又损，以至无为。"做学问，知识懂得越多越好，修炼要舍得的东西越多越好。修炼，是舍去自己的小聪明，才能得到大聪明、大智慧。"舍"也叫返先天，返本还元，返朴归真（真我）。我"能婴儿乎"！一切方法都是"夺天地之造化"，把由生到死逆取，变成由死还生，所以我们用"返观、返呼吸、返听、返思"等，用"抱元守一"、"返观内照"以达到无为之境。返本还元，返先天，返朴归真，是道学规律的根本之一。

　　这时候我们已经能够感知彼岸世界、空界、虚界，以精神为主的世界，因为我们已经有了阳六根，我们会感知到精神才是实在的，而物质才是"空"的，真空实有。我们常常不理解，为什么佛经上总是说"诸法空相"、"万法皆空"、"法是法尘"，思想意识上的对象叫"法"，万事万物在物质世界中也叫"法"、叫"空"，当然从时间上、从功能上看，物质也是空的，时过境迁，物质能转化为功能，功能看不见，也是空的，人世间的一切悲欢离合、荣华富贵、吉凶祸福、痛苦烦恼不也是空的吗？想开一点吧！

　　当我们有了阳六根，也不能用，用了功夫上不去，违反宇宙法则，会提早灭度的，应该第二次否定阳六根不用，我们就能恢复大智慧"般若"功能，更高级的潜在功能，它只能用在第三个宇宙时空中，叫"合"的世界（其实能感知合界的就是靠我们的中脑）、正界、反界、合界，佛教称之为"无"界，也叫"真如一界"；道教也称之为"无界"，也叫"大罗天"，能做到这两次的否定，就能得到般若智慧，得三身四智（法身、报身、化身，大圆镜智、平等性智、妙观察智、成所作智），能感知这"合"的世界，就叫"圆觉"又叫"圆满"，这个境界一切都是绝对的，没有生，没有死，叫"涅槃"，没男没女，没有来处，也没有去处，好像来了，又好像去了，如如来去，所以能感悟这一世界的（九维空间，加时间）都叫如来，叫佛，叫天仙，因为只有佛和天仙是能否定阴六根和阳六根的，佛界就在人间、眼前。人人皆有佛性，皆能成佛，觉悟者为佛，尚未觉者为凡人。

至于老子在《道德经》第一章中所说："道可道，非常道。"是他对"道"的解说是总纲，在不同的时间、条件、地点上，一切自然规律都是可变的，道是可变之道，而非固定长住不变之道，不同的时空区，当然规律是不同的，这是老子的空间观。"名可名，非常名"是老子的时间观，前面已经说过，"无名，天地之始；有名，万物之母"，这是老子提出的先天和后天的观念，"有欲观其窍（徼），无欲观其妙"，有欲就是有为、有作，无为就是无欲。有为守窍，无为观妙，"妙"是一种什么都没有想、又能对宇宙的事什么都清楚的境界，没有文字可以形容，只好叫"妙"，"此两者同出而异名"，此两者其实都同出于一个人的大脑，有为和无为，"同谓之玄"，"玄之又玄，众妙之门"。"玄"是什么？是不是就是"元"，元是"一元复始"，从头再来，扬弃过去，重新开始，是不是就是否定之否定？两次否定，第一次先否定我们的阴六根功能，就能恢复我们先天元神；阳六根功能再不用，第二次再否定我们的阳六根，潜在功能不用，就能恢复我们人人皆有的佛性"般若"、大智慧功能。两次否定就是修内丹、修佛、修道之路。也许我说的不对，请善知识批评，不过根据古今很多人都曾终身付出修炼的艰辛而不悔而得到的成就，至少是炼内丹的副产品，可以让我们强身健体防病治病，延年益智，去除烦恼痛苦，这是很容易修得成效的，至少我也算是过来人，不愿藏私，供大家品评。不过，即使修成了仙佛，也不是离我们而去，仍在三界。其实三界也是一种比喻，并不是真的有三个实实在在的有不同生命、不同物质的世界，三界是我们大脑内三种不同的功能：一个是六根用事；一个是五眼六通；一个是般若智慧。可以比喻为三界，三界也是一界，三界是分不开的，都在我们的大脑里。

第一编　从身体入手

我们身体最不正的是什么

　　大体而言，人是由躯壳和精神组成，看得见的身体和看不见的精神组合为人。先说我们看得见的部分。从身体来说，我们最不正的是什么呢？就是脊柱。现在的人似乎都弯腰驼背，上身和头冲前。有哪一位不是鼻子冲前？我们再看看佛像：鼻子与肚脐是在同一条垂直线上。佛像跟我们最大的不同是，没有一尊佛像鼻子冲前，伸着颈，两肩高低不一，脊柱侧歪。气不通，则百病丛生。

　　有一次，我去山西大同云冈石窟的华严寺，有一位雕塑家，正在雕塑观世音的像。他用石膏在那儿塑，塑像真的非常美，他很自豪。他问我说："你看我雕得怎么样？"我说："作为一个美女，你塑得很好；但作为观世音，你塑的不是观世音。"他觉得很奇怪。古人塑的观世音是收颌、收下巴的，头和鼻子也微微回收的；而他塑的美女的鼻子是冲前、往前伸的，鼻子在身体外。

　　看看我们自己，通常都是鼻子冲前翘伸，弯腰伸颈，这个样子的身体外形，影响体内生命能的流通，这就叫"气不通"。要想身体健康，第一步就需要做到全身的气脉通。为什么？因为人的各种生命活动是由大脑来指挥的，通过脊柱，通过脊腔里的六十二根神经根组织来指挥的。我们的任何行为都是依靠大脑通过神经根来支配的，所以"身正"才能"气通"，"气通"才能"意静", "意静"才能"神活"！有人问我说，我总是脑子静不下来是为什么。就因为身不正、气不通，则意不能静。要想意念静下来，最重要的是先练"正身"，练正身的方法就叫"晃海"。

如果弯腰驼背，脊柱里的神经就会受到压迫。时间一长，还会导致各种疾病。比如有人老是不快乐，总是抑郁，说是得了抑郁症。心理学家说你是心理疾病，其实不是，是脊柱出了问题。有的人很特别，他总是全身一会儿这里痛，一会儿那里痛，医院给点止痛药，还是不管用。我一看说，他的毛病的根子是脊柱不正。他不大相信，我让他看他鞋跟的外侧，结果磨损得很厉害。他也感觉很奇怪，不知道为什么自己这么费鞋。后来直起脊柱，这个怪毛病就渐渐没有了。

如果我们在背后看每个人走路，一肩高一肩低——脊柱不正，总是歪着，久而久之就要得病。我小时候念书，做功课时都是往右边歪的，所以我的脊柱也是歪的，虽然现在看不出来，但这非常影响健康。

腰一挺直，脊柱就正，所以气就通了。因此，修道的第一步，就是要放松，挺腰，直背，正脊柱。虽然方法非常简单，可是坚持非常难。修道，必须得坚持，一天到晚都要做到坐有坐相、站有站相。

《水浒传》里有一个人，叫神行太保戴宗，他能够日行几百里。他怎么做到的？窍门就是挺腰直背，鼻子微微回收，然后周身气脉通，走起路来，就好像后头有人在推着他，结果他越走越轻，越走越快，越走越有精神。现在，我们老年人到外面散步，走个几里地还可以，但回来时累啊，腿酸，腿疼，甚至走不回来了。越回不来，就越弯着腰、抬着头、伸着鼻子往回走，就越是走不回来，走一步歇三歇。但是，如果你挺腰拔背，鼻子微微回收，你就会越走越快，越走越轻。爬楼梯也一样，头冲前地走，就越走越累。你要是挺直了身体走就会越走越快，越走越轻松，因为你脊柱直了。其实道理就是这么简单。

我们再来研讨搞清楚怎样才能把脊柱挺直了。经常行家在公园里看人打太极拳，说那个人打得好，很有气势。这是什么道理呢？其实就是先看他的鼻子。如果这个人鼻子在身体外，而不是和肚脐成一条垂直线，造成低头哈腰，那就是师传不高，老师没教好，因为他的鼻子伸在体外，脊柱不正。所以，有些在公园里头打太极拳的，表面上看着很好看，但鼻子前伸或者脊柱是歪的，不是抬头观天，就是低头哈腰。真正打好太极拳的是自发的、本能的，肯定鼻子微收，身体挺直，头轻顶，脊柱正，这样身体的管道才通啊。而修道就是这样开始的。真正的太极拳，应该是先练"内丹"，而后产生外动，自发动，这才是真的太极拳，而不是设定若干套路，变成了太极操、太极舞，当然练练太极操、太极舞也对身体有些好处。

其实，真正打太极拳的高手，一定是先练静坐或先练站桩，因为真正的太极拳是炼"内丹"时自发动起来的外架，不是柔软的舞蹈动作，不能事先规定套路。太极拳是内丹的外架，动静必然相须。自发的太极拳，一定是手动，脚也随之而动；肩膀动，胯尖也随之而动；肘动，膝盖也一定随之而动；这叫"外三合"；还有"内三合"，意与形合，形与气合，气与神合；如果不合，就不是真的太极拳。六合一统，缺一不可！

"正身"的同时要"正心"，身心一体，身不离心，心不离身，心不正是学不会正身的。正心就是我们为人做事不能有歪心眼，要做一个光明磊落、堂堂正正、心地善良的人，否则正身将无效。正心就是"正意"、"正言"、"正行"。

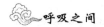

人的精气神从哪里来

中医讲"望、闻、问、切"。先说望：一看人脸色黄，或者惨白没有血色，不是红润的脸色，这说明什么？要知道，脸色黄而无华，是脾经、胃经有病；白而无华者是大肠经、肺经有病；青而无华者是肝经、胆经有病；黑而无华者是膀胱经、肾经有病。中医一望诊，就知道了你是哪个系统有问题了。所以，我们要知道，我们很多人一天工作劳动，或者用脑，或者用体力，一天用去很多的脑力和体力，单凭我们吃的这点水和饭来补充我们的精力、补充我们的营养，够不够呢？远远不够。实际上，我们每一个人都在不断地接天气，接地气，还接人气。要通过天、地、人三宝补充能量，不只是吃喝。天有三宝，日、月、星；地有三宝，水、火、风；人也有三宝，精、气、神。修道的人可以几天不吃饭，也可以一天吃好几顿。所谓"精足不思淫，气足不思食，神足不思睡"。闭关时，辟谷不吃饭，要七七四十九天，靠什么维持生命？靠服气。

我们知道卫星是靠燃料挣脱地球的吸引力又被其他众星球的引力相托才成为卫星的。那么卫星为什么能在轨道上运转不掉下来呢？是其他星球产生的引力维持着它不掉落，不上也不下。可见星球的引力波很大，能把几十吨重的卫星托在太空中，而且还能运转；月亮离我们三十八万公里，能把地球表面的海水吸起，形成潮汐，这是天有三宝日、月、星的力量。太阳哺育万物对我们人类的影响很大；月亮对我们的影响也相当大，它的引力能把海水吸起来。妇女的月经与月亮的影响也是分不开的。去中医院，如果是个比较传统的针灸大夫，他在月圆的时候不敢给患者下补针；在月亏的时候，不敢给人下泻针，这就是因为月球引力对人的影响。不止是地球，所有的物质间都有吸引力，这就是万有引力。生命界也是如此。

人生病或者死亡，或者是遇险：飞机失事，汽车出事故，每月的初一、十五前后，总是多发期。所以，天有三宝日、月、星，修道的人就要了解天、地、星球对我们的影响。九大行星，从冥王星、天王星、海王星，一直到水星、木星、土星、火星、金星，它们对地球的引力有多大？非常之大，时时刻刻影响着我们的生活。它们在运转着，运转的位置，对每一个初生的婴儿都有相当大的影响，决定他的能量场，影响他的遗传基因。我们的古人用一套办法来表达，这就叫生辰八字。生辰八字的道理在哪里？就是他在出生的时候，天上日、月、星的位置在什么地方，这时星体间产生的引力波互相作用，就产生了一种类似星系的旋涡能量场，这个能量场被古人叫"玄空造化场"。它自然会在这个婴儿从先天到后天、从母体到世上的刹那造化这个人，产生特定的作用，影响这个人的许多方面。在古人来讲，这就是所谓"天人感应"、"天人相应"、"天人合一"。

老年人常说，夜里看到天上的星星，有一颗掉下来了，一定是有一个大人物死了。就是我们每个人都拥有不同的星体间的引力能量场，受到了特殊的影响，可是我们后天并不能觉察；而修道的人可以"返先天"，慢慢地也就能感应到这个场，也就了解了；了解了就会相信并且顺势而行，这就是所谓"顺其自然"。在凡人来讲，只好自我安慰，把"逆来顺受""随随便便"说成是"顺其自然"，这当然曲解了圣人的本意。"自然"是本能的，

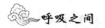

是先天的。

这些东西，除了修道内证的人外，更多的人不练功夫，只好通过"术"来把握。在西方，人们叫星象学、占星术，什么意思呢？还是一样，你什么时候出生的，这个星座对你就有较大的影响，然后就说你对应这个星座了。东方，主要是生辰学、命理学、看生辰八字，或者是紫微斗数，能更明确地看出星体和人之间的关系。其实，这些都是建立在天人感应、天人合一的古代哲学思想基础之上，建立在"玄空造化场"的基础之上。

道家理论说"玄空造化场"里，会产生一种对生命界影响很大的能量，古人就叫"生气"。这个"生气"就是我们需要的能量，这股能量主要补充我们的"元气"，补充我们的"真元之气"。我们要是离开这个生气，就没法补充元气，光靠饮食远远不够。所以古人讲，"上天有好生之德"，就是说我们人人不能脱离日、月、星。修道的人当然更不能脱离日、月、星，只是我们从被动的接受可以达到主动的修补，这又进入一个更高的境界，生命的品质更高。

然而现代人在接受日、月、星的生气、补充元气的时候，接受得非常有限。这里面一个是时间问题，一个是方法问题。什么叫时间问题？因为古人无不是天一黑，不点灯就睡觉，也许夜里两三点就醒了，醒了就练功。这个时间点当然是高效接受生气补元气，因为天一黑到子夜，是我们每个人生发气血的时候。可是我们现在晚上看电视、聊天、喝酒，经常到十一二点，甚至于凌晨三四点钟才睡。所以就得不到生气的补充，日子久了自然亏了元气，气色无华，脸苍白，还美其名曰"亚健康"，不过就是全身的能量水平太低嘛。

我们看看小孩长个儿，肯定是天黑到子夜长得最快，妇产科的护士、大夫都有经验；有农村生活经验的人，到稻田里头看农作物，夜里都能听到麦穗拔节的声音，但准在子夜以前结束，过了凌晨一点就静悄悄了。我们现在的人为什么脸色不好看呢？就因为睡得太晚。一看电视就看到凌晨一点，已经错过了生发气血的时间，也错过了"玄空造化场"以"生气"补"元气"的最佳时机，"天与弗取，反受其咎"，天有好生之德，你不要，那有什么办法？只好遭殃。所以早睡非常重要。老年人千万别过晚上九点才睡，最好八点就睡。小孩子最好晚上八点睡觉，哪怕半夜醒了再做功课。人体缺乏气血，能量不够，制造出来的组织细胞就是半成品，真是没话可说。

关键要"开窍"

修道的人远不止这么被动地接受"生气",修道的人可以"开窍",开发人身上的窍门、窍点,相当于安装了"信号放大器",不但能接受到天的"生气"、地的"地气",还能接受人的"人气"。

修道必定要学会开窍。修道不过就是修一个"静"字,心静意静。但修静的方法是什么?静修的方法就是开窍,就是学会开窍。但是开窍这件事,古人叫"千圣不传"。为什么不传呢?过去的说法是避免传给"非人","非人"当然不是指鬼神或者畜生,而是指德行修养不好的人,所以要"慎传",免得传给了心术不正的人。张三丰认为,有十种人不能传,怕他们借此骗钱、骗色。

真要修道,必先开窍。开窍一定要"用秘诀",这个"诀"是秘诀,是千百年来古人练功总结出来的窍门,但秘诀不是练出来的,是体会的,一般人是不传的,古语叫"假传万卷书,真传一句话"。古人说"给我十两金,不传一口意"啊。诀是一种用"意"的方法,为什么不传呢?因为要传给有德者。那修道怎么办呢?要开窍,就得懂得秘诀。其实诀大多只有几个字,非常简单。大道至简,非常容易,上手容易坚持难,秘诀本身一点都不秘。人身上有无数接受宇宙自然生气的地方,也有接受社会生灵人气的地方。比如，凡是骨头连接的地方，都能接受天的生气和发气，也就是关节都能接天的生气。简单吧？简单——这就是一句秘诀。

我们身上的这些窍，不但有接受功能，而且还有发射功能，就是说还能发出"气"来。有个修行不错的杨姓老太太，如果活着的话今年将近百岁了，她甚至可以用屁股发功发气，由脚心发功发气。这个功夫就深了，所谓人身无处不丹田。但是，大家要特别注意，修道常用的窍位，和经络学上的穴位是不一样的。如果一样的话，也就没有"假传万卷书，真传一句话"的说法了，大家根据书本练习不就得了？不行，看书修道是不会成功的，二者有相当大的差别，不要搞错了。

穴位是人体经络的小发电站，人身体的穴位相当于生物发电站，这些生物电在穴位里产生，然后沿着经络运行，影响人体生化反应的方方面面。它有一定的运行周期，大约每昼夜运行五十到五十二圈。所以中医里用电的良导体——金属的针来针灸以达到对称的穴位，保持电位平衡，中医叫阴平阳秘，道理就在这里。修道要开的窍，则多半与人体产生激素的腺体有关。大体上，我们修道常用的有九个窍，这九窍不是穴位，它们大都跟人体的激素，以及激素所在的腺体有关。比如，有四个窍集中在脑袋上，这主要是接天的生气的。这四个窍：一个是"顶窍"；然后是"意窍"，又叫"上丹田"；第三个叫"玉枕窍"，又叫"神窍"——注意啊，可不是玉枕穴；还有一个，叫总窍，是非常重要的窍，也叫"泥丸"，这个就是有些道书上说的"泥丸宫"，实际上是人的脑垂体，统管我们的内分泌，可以自动调整我们身体的各项功能生生化化，就人体激素分泌而言，它相当于中枢，有花生米这么点，但作用很大，所以又叫"总窍"。许多道书上，把窍和穴混同了。

这四个窍是接天气的，或者说接生气的（但打雷下大雨的时候不练功，这时的天气不能接）。前面讲过，我们时时刻刻都在接收宇宙天体的生气，天人是合一的，是互相感应的，能不能进入修道的殿堂，要看能不能大量高效地接收天上的生气。打开这些窍，才能大量地接收天上的生气。我们多数人，这四个窍，都相当闭塞，不是充分在起作用，所以必须要打开，开窍才能修道。开了窍，当然能够身体好，气力足，才能让脑子好使，才能长寿，甚至进一步开发我们的潜能。

天地天地，有天必有地，然后我们还要能够接受"地气"。我们知道地下的磁场是有脉络走向的。我们把房子建在这个地脉上，房子就好；建到那个地脉上，这房子就不好。过去说阴宅、阳宅，看风水，找龙穴，就是找地磁场。所以古人认为风水对我们一生的命运会起到相当大的作用，甚至于子孙后代，对三代子孙都会起很大的作用。

地气和天上的生气有什么区别吗？其实一样，都可以补充我们的"元气"。但是，地气跟天上的生气有一个很大的不同，它不像天上的星体，高悬于太空之中，它在地表上，所以有个奇妙的特性。这个特性是什么呢？就是"遇风则散，遇水则界"。喜欢水把它包围住，遇水则截住它了，就把它给留住了，遇到风它就散了，因此民间叫做风水，这是它的特点，其正式的学名叫堪舆。堪是什么？是天道；舆就是地道。民间俗称为风水。

那么，修道的人怎么接地气呢？接地气要开三个窍。哪三个窍呢？人体背面有一个是尾闾窍。这个尾闾，本来是分为上尾闾和下尾闾的，中医主要用下尾闾，也叫长强穴。下尾闾在尾骨的第三节；可是我们修道的人用的尾闾窍跟这个下尾闾不同，它是在命门下一寸。命门是和人体正面的肚脐相对的，尾闾窍就在命门下面，和我们的"气海"相对，它实际上是人的肾上腺素比较集中的地方。我们都知道，肾上腺素的作用非常强。比如说，有个强盗在追我，我平时走十里路都很困难，可是他追我的时候，我可以一口气跑十里、二十里、三十里，甚至翻高墙都可以，因为只要有一滴两滴的肾上腺素，我立刻就能把无穷的潜力发挥出来。大家都知道，在药房里可以买到这个肾上腺素，是专门用来抢救危重病人的。

所以，尾闾窍里面充满着肾上腺素，它是我们生命机能保持旺盛的"气血"，所以非常重要。与它相对的，人体正面的是"气海"，气海是储存人体"卫气"的窍位，下丹田是在脐内三寸，这是正面背面相对的两个窍。第三个窍就是我们的肛门前口，叫做"玄牝之门"，或者叫做"牝门"，也叫"会阴窍"，注意不是二阴中间的"会阴穴"。会阴穴在两阴之间，而会阴窍是在肛门前口，所以也叫"阴窍"，也叫"阴跷窍"。肛门是奇经八脉相会之处，非常重要。

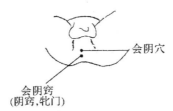

凡是修道的人，都需要接地气，因此必须打开这三个窍：尾闾窍，下丹田窍，阴窍。下丹田大家可能听得比较多，因为这个地方是性激素的存储之地，在中脉上叫炁穴。人体的性激素虽然在全身的血液里都有，但是主要存储地是下丹田和它后面的肾脏，身体前三后七的比例叫"炁穴"。古人认为，不带性之气叫"气"，带有性感之气叫"炁"（炁是无火之气，不想事而有性感之气）。所以，修道所说的窍，大体上与人的激素是分不开的，它的影响是全身的，穴位往往是影响一条经脉，它们的作用也是不同的。

那么，头上四窍接天气，腰腹部三窍接地气，这是七窍。修道开九窍，还有两个窍是什么呢？就是我们平常说的中丹田和我们背后的夹脊窍。夹脊窍在我们两胳膊窝的连接处，我们平常背后这两肩连接的夹脊窍是闭死的，修道的时候要打开它，打开以后和人体正面的中丹田来接"人气"（人气有好有坏，医院的病气就不能接。医护人员要学固气，保护自己不受病气的侵扰）。

　　夹脊窍的前面，相对的那个地方叫中丹田，又称为绛宫。这里与心脏和肺是有关系的，是人体胸腺所在地，也是与激素有关系的，也是激素所在地。胸腺激素到年老以后，它的作用会慢慢减低，但是它在人的生命活动中很重要，因为它是经络之气，它是走五脏、走血液、走组织液的，它又叫"经气"，也叫"荣气"、"营气"。这种"气"其实是胸腺激素，走经络、血管，润泽五脏，是存储在中丹田的。我们讲精、气、神，"气"指的就是这个，也是存储"先天一炁"的地方，也是呼吸之气能否闭气、充气的地方。练功之人的肺活量将来要做到比常人大六倍。

现代人为什么不"开心"呢

夹脊窍和中丹田窍，这两个窍是接人气的。人与人交流，打开这两个窍，就叫"开心"。这两个窍打开的方法极容易，打开就叫开心、舒心，也叫"开胸"，胸膛要轻轻展开，呼吸量增大，心胸开阔。做人的道理就是要时时心胸开阔，对人不存芥蒂，以善心待人；练功之道也是待人之道，会练的人，也定会做人。我见到你，我很开心，你这个窍也就打开了。我见到你，你愁眉苦脸，怕我跟你借钱，赶紧自我防卫，这个窍也就闭上了。你不喜欢我，我也不会喜欢你，这两个窍不开，也就没"人气"。我一见你，就眉开眼笑，我已经在接你的人气了，你也就比较喜欢我，这时候就"有人气，有人脉，气场对"。

现在我们知道了，现代人为什么不"开心"，大家天天防着别人，两窍紧闭，自然不接人气，活得不开心，痛苦也就没办法解开。如果这个人经常愁眉苦脸，还会"相由心生"，他就长出烦恼线来了，就是两眉中间靠两边的这种纹路；再愁眉苦脸，他就长出"悬针纹"来了，就在两眉的正中间这个位置，形状像竖立着的针。悬针纹是非常不好的纹路，老年必孤独啊。为什么呢？长期接不到人气，别人也接不到这个人的人气，两不相干各走一边，自然就只活自个儿，就孤独了。我从那个年代过来，人与人之间关系很紧张，也是不接人气，两眉中间就出现一条悬针

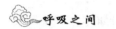

纹，结果老年果然孤独，只好修道。

这个悬针纹，古人讲"上克父母，下克子女，老年孤独，必定暴亡"，连临终都是非正常死亡，是很凶的一条线。但是只要你心态好，努力做好事，这个悬针就拐弯了，一拐弯就是好线——万幸啊，我这条悬针纹拐弯了。人活着要为别人做好事，做好事活着才有意义。如果烦恼很多接不到人气的人，能够强迫自己更多地为别人服务，他的悬针纹就会拐弯；这时候，这条线叫阴骘纹，也就是有阴德之纹。否则的话，克人克己，孤独，非正常死亡。外国人往往长在下巴中间，这也是悬针纹。从悬针纹到阴骘纹，其实就是从不接人气到接了人气，心胸前后两窍开了，心胸宽广，贵人帮助，自然逢凶化吉了——这也是修道啊，会修道当然会做人处事，就这么简单。所以人不能把自己的苦难和烦恼看得那么重，整天一个人愁眉紧锁自我封闭，还得爱别人，帮别人。孔子说"唯仁者能爱人，能爱己"，也是这个道理。所以人和人之间交往，还需要有一种接受人气的交换，才能开心。人活着不能总是为自己，也应该为别人做些事，才有意义。

还有两条阴骘纹，在下巴两旁，越深越长越好，因为只有你做尽善事好事，才能长得出来。此外，从鼻根两旁弯向下巴的叫法令纹——法令纹越深越长，越高贵，这个人的阴德就越高。

这样我们就大致了解了修道要开九窍。我们人体的三个丹田：下丹田，中丹田，上丹田。上丹田在两眉和两眼中间，又叫山根、祖窍。人的嘴上一点和玉枕窍相对，它们的中间，在人脑里面有什么东西呢？可能里面就是松果体，也叫泥丸宫。泥丸是总窍，它前面叫上丹田，最主要的是有一种"向性腺激素"。在人体中不单单有"性激素"，还有"向性腺激素"。性激素是产生性功能的，也是产生我们的精力、让我们精强而力壮的。人体产生性激素，这叫"性"，真性。可我们人类还有"情"，产生

"真情"的生理基础是什么？就是有向性腺激素，在道书里叫左明堂右洞房，各相隔一寸，从山根、祖窍到泥丸宫正好三寸。

如果单讲性激素，那畜生也有。所以人类不同，还有"情"。有情，我看见一个小孩，就想抱他，因为有向性腺激素。我看见一个老人摔跟头了，就赶紧去扶他，我跟他"有情"。情也是天生的，它有一种激素在人体上丹田这个位置产生，所以有一位盛装女子在面前走过，或者是一个帅哥从面前走过，人们都会回头看看。为什么多看他们两眼？并不是有非分之想，只是很单纯地想看看，喜欢看看。当时，我们就觉得有一种能量，一种气，所以想多看两眼。为什么人都会这样呢？因为人人都有向性腺激素，所以人人都有情，佛家讲"有情世间"，五祖弘忍，临别时嘱咐六祖惠能时说："有情来下种……"慈悲心、亲情友情、爱心、真心、怜悯心等等，练功要用真情，活子时叫"性来"；活午时叫"情来"，情气又叫离火、汞，性气又叫坎水、铅，情与性相交合就叫心肾交、坎离交、阴阳交，补先天一炁、补脑，也叫交罢、水火既济了！

上丹田也叫意窍。因为道家认为人的意念接收和发送集中在这里，人的意念活动也通过这里往外传播，所以也称之意窍。古话说"出死入生"，什么意思呢？就是说如果这个人老是意念、思维活动纷飞的话，他的"气"总是通过意窍外放，损耗元气，人体能量水平下降，这叫"出死"；"入生"呢，是讲修道的人经常修炼，修静，思维活动平缓，反观内照到了高级阶段甚至"息停脉住"，思维活动基本停止，用神思，那么意窍就可以高效能地吸收生气，这就叫"入生"。所以，《内经知要》中说："恬淡虚无，真气从之。"还说："精神内守，病安从来。"修道就要修静，不是用后天的功利心去追求，《内经知要》中说："凡不根于虚静者即是邪术，凡不归于易简者即是旁门。"

因此，修道要修"虚静"，要"敛神"。平常人活动讲话，气是通过意窍往外放，消耗能量，"出死"；可是我们修道不是，修道是接收，是敛神的。所以"出"，总是外放就走向死亡；如果"入"，经常接收就返老还童，这就是"返观"的作用。只有修静才是修道，只有返观才能长生。

接下来再讲怎么返观得长生。其实，所谓修道，修的就是一个"静"字，用的就是一个"返"字。《内经知要》中说："古有真人者，提挈天地，把握阴阳，呼吸精气，独立守神，肌肉若一，故能寿蔽天地，无有终时。"这就是我们修道的心胸气魄和追求目标，也是我们修道的方法。"静"不是不动，静是"意静而气动"，静也是使全身做到全面的平衡和谐，"平衡曰静"，看一个人的功夫高低，不是看他会不会表演，而是看他会不会平衡。功夫高，平衡的功夫也高。

问　答

学生：李老，我平时习惯了弯腰驼背，现在开始纠正，是不是很难？

李老：要是驼背很厉害了，就买一个背背佳，可以买大号的。上午戴两个小时，下午戴两个小时，不能整天戴。穿上背背佳把腰挺起来，这么放松坐着，慢慢地训练得坐有坐相、站有站相了，这样脊柱才能直。背驼一定要调整过来，不调整以后慢慢各种疾病就来了，这个很重要。

平时坐的时候，要有坐相。这个坐相的特点，就是鼻子微微回收一点，要收下巴藏喉，用下巴轻轻压住喉头，但头要正，这样，任脉会立刻打通，有似尿非尿的感觉。同时，收下巴，使玉枕窍打开，任脉开通，气沉丹田，不要向前翘。跳芭蕾舞、唱京剧的那些演员，一亮相，也是这样，把下巴往回微收。可是我们平常人不是这样，坐没坐相，站没站相。所以要把腰直起来，让脊柱直立，就像下面这幅脊柱的图（见图）。通常人的脊柱是 S 型的，应该把它撑直；身体要放松，特别是颈要放松，如果颈僵硬，气必不通。不论佛家道家，在练功前都要求拉直脊柱，先使脊柱侧歪，或已半脱位，恢复原形。挺直，松开，气通，先练"晃海"。

学生：这个 S 型，实际上是不对的？

李老：这已经是弯曲的了，所以里面的神经都受到了压迫。

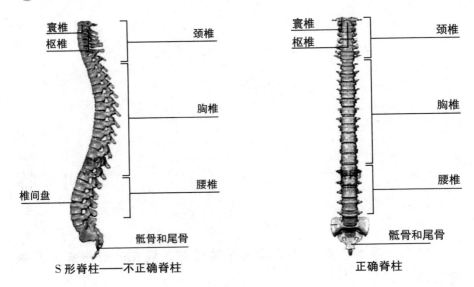

寰椎 枢椎 颈椎 胸椎 腰椎 椎间盘 骶骨和尾骨

S形脊柱——不正确脊柱

寰椎 枢椎 颈椎 胸椎 腰椎 骶骨和尾骨

正确脊柱

我们修炼，讲究人身有各种"触觉"，道家佛家都讲有六十四种触。这个触是什么呢？就是当你修炼的时候，你脊柱里的神经根受挤压开始要恢复了，共有六十四种恢复的感觉。比如身上发麻，这是你的胃经要恢复了；身上有痒的感觉，想抓想挠，这是你的肺经恢复了。我们常见的触有八种，就是冷、热、酸、麻、胀、痛、痒、蚁走感（蚁走感是肾经在慢慢恢复时的触感），这是最常见的。还有很多不常见的，有多少呢？多到六十四种。比如说突然感觉飘起来了，突然感觉沉到地下了，突然感觉自己大得像个巨人，突然感觉自己像个小孩，这些都是修炼的时候一种恢复反应。直起了腰，脊柱里的神经在解放的时候，它就有反应了——这在修炼里面就叫"触"。

学生：内视和返观是一回事吗？

李老：对。明朝的李时珍就说："内景隧道，唯返观者能察照之。"所以，经络在哪儿，不是建立在西方解剖死人的解剖学基础上，而是建立在修道的人返观内证的基础之上。修道返观久了，会内视到身体里的景象，经络啊，关窍啊，都可以在功态里感知到，西方的解剖是看不见的。

学生：李老，您是说，很多人修行，气一直不通，就是因为连下丹田的位置都没有找对？

　　李老：是的。起初找不对下丹田的位置，将来就找不到"玄关一窍"的位置，炼精化气连起码的基础都没有，练也是盲修瞎练。腿痛是因为脊柱没拉直，脊柱不直，气就不通，多少修道学佛的人，都白费了那么多年的光阴。炼精化气真要及格了，就能做到闭关锁阳、马阴藏相。这里边有一套方法，像"生热安炉"啦，"降阴升阳"啦，"抽坎添离"啦，等等。女人修道，叫"女丹功"，另外有一套做法，我后面会给大家介绍。但是不论男女，修道都得"百日筑基"。处女、处男不需要练百日筑基功，因为他们没有漏身，不破体；破体人要先补漏。练筑基的时候有些辅助功法是一定要做的，男性的辅助功的名字叫"九九还阳术"。女丹里边，女性必须天天做的辅助功就是揉乳房，天天早晚要揉乳房，掐乳头——最初一刻钟不超过三百六十次到四百次。

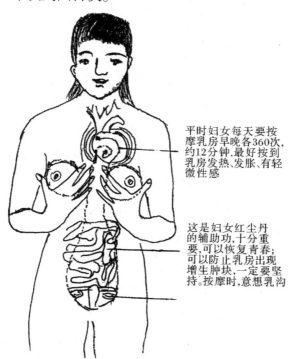

平时妇女每天要按摩乳房早晚各360次，约12分钟，最好按到乳房发热、发胀、有轻微性感

这是妇女红尘丹的辅助功，十分重要，可以恢复青春；可以防止乳房出现增生肿块，一定要坚持。按摩时，意想乳沟

　　学生：女人修道为什么要揉乳房呢？越揉越有欲望，不是自寻烦恼吗？

　　李老：揉乳房是女丹里边"斩赤龙"的辅助功，意守乳房沟和膻中窍（不是穴），可以斩赤龙（断月经）才算是女丹筑基功的完成。另外，揉乳房也是女性避免乳腺增生的重要办法。现代人里面，十个女性可能有七八个都得乳腺增生。乳腺增生就是乳房小叶增生，可能会癌变，如果天天揉乳房，就可以防治这个病。（这种方法是"清修派"的练法，最早是孙不二总结的，"双修派"不是这样的练法。）我这次讲的方法主要是清修派（独修派）的练法，即使是清修派，它整个修炼过程都是"以快意为纲"，又叫"自身夫妻自交媾"。有了性感而不想入非非，不胡思乱想，这不是坏事，能明心、清心而又"来药"，这是健康人的表现，精强则力壮。这时如果烦恼，才要炼精化气，而不思泄，我们就是要"交而不泄"。烦恼即菩提，菩提是"明白了"、"觉悟了"，烦恼也就不是问题了。

　　那么揉乳房为什么能够"斩赤龙"？因为女性的经血，是从乳房的血下来的。女性的乳房里面有很多毛细血管，乳房里的血每月都要排到子宫里面，为受精卵着床做好准备。乳房里的血，孕期往外排，化而为奶；平时往下排，化为经血。排下去以后，如果卵子没有受精，子宫里面没有结胎，卵子就等于废了，就随着经血排出去了。修道的人返先天逆练，不是外排浪费，而是炼血化成气，这就是修道者极保密之处了。

　　还没有斩赤龙的女性，在例假期间要停止修炼，因为要练的话，会排更多的血，所以这期间不要练功。等我们排完月经以后，血色就淡了，少了，这个时候再加紧练功。这个揉乳房需要每天揉，至于揉起了性欲，那是因为没有持戒、"明心"，胡思乱想。那是意守的不对，女性最好守膻中窍，这样一来，也打开中丹田和夹脊二窍，人也会开心，眉开眼笑的，可以接人气，烦恼反而变少了。关于怎样炼女丹，后面我把方法全都说给大家。

　　不论清修派、双修派，都可以按以下方法练：

第一步叫"聚神烘关"。和男子周天功法"筑基炼己"不同,女子以炼血为主,叫"炼液化血"。练功的人,一定要先做到:男子不排精,交而不泄;女子不排液(这个液也叫"泥液")。男子在高潮时,要排精。但多数女子,不知道什么是高潮、什么是排液,不等排液,男子早已泄精。所以女子为心里得不到真正的宣泄而痛苦、烦恼,因而造成不和。

"泥液"是女子性高潮后,排出的一种似精非精的稠液,有时排出数量很多,类似津液的黏稠物,白色,有些透明,是由饮食所化成的。泥液有"双关"二穴——在女子背后,左面的叫"膏",右面的叫"肓",是泥液所聚之地。如果体内真气旺盛,泥液会乘气入肺(膏、肓二穴在乳房头根底),散布全身,滋润经络、脏腑。如果体内真气虚弱,经络脏腑得不到泥液的滋润,就会拥滞气道,排不出泥液,造成"双关"阻塞,酿成祸患。尤其是女子怀春,阴阳两气不交感,泥液堵塞脉道,就会生妇科病。"神注双关"的目的,就是让背后双关生暖,炼化泥液。这样可以到达一般药力不到、真气不到的膏、肓二穴。泥液因你意守膻中,自然溶化,可以设关护心,不使其阻塞双关;阴血不足、脸色苍白的,还能化而为血,使它返回到原先阴血充盛的状态,所以"聚神烘关"是女丹功法的前功。

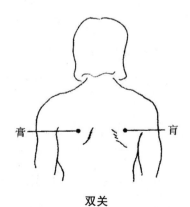

双关

下一步,就是"注溪揉房"。乳房左右中间叫溪谷,房为乳房。练功时意守乳沟、膻中窍，平时要揉搓乳房、乳头，收视返观，返听，动作由轻至重揉360次到400次，配合呼吸72次。女子左乳通肝，右乳通肺，乳溪通心、胃、脾，这样就可将血返回体内，从而健康长寿。

学生：李老，男性修道的"九九还阳术"是什么？

李老：男性修道筑基的辅助功法，就叫"九九还阳术"，其实就是搓睾丸，跟女性天天揉乳房一样，男性得天天搓搂睾丸。怎么做呢？从会阴的位置，用手掌心扣住会阴，用手指头勾拉会阴，然后往上搓，道书上说搂九九八十一下。搂的同时，另一只手按着小肚子（下腹）转圈，按压的同时一搂一转，共九九八十一下；然后再左右换手，再来九九八十一下，这是炼精化气的辅助功。男性在睡觉前或者醒来，把睾丸的皮这么捏或者掐一下，忽然会有一种触电似的感觉，"嗖"一下过去了，这是为什么？因为所有的足三阴经都要经过睾丸。阴经，就是手少阴心经、足厥阴肝经什么的，阴的经脉。所以掐睾丸皮、搓睾丸的"九九还阳术"，是帮男性防病、治病的好手段——尤其是上了年龄的男性，更需要睡前醒后做，不但还阳，而且延寿。

我有一个好朋友，我们经常谈经盘道，他说他每天练的是扣会阴搓睾丸，叫"九九还阳术"，这是他演示给我的方法。我就告诉他光扣会阴搓睾丸还不行，还要同时按着小肚子转圈。他只坚持练"九九还阳术"，他那么弱的身体，都活到了98岁。

学生：李老，我想问一下，炼内丹必须要盘腿坐才可以吗，而且必须要双盘？

李老：盘腿的第一个作用就是防漏。精气要是化为精液漏掉了，连"药"也没法采了，还谈什么炼内丹啊！不过失败是成功之母，不要怕漏，修行中会漏多次，才能渐渐不漏。《洗髓经》的"四动"，那是得健康的，谈不上炼精化气、采药炼丹，没有防漏的问题，所以不一定要盘腿。可如果是炼内丹、求长寿、治大病的话，那就非得盘腿不可。双盘盘得紧，它会自动地越盘越紧，防漏的效果也越好。但如果是刚开始修道，不一定非双盘不可，你可以单盘，也可以散盘，慢慢做到双盘。我的一个老师现在应该也是 98 岁了，当年他的老师要他练盘腿，当时他病到什么程度呢？他曾在 41 岁被定性成"历史反革命"，还得了肺结核，又有五更泻，天一亮就拉肚子，遗精不止。一个老中医就介绍他去炼丹道，说吃药不灵了，你去找一个姓张的道士，有一个针灸所。张道士就跟他说，要治你的病，先得盘腿才行，你有没有问题？他哪盘得了啊，单盘都不行。我这个老师一狠心，就拿绳子打个结，挎在脖子上硬盘，这么一来，他就不倒了。

张道士让他坐一个半小时，结果他一口气盘坐了四个半小时，疼得晕了过去，穿着的棉袄可以拧出汗水来。醒过来他展不开腿，他的老师一点点帮他掰下来。他当时下地行走的时候，觉得自己怎么这么轻啊？从诊所到家有 11 里地，去的时候他骑自行车，回来时下雪了，自行车不能骑，他就硬是走着回去的。第二天他就没有再拉稀了，一个礼拜以后，不再遗精。过了一个半月，肺痨已经钙化，所以他就信了，就开始研究这个问题。这是我的老师，现在沈阳市政府给他成立了一个内丹练功的医院和研究所——指玄功内丹研究所，由卫生部出资建成了指玄功医院。

学生：李老，下丹田和丹书里的"玄关一窍"是什么关系？

李老：问得好，这个问题在丹书里完全找不到答案。但是丹书里有一句话："不明玄关一窍，修道终是空。"玄关一窍并不是下丹田窍。玄关一窍很重要，在中脉上，相当于密宗的"生法宫"，是三脉七轮相连之处，平时不显，叫"机至则显，机去则隐"。机者天机也，机就是精气、肾气，有人把上丹田、眉心说成是玄关，把泥丸说成上玄关，其实不是一回事。上丹田如果是玄关，又何必保密呢！修道到一定程度以后，结丹、结胎，以至于沐浴，都得要用到玄关一窍。而玄关一窍在什么地方呢？过去是

"修道者如牛毛，得道者如凤角"，太难了。为什么呢？古人保密，没有一本丹书道书上明明白白写着"玄关一窍"在什么地方。广成子说"我唯守一"就是守玄关一窍。玄关一窍和下丹田窍是两码事，因为下丹田是初练的时候用的，玄关一窍是以后结丹结胎用的，以后是脱胎出胎，还要沐浴，要温养，都在这个玄关一窍，它在中脉上。那么这个秘密怎么能够告诉大家呢？这历来都是最保密的道家秘诀，不传的。玄关一窍的具体位置和如何找到玄关一窍，暂时我也没法当众谈，以后我告诉你们，只要你练到火候了，修道修到了一定的程度，我会单独告诉你。为什么呢？这玄关一窍跟每个人真实的修行程度息息相关，不能万人一面、千篇一律，不是每人都一样。并不是我也保守，这是阶段性保密。

学生：李老，这么说来，玄关一窍是一回事，下丹田窍是一回事，然后海底轮又是一回事？

李老：对，它们三者有关系，但不是一回事。

学生：海底轮和会阴穴是不是一回事？

李老：海底轮实际上就是阴窍，也叫阴跷窍，为八脉之一，在肛门的前口，但不是会阴穴。会阴穴在两阴中间。

学生：那就是说，阴窍就是海底轮，是吗？

李老：对。阴窍在佛家密宗那里就是叫海底轮，也叫北门，会阴窍。修道有三个大秘密，一个叫"玄关一窍"，一个叫"饮刀圭"，一个叫"抽坎添离"，这是内丹家最保密、最保密的。一般的丹书道书上根本没有明确的说法，你也就找不到；但是，修道的人，不知道这三个秘密，还真就炼不出正果来。为什么要保密？因为修炼功法是有德者得之，怕所传"非人"，因为"非人"会利用它做坏事。武当山张三丰规定对十种人不传，传法授弟子非常严格，不经过严格考查是不收弟子的。

盘坐完成以后，30～60分钟内不能上卫生间，否则精气外泄，功夫就白做了；可以喝水、吃东西、散步，少说话，怕风。

第二编

体会一个"静"字

修道的方法

　　《六祖坛经》里六祖慧能说：我没有给你们讲过佛法，如果你们硬要说我给你们讲过佛法了，那我是在诓骗你们，那么我就是犯了妄语戒，因为我实在不是在给你们讲佛法，我能讲的只是义理。这是《六祖坛经》里讲的。六祖为什么要这么说呢？因为他认为释迦牟尼佛祖讲的很多道理，是先让你明白义理，有为方法要教，不过有为法是"法无定法因人而异"的，功法都是比喻，能教会能写的，也是比喻。"大道无言，开口便错"，其实所有能讲的只是义理、隐诀和功境，无为方法不是教会的，是本能出现的，不能教。按照老师教的做，就落入了有为后天。因为无为的方法是你在静中本能悟得的，所以慧能六祖悟道时说："何期自性能生万法。"每人的悟性、条件不一样，方法也因人而异；真正的佛法，并非是禅定的理论方法。为什么呢？因为真正的佛法无理可说，无法可讲，非语言文字可以解说，非常规思维可以思维，都是比喻。所以，六祖他老人家才说禅定并非真佛法，真佛法是"明心见性"。但是，因为我们是初练，所以还得要讲讲义理和方法。讲到修道的方法，它是有阶段性的；如果顿悟，也可以没有次第。普通人修道，有初级、中级、高级，还有更高级等等；但顿悟是不立一切法，诸法寂灭，并无次第。其实顿悟和渐悟也一样，不能绝对分开，渐中有顿，顿中有渐。

　　究竟的大道和真正的佛法并无差别，无二无别，也是不可说不可取的。法是随立随破的，说法者，实无法可说，是名说法。知法用法后，就要舍弃法，不用法，才是真法。

　　修道筑基是有为法，其初级方法就叫筑基法，也叫炼精化气。我们初步修道的方法也叫"筑基"，要学会这种方法就叫"有为法"。有为法对于修炼而言，也就是《道德经》所言"有欲观其窍"，就是"我有欲，我有意有为地观我的窍"。这是一种有为有做的方法，是初级修道的情形。什么叫观其窍？即守一，观其窍也叫"守玄关一窍"。守是用思维的"火"和呼吸的"风"去催逼加热窍位，或玄关一窍，使其烧炼成"丹"。守窍的目的是为了守之、养之，使气血发热遍及全身，运化整体。其实守窍是很难守住的，用"似守非守，若有若无"守窍是守不住的，死守会长出气瘤，轻守等于不守，每个人方法都不一样，法无定法，我是用调形使气沉丹田，丹田随吐纳开合就是守窍。

　　按道理讲，在初级阶段应该由老师来教，否则，你不知道应该怎样去修。这个阶段的有为法，在佛家来讲叫"八万四千法门"，方法有八万四千种之多。这么多方法，我们一生也学不完啊。我们能一辈子学会八万四千种修炼方法吗？显然不能。道家的讲法是道有三千六百门、七十二旁门，我们也不可能用这一生学会那么多。实际上，那么多方法，并不是说每个人必须要全修炼一遍，其关键是"法无定法，因人而异，因材施教"。法无完法，因材施教其实不是教，而是悟，得自己修得、证得。这时的有为法在修道来讲叫筑基法，也就是打基础的方法，这时候"法无定法，因人而异"。所以，每个人需要选择适合自己的方法去修道，并不是要全部修过一遍，那是十辈子也完不成的。有没有"最好"的方法？没有，只有最适合自己的方法。所以，经典中就叫"是法平等，无有高下"，就是说你不是我，你有适合你的方法，我有适合我的方法，正所谓"道行天下，众生平等"，那么众生各个不同的方法也就"诸法平等",没什么好攀高比低的。有为法都是一棵树上的枝枝叶叶,并无高下。方法不是教的,是闻得而后悟得的;悟也不是真得,要自己修得;修得也不是真得,证得才是真得。证要靠老师证法,不论有为法、无为法都得有老师证法,看书不能靠书来练,看书也是为了证法。

这其实没什么好奇怪的,因为我们都是从"有为法"开始的。这个有为法,是打基础的方法,就好比我们学书法练字,一开始的时候,每个人一定要选择一个和自己投缘的字体或者碑帖开练——有人喜欢颜体,有人喜欢欧体,有人喜欢柳体,总是这样。修道学佛也一样,比如西藏密宗,修行人选本尊,总是要由上师帮着选一个与自己投缘的本尊,而不是乱选一气,或者都选。所以,就像练书法一样,后来就是一人一体,人人写出来都不一样,不然终生模仿,那是书法匠了。我们修道也是如此。有为法都是一人一法,不应该是万人一法、千篇一律,那是练气功,而不是修道。修道或学佛,每一次修炼都好像是一次艺术品的创造过程,因时空的不同,每次做功的效果也不一样。这不是体育锻炼,是一种神圣的艺术品创造,没有师承不行;师先帮我,证法后才是真得。

学写字,一人一体,我们不能说你这个是高明的,他那个是低下的。有为法确实是"法法平等,并无高下",好比一棵树上的树叶,你不能说这片叶子必须跟那片叶子相同;而且它们都是同根生,所以也不能说这片叶子比那片高等。

这个阶段,是需要老师讲法的,修道者闻得,而后悟得,最后证得,才算真得。即使是佛家的声闻法,最后也要悟得、证得;从这个角度,我们可以理解,西藏密宗为什么那么重视老师,他们的老师叫上师,叫"古鲁贝"。一个真正的上师不容易,必须得道,必须"明心见性",才够格传法,才是金刚上师,也就是"阿阇梨"。

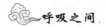

修道的目的

通过有为法，我们要达到的目的是什么？是进入无为法。彻底进入无为法前有一个过渡阶段，这个过渡阶段，就叫"炼气化神"，初级的有为法阶段叫"炼精化气"。这个过渡就是半有为半无为。真正进入了无为法阶段，是没有老师可以教的。因为一教就进入后天了，有形有相了，就不是无为法了。所以，我们的目的，是要通过有为法，半有为半无为，最后达到无为法；还有更高的，就是要"退藏于密"，"高高山顶立，深深海底行"，"无为而无所不为"。注意，并非我们认为有为法是低等的，《悟真篇》中说："始于有作人难见，及至无为众始知。但见无为为要妙，岂知有作是根基。"到了高的层次，无为法的时候，是把人的生命本能调动出来，它是"法法自生，法法自灭"。到那个时候，这个方法不是别人教的，是你自己潜能的发挥，它会一个阶段变化一下，一个阶段变化一下，这个时候就进入到无为法了。这个是修道最为关键的。但有为法是根基，和无为法同等重要（要知道，无为生有为，化无为有，又化有为无，它们之分都不是绝对的，无中生有，阶段不同，多少而已）。

我们都希望通过有为法进入无为法，真正进入修大道之门。有为法是打基础，修道要练的是无为法。无为法是不能教的，但是要不要老师呢？要，是给修道的人证法用的。就是说，自己在无为法阶段，从生命的本能出现一种境界，一种方法，出现境象了，那这个境象对不对？老师需要听一听，明眼老师就会印证，他会说你练的路子到底对不对，你已经进入到一个什么阶段了。无为法的阶段，一般叫做"炼神还虚"，进入虚静了，也叫"胎息还丹"，又叫"无为还虚"。至于方法相当容易，简单极了，所谓大道"至简至易"。如果大道不简单的话，那就是旁门左道了，就不是金丹大道。

凡是不简单、很复杂的，那就是旁门；凡是不"源于虚静"的，就是左道。大道、正道就两个字，一个叫虚，一个叫静。有人问，能不能用一个字说说修道究竟是怎么回事？就是——静。但是不同的人，对于静字的理解是不一样的，它反映了修炼不同的目的和需要。有人求健康长寿，有人求经世治国，有人求证悟大道，有的修炼来世，想法不同，自然理解各有不同。古人把身体放松、内心空无不叫放松，而叫"虚"。"虚"是身体一面放松，一面张开，像面包一样发开；"外挺拔，内虚灵"，不是松懈，不是僵硬，内心既什么都没有想，又什么都清清楚楚，不是在空想，也不是枯睡、昏沉。所以古人不用"放松"，而用"虚"字，虚又代表无为。

这个很重要，"内虚灵"，才是修行的正路。现在，不少信道信佛的人，越信越不灵活，就是不上正路导致的。我们一定要注意，修道不是一味讲无思无虑，搞"无想定"。修道不是为了变麻木，是为了开智。"虚"也当无为状态讲，从做人的角度讲，是虚怀若谷。道家有句名言："虚、俭不为天下先，天之道也。"也有人认为"虚"也代表慈爱。学佛、修道，脑子不想事，不妄想，不分辨，不执着，但也不能脑子一片空，坐枯禅而不是"观其妙"。脑子什么都没想，而又对无限的宇宙都清楚，没有字可以形容外宇宙的境界。

为什么要先讲这个呢？因为我们首先从义理上懂了，以后就容易了。如果理解不到位，方法也就不牢固。所以，我们首先需要理解"静"这个字。静——代表修道，代表心静、意静。"平衡曰静"，身体各个部位必须平衡，心态也必须平衡。静是全面的平衡，不是完全不动，是意静而气血内动。那么具体到修炼方法上，有初级、中级、高级之分。初级就是强身健体和防病治病，这有一套方法，原则一样，方法各人不同。中级才是延年益寿，返老还童，同时开发智慧，使脑子聪明、记忆力增强，而且能够适应各种环境。事实上，中高级之间并没有绝对明确的划分。

比如，今天中午有人吃饭的时候，就讲这个太冷、那个太热，我说修道的人，应该是"八不怕"，即冷的、热的、活的、死的、撑的、饿的、醒的、睡的，统统不怕——他适应环境的能力非常强。要了解，真上道了，功夫上身了，既不怕撑得慌，也不怕饿得慌。一次可以吃很多，也可以好几天不吃——气足不思食嘛。也不怕累，不怕睡，可以一口气睡两三天，也可以两三天不睡。

再一个，可以做到不怕死，也不怕活。这是什么意思呢？因为修道的人，和普通人不一样。比如，人衰老了，百病缠身，活着只不过是活受罪，谁不怕这样的"活着"？怕死，更不消说了，不修道的人，百分之百怕死，不管是达官显贵，还是平民百姓。修道的人可以预知自己的生死，也可以和上天商量通融，都是可以办到的。其实我们在这个世界上一切都是相对的，有生必有死，生是为死准备的，好生才能好死，死也是再生。

比如，我可以预知将来五年内我不会死，五年后，如果我还想活，那么好好修行，再活五年。那个时候，整整一百岁了，连和自己说个话、理解自己的人都没有了。因为修道的缘故，我把生与死的界限看得很轻；如果大限到了，再和上天商量，没完没了，那就说不过去了，到时候找个不麻烦别人的地方离开人世，这个叫"冲举"，叫"仙逝"，叫"圆寂"，叫"升天"，也叫"羽化"，如此而已。

其实，一个人生与死的界线，也已经不那么明显了。生也罢，死也罢，好像没有多大关系，生活只是修道、吃饭。什么时候活得不耐烦了，只要意守两个窍——膏、肓，然后就"命入膏肓"走人了。过去真有功夫的修行人，不管哪一家的，都做得到，甚至高明的读书人也做得到，禅宗叫"坐脱立亡"。这二窍的具体位置在哪儿？在这里（见第23页图），左边一个叫膏，右边一个叫肓。但你们知道了也没用，功夫不够，守窍也只是胡思乱想，想"坐脱立亡"也不容易。这个过去没有人乱讲。

我们去过山东青岛的崂山，那些山里头的道人一个一个都是在山洞中原地"坐化"的。佛、道门里的，有这本事的人，甚至可以提前告诉别人，说是你们明天到我这儿来。第二天大家去看时，这人已经"坐化升天"了。道门中人就说是"羽化成仙登三清"了，佛门中人就说是"往生西方极乐世界"了，他们用的方法，就是意想膏、肓二窍。

另外，各人修道的目标不同。有人修炼的目标是修来世，上天堂啦，去极乐啦；我们是修今生，所以第一修健康，身体健康没有病，老人没病防病，青年身强力壮。第二修延年益寿，修道得长寿。修炼得长寿的方法和修炼得健康的方法不一样，到了"炼气化神"的中级阶段，我们自然修炼得出延年益寿的功效，包括我们的潜能都能够得到开发，我们的智慧也会比以前更清明。修行界常常说，什么叫"养生"？处世就是养生。会处世的人一定会养生，会养生的人一定会处世。处世就是要以诚心、爱心、善心、慈心待人，处世也是修养出来的。不会处世的人，道也修不好，所以处世跟养生是一对孪生的兄弟姐妹。到了"炼神还虚"的高级阶段是什么状态呢？高级阶段最重要的一条是什么？是避祸。当今世界上，自然灾害年年增多，一定会有很多人由于灾难、疾病死去。修道的人，有感知功能，可以借此来躲避灾难，求得平安。到了修道的高级阶段，就会自动拥有超感觉能力，既能够趋吉避凶，也能帮助别人，可以指导别人。所以说，高级阶段的功夫，最重要的是保平安，能够防祸，包括预防重病，预防各种各样的危险。其实这是一种本能，是我们早有的，不过是后来遗失退化了，修道就是恢复"先天本能"而已。《心经》说："心无挂碍。无挂碍故，无有恐怖，远离颠倒梦想，究竟涅槃。"

当然还有更高级阶段，更高级就是无所为而无所不为了，那是成仙成佛了，我们不去讲它，那叫"炼虚合道"，也叫"炼虚还无"，无是无界、法界。《心经》说："是诸法空相，不生，不灭，不垢，不净，不增，不减。"站在精神世界的彼岸世界来看，我们的物质世界的一切不是物质，是"空"，精神是实有；站在物质世界看，精神是"空"，而物质实有，所以叫"诸法空相"。

如何理解“静”

修炼的方法，实际上如果用一个字来表达，就是“静”。可是这个静字，我们每个人对它的理解并不一样。先弄清楚什么叫静。当然，静极是求动，两者是统一、不可分的。这个我们理解了以后，练起来非常容易。一般人对这个静字的理解，总是认为不动，静坐着，别动，别想。老实说，作为一个生命，我们无时无刻不在动，即使表面不动，内在的气血也在动。比如，睡着了，我们十二经脉的气血仍在运行，血管里的血液也在运行。我们的气血，差不多 13 ~ 15 分钟要运行一周，可是我们看不见；睡着了，13 ~ 15 分钟气血照样一个循环。我们的十二条经脉假如连接起来，大约有 16 丈长，一个循环是 13 ~ 15 分钟，即使在梦里，我们的头也一定会自动地动一动，所以我们睡觉也在动。

在生命界，动是绝对的，所谓静是动中之静。一个人要想练静的话，一定是在动中求静。而且我们这个世界，有一个最大的特点，这个特点是什么呢？我们这个地球，跟仙佛所在的境界是大不一样的。佛家和道家所处的境界，叫做“法界”。佛经中又叫“真如法界”，“无界”。实际上它是一个跟我们“世界”不同的时空区域，最大的不同就是法界不受时空局限，一切都是绝对的。因此也就没有生，没有死，没有来，没有去，没有男，没有女，没有好，没有坏，不生不灭，不增不减，不垢不净，是绝对的。因此，佛又称“如来”，如来者，如来如去，其实是无来无去，好像来了又好像去了。所以，所有的佛，都叫如来。

因为如来如去，所以没有来处，也没有去处，叫如来。而我们这个宇宙时空则不同，我们什么事情都是相对的。什么叫相对呢？我说这支笔短，其实是比较而得出的，和别的东西比较起来是短的，和另外的东西比较起来这支笔又是长的。所以我们这个世界，一切都是相对待的，有阴必有阳，有男必有女，有好必有坏，有增必有减。我们这个世界，没有绝对的真理，只有相对中的绝对，是比较中的绝对，所以真理也是相对的。练功时，身体要放松，放松的对立面是张开，所以松中必有张，张中必有松；动中必有静，静中必有动；虚中必有实，实中必有虚；吸中必有斥，斥中必有吸；练中必有养，养中必有练。所有打坐修行做功夫，都跳不出这五个方面的对立统一，所以一定要辨证地修道做功夫。所谓对立统一，不叫矛盾统一，是因为对立面相互依存，无此即无彼，无彼亦无此。所以修道要有和光同尘的心地。

佛教里有一个说法——佛法无边，大部分人一听"无边"，立即往大里想象，岂不知这个想法已经落到有边里了，再怎么大，也有个边吧？这个佛法无边，其实并不是很大很能耐，佛法无边，不是"佛法万能"。释迦牟尼亲自说过我也有四不能，像"定业不可改"，所以他无法拯救他的族人和祖国，最后被敌国灭族灭国了；"无缘不可度"，所以他就度不了城东老母。怎么能说佛法是万能的呢？佛法无边的意思，就是说佛法不着边际，不偏执一边，不极左也不极右。有时候人是知道这个世界上什么都是左中右，好中坏，可是做起事情来就着边——不是无产阶级，就是资产阶级；不是人民内部矛盾，就是敌我矛盾。而实际上，这个世界上没有绝对，都是绝对中的相对，相对中的绝对——这就是我们的世界，同时也没有绝对的"中"。因此，静的对立面是气动，动的对立面是心静，人无时无刻不在动，所以要想真静，必须是动中求静。动的时候，应该心静，这才叫修炼。

如何修"静"

我们要了解，在相对的"世界"里，任何时候都是有黑必有白，不过是哪个多一点，哪个少一点。所以我们在中国所说的大道的特点之一是它讲三，而不是二，不是合二为一，也不是一分为二，而是含三归一。《道德经》讲"一生二，二生三，三生万物"，道家经典中也说"独阴不生，独阳不长"；所谓三，就是除了阴和阳之外，还有含阴含阳。其实，根本没有纯粹的阴、纯粹的阳，总是相互包含的，所以是含三归一。"一"是什么？一就是产生阴、产生阳的那个本体。宇宙万有，一切生命，无不从本体的功能中生化而来。也就是说，相对的世界是从绝对的法界而来，佛家叫"业风吹动法界觉性海，故成世界"，道家叫"无极生太极，太极生两仪"。显然，二元对立统一的世界，无法含摄没有对立也没有统一的法界，而法界却可以含摄对立统一的世界。世间哲学立足于相对的世界，只讲二，不讲三，这样就永远落在形而下，不是唯心就是唯物；我们修道，要从义理上首先了解形而上的基本意思，不能完全用世间哲学或科学去看待它。否则，健康长寿没有问题，但再往上走理解就不够了，佛家叫"见地不明"。所以必须是三，"含三归一"，这一点是西方哲学所不能理解的。修道就叫返先天，返本还原。此话怎讲呢？根据所谓"自然规律"，人总是生、住、成、坏的，总是由幼年到中年，到老年，以至于衰亡，这是必然的，有生必有灭。但是，中国的文化却认为我们还有一种本领，可以返本还原，可以夺天地之造化，可以返璞归真。所谓"能如婴儿乎"，由老年变回童年，恢复我们儿童期蓬勃的生命和功能。修道就是修炼返先天，返回我们的先天，由有为而变为无为，这是西方哲学所不能理解的。我们所有中国文化的著作里，佛经也好，道家经典也好，《道德经》、《阴符经》、《黄庭经》、《龙虎经》、《周易参同契》、《大藏经》等，它们跟西方所说的"自然规律"是不一样的。不一样就是高度不同，我们从形而上来看，含摄着这个形而下的生命，自然能够返得回去，可以顺，可以逆，所以非常不简单。

《道德经》中所谓"道可道，非常道"，不是指"大道是可以说的，但它不是一般平常的道理"。这个说法充分表明"没有修道，领会不到，强要说道，结果只能猜想，从文字解文字"。要知道，《道德经》出自春秋战国时期，那时候"说"用的是"曰"字，而不是"道"；用"道"表达"说"的意思是唐宋以后的事情。老子在他的名著第一章中确立了一个总纲，说的是"大道是可变之道，并非常住不变之道"，这才是"道可道，非常道"的圣人本意。我们知道，道家思想出于《易经》，而《易经》在上古，曾经叫《变经》。"道可道，非常道"，是指在不同的时空中，因为时间地点条件的不同，表现千变万化，是可变之道。宇宙是无限的，我们只不过生存在其中小小的一个宇宙时空区中，所以老子的第一句话就是他的空间观。第二句话"名可名，非常名"，是他的时间观。大道不是指地球上的一切自然规律，它是可以用之于三界的、多界的，不同时空区。因此，大道在变动不居当中，我们的生命当然可以顺，也可以逆，这才有道理。

对修道练功来讲，最好的时间是子时和午时。子时是 23 点到凌晨 1 点，午时是上午 11 点到下午 13 点；但世界各地纬度不同，会有时差。为什么子时午时练功好呢？因为正是阴阳交替的时候。所以一天来讲，练功最好的时间是午时和子时。作为一个月来讲，最好的练功时间，是节气的前后三天，一年二十四个节气，每个月有两个节气，每个节气的前后三天，每月就有六天是最好的练功时间，这也是阴阳交替的时候。一年来讲，最好的修炼时间是农历二八月，但每年的夏至和冬至这两天特别重要，是人身体转变的时候，所以这两天要特别认真地对待，加强、加长做功夫的时间，就会一年都舒畅无灾病，很有奇效。特别是冬至，古人认为：冬至才是新的一年的开始。这是时间，同时还有空间。对于修行，也就是打坐时要有方位的概念，这因人而异。修炼的时候，到底应该朝东、朝南、还是朝北？到那个时候会自动选择，每个人自动顺应天地能量场的方位是不同的。

修道修的是"静"。严格讲，静不是不动，静是在动中求静，求平衡。怎么练呢？方法就是"返"字。佛法八万四千法门，我们按哪个方法来修炼呢？就算是一人一门，那它总得有个原则吧？原则就是虽然有八万四千法门，法法都离不开我们的六根，即眼、耳、鼻、舌、身、意，利用我们六根中的一根来修炼，达到解脱，解脱了就能带动六根得到清静。一根解脱清净，就会带动其他五根都进入清静——尤其是意根，一定要清静，清静了，就能"转识成智"、"烦恼即菩提"，这就叫"以智慧为究竟"。

张伯端在《悟真篇·金丹四百字》中说的"子午卯酉"全是比喻，不是真的子时午时卯时酉时，是指人身一点阴邪之气暗生，夏至午月一阴来婚（想男女了）急需运符炼降符退去。阳（阳气生，阳举）就是子，就叫活子时，而不是死子时（午夜十一时至凌晨一时）。"不必天边寻子午，身中自有一阳生"。卯酉"沐浴"也不是真的卯时酉时，是指卯月地下阳气渐生，应当停火沐浴（止火养气），使阴阳平衡，不能过分进火。总之，子午卯酉完全是为了比喻，是说最好的练功时间是活子午，不是时辰上的死子时。

观世音菩萨是怎样修成佛的

佛经中有个故事,说观世音菩萨有一世是今天斯里兰卡一个小邦的太子,他还有个弟弟。那个时候,观世音菩萨是男的,叫宝尚,他弟弟叫宝志。他们兄弟俩被奸臣陷害,被流放到斯里兰卡外海的孤岛上,受苦受难十二年。后来,一个法名叫法藏的小邦的国王,就是后来的阿弥陀佛,救了这两兄弟。所以,法藏是阿弥陀佛,宝尚是观世音菩萨,宝志就是大势至菩萨,这三位就是今天西方极乐世界的三圣。当时,宝尚一天到晚都在想他的师父。他师父的名字叫法藏,也叫无量寿佛、无量光佛等。这些称呼原来的读音就是嗡嘛呢呗咪吽。嗡嘛呢呗咪吽就是阿弥陀佛的圣名,后来又叫观世音心咒。现在的西藏人还一天到晚拿着转经筒,里面用一条绸布写上嗡嘛呢呗咪吽,嘴里也念个不停,观世音菩萨一天到晚都在念想他的师父。阿弥陀佛在国外叫"阿弥达瓦"。

除了一天到晚想着师父,念师父的名号,宝尚当时也修行,是法藏教的。怎么练呢?方法很简单,就是听海潮音。这兄弟俩当时被流放的孤岛,名字叫普陀洛伽岛,在斯里兰卡的外海(现在还有)。宝尚在这个岛上静坐的时候,自然按照他师父的教法,去听海潮的潮起潮落。海潮的声音是从外部进入耳朵的,但是久而久之,他就返听了,听出这个声音不是来自外面,是从耳朵里来的，以后观世音菩萨渐渐感到潮水来自心中，心潮澎湃。通过一根，耳根返听，一直到忘听，以一根带动六根清净，解脱而得。观音以返听、返观的方法而得道，藉六根逆用而修成，不是用六根想事，而是守定一根而不用，可以带动废除六根的目的，"一根得返还，六根俱解脱"，不论哪一根逆用都可以得道。观世音是修耳根入声音闻定的，释迦牟尼以观星悟道，达摩老祖是以修意根而入明心定的，魏伯阳是以守身根练成金丹的，陈希夷、陈抟老祖以卧功修意根守无为，还有用眼根修香火定的，用鼻根修息风定的，这是道家守一之道，修炼又叫"抱元守一"，就是老子说的一，也叫道，道生一，也叫守一，是守玄关一窍。"元"就是我的"本来"，道生一，也就是守道。佛教的《楞严经》中有一段关于观世音如何修道成佛（观世音已修成正法明佛），具体方法和过程如下，可供我们参悟。

在《楞严经》中，有观世音菩萨的自白，经文如下，供参考：

"初于闻中，入流亡所，所入既寂，动静二相：了然不生，如是渐增，闻所闻尽，尽闻不住。觉所觉空，空觉极圆，空所空灭，生灭既寂。寂灭现前，忽然超载，世出世间，十方圆明。"

观世音是在普陀洛伽岛上，被流放十二年，经阿弥陀佛搭救，教他在海滨修炼，每天听海潮声（六根都可以，但以一根得道，六根俱解脱），以耳根得道的，他清晨醒来，万籁俱寂，潮声远来，打破了清静，不久潮声又退去，又恢复了清静，随后潮声又起，清静又消失了，他却发现了五个因素"一声、二听、三闻、四闻性、五我"。潮来是自然的，我们耳根是有听觉功能的，不管你听还是不听，他都是有"闻性"的，而且一定已经记入"我"的第八识的档案库了。"初于闻中，入流亡所"，最初听到潮声，谓之"入"，潮退而静，"所入既寂"；潮来潮去，有生有灭，动静相间，他是听了，而不"留住"不联想，不妄想，例如我们入闹市，声音嘈杂，我是"听"而不"闻"，不留印象，闹市的声音，入而流去，叫"流亡所"，充耳不闻，不留印象，不入流亡所了！练功的第一步，就是听而不闻，视而不见，不留印象，不去妄想。

第二步，观世音在"闻性"中，已没有任何可听的对象了，所以已经寂而无声了！也没有耳根和外界接触的现象了，就叫"所入既寂"，所以什么动呀、静呀，两种对立现象，"了然不生"，自然不会去分辨什么动静二相了（不分辨），在"空"中，"我"和我所闻到的现象，和这个能闻的"我"，有什么区别呢！这时"闻性"和"闻"的"观念"已全不存在了（空不异色了）！此时"闻所闻尽"了！"如是渐增"，一点点增加了！这时，脑子里，身心只有安静、喜乐，什么生呀死呀，烦恼痛苦呀，已经完全消除了，能闻和所闻（六识和六尘）已了无分别。一旦无分别了，"闻尽不住"，根本不留印象，无眼耳鼻舌身意，无色声香味触法，"闻所闻尽"就是"无"。

第三步、第四步："觉所觉空"，"空觉极圆"，这是观世音在空中，进入更深的境界了，这时原来能觉的"我"和所觉的"对象"，并无分别。谁觉呢！我会觉，如果有觉的念头都空了（没有了），哪还有什么"我"呢！（无人相）同是不可抓住的空（"觉所觉空"了），到此景此境界，肉体的都不存在，没有感受了，所谓解脱了，"空"的感觉，已无时空的境界，哪还有一切"苦厄"，哪还有一切烦恼、痛苦、担忧、危险，这叫"空觉极圆"。

第五步："空所空灭"，又深一层了，修炼到此空中，稍稍还有"定"的感觉存在，此时虽然已经没有肉体的感觉存在了（色空），但意识中还细微隐隐地有一点"我"的存在，妄想与执着还未能彻底地除净，这时候我往往以为修持到高峰了！其实还差最重要的一关，还需要把"空"的"我"（无人相，无我相）和所空的对象，再深入修，忽然明白了，原来能空与所空，也是没有分别的，空既然失其所在（空即是色），这就叫"空所空灭"。

第六步：到了这个境界，一切有生有灭和可生可灭的念头，一切感觉，观照如闻、知觉，想，分别（意识、神识、心性）如什么"空"、"我"、"无"，都完全寂灭了（还虚了），"我"只剩了"光明"、"能量"，此所谓"生灭即寂"，"寂灭现前"（生死，有无，都无差别），其实"现前"亦无"现前"这回事，到了这个境界，"忽然超越""世出世间""十方圆明"，到了这个境界也还不对，因为十方（上下左右，前后，东南，东北，西南，西北）是没有一个固定的宇宙中心点的，哪儿来"十方"呢！无我，也没有固定的中心点和空间方位时间、层次，这才叫"圆满"了，"合道"了，这时圆满无缺，（圆满，圆觉）无所不及。没有边际，没有时空，没有阻碍，没有相对，连虚空也找不到，五眼六通也否定了，这就是涅槃，圆寂了，如来了，成佛，这就是观世音的自白，修成正法明佛的过程。

但他不愿成佛，他对师傅立下志愿，要在欲界兜率天，离人类最近之处，誓度尽有情者不去当佛，而宁为菩萨。他自己说了他是如何修成佛的过程，通过耳根，以一根解脱否定六根既寂，带动五根皆灭，得神通功，再第二次否定神通功能而得大智慧成佛。

既然观世音菩萨本是位太子，是个男身，到了中国以后怎么变成女的了？其实菩萨本无男女，只因东方女性苦难深重，为了传法救度她们，观音慢慢就变成女身了。又因为当时，在阿拉伯世界，有一种阿斯达教，其中有一位司水的女神阿丽娜，她的一切性格太像观音了。

我们修道可以从返听、返嗅、返观、返舌、返思开始，就是反其道而行之，就是要返璞归真。观世音菩萨的前身宝尚用的就是返听，结果他发现这个声音怎么是从里头发出来的呀？慢慢地他的思想就集中了，觉得这个声音是从心中而来，不是海潮澎湃，是心潮澎湃。心潮澎湃，归于寂灭，就妄念止息，不想了。如果你觉得这个方法好，就用返听的方法，也可以和观世音菩萨一样开悟的。

释迦牟尼佛是怎么得道的？他是用返观的方法得道的。他在菩提树下静坐，闭上眼睛返观，就看到了星星，看见了光明，因为戒能得乐，定能生慧（光明），无念得空，三者缺一不可。他是睹见明星而得道的，返观得道，自然眼根解脱；一根解脱，就带动其他五根随之解脱，这叫"六根清净"。释迦佛通过内观返视星星，感觉这星星不是眼睛看到的，而是身体里头出现的星光，经典中叫"金沙入吾内"，"金沙入吾内"以后，释迦佛开悟了，得道了。这就是释迦佛夜睹明星而证道，他用的是返观的方法。

（当时释迦牟尼佛头顶上是菩提树，臀下坐的是鹿粪，他发誓，若不证道，他就坐死在菩提树下，终不起身。）传说中，释迦佛坐在菩提树下四十多天，然后通过观星得道，突然就进入法界，修成正果了。得道以后，他说："人人皆有佛性，人人都能修成正果。"所以他就起身找他原先的五个侍从，去教化他们。

鸠摩罗什（344～413年）谈《大明咒经》

《摩诃般若波罗蜜大明咒经》

姚秦·天竺鸠摩罗什　译

观世音菩萨，行深般若波罗蜜时，度一切苦厄，舍利弗，色空，无恼坏相，受空，故无受相；想空，故无知相，行空，故无作相；识空，故无觉相。何以故？舍利弗，非色异空；非空异色；色即是空；空即是色！受想，行，识，亦如是。舍利弗，是诸法空相，不生不灭，不垢不净，不增不减，是空法，非过去，非未来，非现在。是故，空中无色，无受想行识，无眼耳鼻舌身意，无色声香味触法，无眼界乃至无意识界，无无明，亦无无明尽，乃至无老死亦无老死尽。无苦集灭道，无智亦无德，以无所得故，菩萨依般若波罗蜜故，心无挂碍无挂碍故，无有恐怖，远离颠倒梦想苦恼，究竟涅槃，三世诸佛，依般若波罗蜜故，得阿耨多罗三藐三菩提，故知般若波罗蜜是大明咒，无上明咒，无等等咒；能除一切苦，真实不虚，故说般若波罗蜜咒，即说咒曰："竭帝竭帝 波罗竭帝 波罗僧竭帝 菩提僧莎呵。"

（作者注：当年唐三藏西天取经一路上跋山涉水、千辛万苦，他自称是靠坚持念《心经》而产生无比坚强的愿力、心力战胜一切艰难险阻。当时他一路念的心经就是鸠摩罗什翻译的，那时不叫《心经》叫《大明咒经》。鸠师还译有《金刚经》等。）

少林寺的《洗髓经》

《洗髓经》怎么练？方法极容易——不论坐到哪儿，把身体坐直观想脊柱——将脊椎骨拉直，想你的脊椎骨在动。闭上眼睛观想后面的脊椎在动，可以是摆动；也可以是前后蠕动；可以用身体微微地带动，但是一定不能用力。一定要慢，要连续，不能猛。修道不是体操，不能猛，它是非常柔和的，非常慢的；动的时候，要连续、不间断、不用力，左右前后上下，慢慢地动。

要轻，不要用力；要柔，不要僵硬；要慢，不要快；要圆，不要断，是连续的，里面在动。外表也有一些动，但是基本上是脊柱在动，可以是摆动，也可以是转动、蛹动、蠕动，这叫"四动"。练的时候，闭上眼睛坐着，想你的脊柱直了，放松了，它慢慢地连续地不用力地在动；动到一定程度，你就忘掉了，就不动了，这样就很容易入静了——这个方法来自《洗髓经》，就是少林寺的"伐毛洗髓"，诀窍就是"返观"。

《洗髓经》里面用的方法就是返观。观世音菩萨用的是返听。过去有人看香火，看面前一支香，然后也就返观了，或者是返舌。这里给大家介绍一下怎么"返息"，用反呼吸、逆呼吸的方法修炼，一句话："顺则成人逆成仙。"修炼就是要返要逆，由返，然后到忘了它，道自在其中。

动的时候脊柱一定要直；一定要轻，不用力；要柔，要慢；

要圆,圆是什么呢?不间断的,连续的。所以你们看我坐着,在摇摆身体,在整体地摇,整个身体在摇。但是我在想什么呢?想我的脊柱,意念集中在脊柱上,这样才能做到万念化一念,一念化无念。我们初修道,马上就做到无念是很难的。无念不是不动,是生生不已之动,由故意的到自发的到本能的动。你脑子不想,里头的气血都在动,意静而气动。但是修道的前提是要身正、放松,要讲姿势,不能驼背,不然气断了,就不能把气血展开;身子正了,可以靠着,可以躺着,可以站着,都可以修炼。

我做"四动",观想的是后背,慢慢地觉得动的幅度越来越小,气血顺化全身都有麻麻的感觉,全身的气血都好像在走。你们也可以这样观想,观想脊柱在转圈。人的脊柱,颈椎7节,胸椎12节,腰椎5节,加在一起是24节,尾椎骨有骶骨、尾骨2节,26节的脊柱,假如我转圈,一圈,两圈……然后再让它转回来。你可以蠕动,可以转动、扭动,爱怎么动就怎么动,觉得怎么舒服就怎么动。但是一定不要弯腰驼背,要放松,慢慢地,意念中你就会觉得背展宽了,人身长长了,张开了全身。

做"四动"的时候一定要放松。松不是懈,不是像面团一样塌垮下去,而是像面包似的发起来,所以修道"松中必有张,张中必有松",千万别僵硬地用力,放松,柔和,柔软,慢,圆。

开始修炼的时候,身体外部是动的,慢慢就变成里面动了。开始紧张不自然,慢慢就放松了,就柔和了,就越来越慢了,并且连续,圆转如意。"动中之静为真静",放松不是背越来越驼了,是慢慢像面包似的自动发开了——内空虚,外挺拔。这就是洗髓,洗你的髓,髓就在你的脊椎骨里。

坐在那儿一点都别用力,但是要挺直,感觉你背部一点点宽了,人在一点一点长长。动你的脊柱,想象从头到尾,从上到下,由下到上,你的脊柱在转圈;在摆动,一节一节地摆动;在蠕动,前后蠕动,甚至斜着蠕动;在蛹动,左转右转。放松,从头到脚都放松。眼皮不放松，全身就不能放松，所以眼一定要垂帘放松，眼皮自然下垂，好像留着一条缝，不要想前面的光，而观想后面的脊柱。现在，眼睛垂帘，眼部放松，脸部放松……会有眼泪，有泪花，朦朦胧胧，这说明你眼睛放松得很好。

现在，它自动在动，你怎么坐着舒服就怎么坐，就是不能弯腰驼背；要返观，要静观。静不是不动，静是平衡，你掌握着身上各种各样的平衡，把握阴阳；又好像骑自行车似的，不让它向左倒，也不让它向右倒，就好像陀螺似的，外面看它不动，其实它在动。所以动中之静才是真静。

要慢，要连续，要柔。这个动最好是全身都有感觉，一直麻到脚心。返观内照，长生久视，经常返观后面，才能长生。坐下来就想后面，或者想你的后腰，想你的命门；若不想动，就想你的命门。可是不动的话容易开小差，就做不到化万念为一念了。如果动的话就不会开小差，就不会想别的了……要非常柔和，不用力地，慢慢地，越慢越难，但是越慢效果越好。

先不要憋气，因为嘴巴不松开，身体就不会松开。最松的状态，不是闭嘴，是微微张嘴。躺着做也可以，就是背部受点压迫，有的时候通督脉就比较困难一点。也可以侧卧……放松，放松不是人缩小了，而是人有点膨胀的感觉，像面包一样发开了。张中必有松，松中必有张。古人不用放松，用虚，要身体虚空。凡是修道的人都要懂得"虚静"二字，虚就是放松，松中有张；静是平衡，是全面的平衡，是把握阴阳。虚境也是无为之境。

人能反其道而行之，即可夺天地之造化。要逆取，也是返取；摇也好，摆也好，爱怎么动就怎么动，最好是一动起来，全身都麻了，一直麻到脚心，这时候你身体里面的气血都在动。所以，身正才能气动；身不正，气血淤塞走不动。气血动，才能意静——意念才能静下来，意静才能神活。开始的气功是浮阳气在动，是走表。无为之动，才是内动，自发的动，走内里。

"正身"必"内省"

所谓修道，古人总结就是三件事：一个叫正身，一个叫内省（也叫凝神，凝神内省），一个叫止息。其实是两条，什么意思呢？因为正身必内省，内省必正身——就是用意念去观想你的身正，正身就是姿势要正，也叫调形，调整形体。正身调形要认真，也要配合意念的返视返听，自然而然地，就做到了凝神内省。止息我们会在后面讲，现在大家还触及不到。当能屏息、止息时，效果会明显；但现在我们还不能急着练闭息止息，否则血压会升高，因为总是想口鼻，守上丹田时也有秘诀，不然会胸闷头晕。

前面我们讲过修道九窍，分别对应天地人；正身内省也讲开窍，这个开窍的要点，有二十六个。

真要修道，必先开窍。谈起二十六个开窍的方法，我得到真传那是非常的不容易。这二十六个要点，过去是非常保密的，"假传万卷书，真传一句诀"。这些事，我们现在看起来是多么普通的事，可在二十世纪六十年代却没那么简单。我们刚一解放，说针灸是迷信，中医是迷信，北京中医界四大名医施今墨等人，说他们统统不合法。名中医都是秘密地私底下给人看病，还有一些中医师失业，甚至没饭吃！到 1956 年以后，毛主席出面说"中医是中国的文化宝藏，要认真加以挖掘"，这才开始一点点好转。但直到今天，无论是中医啊，传统文化啊，身为炎黄子孙，我们又真正了解多少呢？"无洋难以成文，有外始信其真。"这话是外国人讲的！我们相信了，这一定是真的。将来在中国文化史上，我们这几代可怜人哪，一定会被子孙后代狠狠地笑话。

所以，我现在讲的这些东西，这二十六个要点，我都会给大家讲清楚；但这是拿命换来的秘诀，不要因为太平盛世，就不当回事。过去知道的人轻易不传，我现在也很难靠文字具体讲。道要行，不是简单用文字能说清楚的，文字可以证法。"大道无言，开口便错"，秘诀不是方法，是古人经验的总结，法无定法，因人而异，秘诀不是练的，是帮助我们体会。

正身的要点有二十六个，各有秘诀。这个秘诀，在古代就是亲传弟子，也是在快要死去的时候才传，是极为保密的。除了古人怕"所传非人"，也因为这是多少代人的总结，来之不易，是血汗换来的，所以郑重其事，以免被人轻视。秘诀不是练的，是体会的窍门、捷径。

修道的古人认为，正身就是调整姿势。调整姿势本身是个小道，是个技术；但是古人同时认为它也是大道，就是要做人正派，堂堂正正，这个是修炼的大道。小道调整姿势，大道凝神内省。曾子说"吾日三省吾身"，就是这个意思。后来的理学家借鉴佛门《了凡四训》里袁了凡先生的做法，每天反省用的是黑白棋子或者黑豆白豆，起了一个恶念或者做了一件错事，就搁一个黑棋子或者黑豆；起了一个善念或者做了一件好事，就搁一个白棋子或者白豆。

所以，小道是调整姿势，大道是做人要堂堂正正；道是内省凝神，大道是"吾日三省吾身"（吾日三省吾身的修法，是神秀的渐悟修法，老子认为"上德不德是以有德，下德不失德是以无德，上德无以为，下德有以为"，所以老子认为有德之人，是本能地做好事，不是为得报而做好事，天天想做好事，为得报已是下德之人了），返观内视。

那么，止息什么呢？小道是止息，大道是不和人争、和光同尘。因为修道必须要练呼吸，最后达到的水平是什么呢？就是不用口鼻呼吸，而是用全身的毛孔呼吸。修道后来肯定是要止息的，"非息停脉住者，而言得定，无有是处"。真正入定，肯定是止息的——不管佛家也好，道家也好，儒家也好，不得止息法门，那种修行充其量只能叫入静，安静安静，真正得定，还差得远。

大道正身，所以也正己，堂堂正正做人。能真得止息法门的人，就从此入了金丹大道的修炼，也就真正进入了佛门"六波罗蜜"中的禅波罗蜜，也就达到了儒家大宗师"仁者无敌"的境界。仁者无敌，从大道来讲，是什么？我绝不跟你争斗，绝对没有恨你、仇视你的心。所以，这个止息也是停止争斗的意思，没有争斗憎恨的心，当然是无敌的，心里没有敌人仇人了嘛。心里没有敌人，当然就不会恐惧了，远离恐怖，这才算得上是一个修大道的人。所以真修道的人，他的内心是非常平和的，非常有安全感，现代人天天求的"开心"早就在其中了。当然，国家被人欺侮、侵略，我们能容忍不反抗吗！这是指我个人，要有忍辱容人胸怀宽大的慈爱待人的精神，忍与反抗也是根据条件而定。如果能做到对一切的仇人、害你的人、你讨厌的人、欺辱过你的人、瞧不起你的人，你都能尊重和感谢他们，因为这些欺辱过你的人是为你"消业"、"还债"，你难道不应该感谢他们吗！"忍辱"是学佛六种方法之一。那时候你能平等待人，你会心中没有担心、烦恼，自然万事如意。

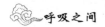

要真正理解传统文化，必须修道

　　古代的圣人还有一个特点，叫"述而不作"。什么意思呢？道家的圣人老子，原来什么都不想留的，他有个徒弟叫尹喜，当时做看城门的小官，一天看见紫气东来，就知道必定有贵人要过关。尹喜定睛一看，有个老人骑着青牛要过关，便一把拉住牛要求老人教导他，尹喜动用了自己的特权，说：你老人家想出关，可以，但得把你的心得体会记录下来，留给后世，才能被后世高明的人得知。后来老子述说，尹喜记录，写下了五千言的《道德经》，并将修大道的法门传下来，就叫"文始派"。

　　释迦佛生前也没有自己写过东西，那些经典是他圆寂以后，他的弟子们回忆老师所讲的东西结集而成的，叫《阿含经》。《论语》实际上是孔子的弟子记录夫子的言行编辑而成的；《易传》也不是他（孔子）一个人写的，他和他的弟子都写过《易传》，然后大家统一以他的名义发表。

　　那么，圣人为什么自己不写书？因为圣人教化，讲究"顺天应民"，讲究"缘起"；他们是顺应我们这些凡人的疑问，顺应我们的需要，随机说法，这样的随缘说法，就是"与道合真"。他说了，弟子记录下来，这就是"述而不作"。能力差一等的，只好"祖述文武"——三皇五帝、尧舜禹汤，一路扯古论今，套着圣人的语言"作书"。所以，"千古文章一大抄"，又抄又套又偷，不是你抄我，就是我抄你。所以清朝有个大臣，也是个才子，名字叫纪昀纪晓岚，乾隆皇帝让他主编过《四库全书》，从此他不敢写一本书，说千古文章一大偷。为什么？他说天下的理，被古人都说透了、说尽了，我们连理解、继承都还来不及，偏要抄古人的来为自己扬名，还有什么可说的？所以纪大学士只写过一本书，叫《阅微草堂笔记》，这只是他个人的人生感想。书，是功法的比喻，靠看书不能学法，而是证法参考的。

可是，没这个觉悟的读书人不是如此，而是左一本右一本地写书，现代人更不得了——我们拿起一看，不是抄人家的，就是偷人家的，所以圣人叫"述而不作"。当然，这是人文，论到科学，我们还是应该把自己的研究成果多写点，因为这方面我们确实太缺了。另一方面，凡不朽之经典著作，多是古代圣贤之士，修炼后而自发自悟产生的"功态语言"，由弟子笔录的，所以"述而不作"，他说完事后，便恢复常态，是他说的，但他全忘了！科学是靠"外证"，修道是靠"内求"。经典、不朽的文章是在无为状态或半无为状态下述说的，他说完就忘不能写，所以说"述而不作"。

还有一点，要真正了解我们的传统文化，一定要实修实证，不能只是依文解字地在那里"搞学问"，结果全都似是而非，振振有词却离题万里。我们要想真看懂《论语》、《孟子》、《道德经》、《南华经》，以及《黄帝内经》、《龙虎经》、《黄庭经》、《周易参同契》，甚至《大藏经》，首先要求我们自己修道，实修实练；然后再结合着去看，就能一看就懂，一通百通。因为圣人是知行合一的，理论和实践合一，认知和生命合一，上古甚至是儒道不分的。所以，真要传承我们的传统文化，就得真修道。修道也罢，学儒家养气也罢，最低我们能够真正了解中国的传统文化，真正读懂中国的经典著作，就要先修炼。

现在讲四书五经，大多数是就字论字、依文解字，这个样子讲继承传统文化都难，更谈不上发扬光大。举一个例子，儒家经典《大学》里头有一句话："大学之道，在明明德，在亲民，在止于止善。"这话是什么意思？你可以用政治学来解释它，但这只是认知科学；生命科学在哪里？这话也同时表达了生命科学。明德是什么？你修道，开上丹田窍的时候，自然会明白什么是明德；上丹田窍真开通了，当然就"明明德"了。往政治治国方面解释的，至少还没有离开圣人的本义；再等而下之的，那就只能胡猜了！把明德解释成"明白道德"，这样讲的人，根本没有哪怕尝试一下圣人之道啊，就一路考试考过来了，所以当年把"学而时习之，不亦说乎"，解释成是"学习以后时时复习，也很高兴啊"，整个儿一个应试教育；在古代，"学而时习之"，是讲做人之道，可不是应试啊！

什么叫亲民？亲民当然要打开中丹田和夹脊二窍，这叫开心。开心以后心胸宽广，自然有人气、有人脉，不是亲民是什么？能亲民，当然拥有影响力，能够教化周围的人，就能亲民。什么叫止于止善？古代儒道不分的时候，大家修道修到止息的时候，下丹田就开始"辟阖"，一起一伏内息绵绵，全身的毛孔都在呼吸，息停脉住天人合一，后天胡思乱想的妄念自然停止，当然"止于至善"了（生我之地也是至善之地）。

没这个学养的人怎么解释呢？解释成"一直伟大到最高的善，才停下来"。这个听着就很忽悠，难以自圆其说嘛。

通上四窍"明明德"，通中两窍"亲民"，通下三窍"在止于至善"。窍通了，能止息了，一个人才能"知止而后能有定"（定念），"定而后能静"（静意），"静而后能安"（安心），"安而后能虑"（虑觉），"虑而后能得"（得真气）。这不都说得很清楚吗？知止而后能定，就能真正进入心定。真正入定的人才能明白虚静的道理，这都是修道啊，所以古代的大儒都仙风道骨。（现在有些老师讲《大学》，没有实证，然后就不知所云，不知道讲到哪里去了。所以，我们只有修道才能真正理解中国的传统文化，这是非常重要的。）

现在，我们讲究个分门别类、条分缕析，而古人的很多思想，是生命与认知合一的，所以传统文化的经典分内解（生命内证）、外解（认知实践）。内解讲人和人的关系，外解讲人和物的关系。同一句话，可以适用于人际关系，也适用于人与自然界的关系；而不是人与人的关系叫"历史唯物论"，人与自然的关系叫"自然辩证法"，分成自然科学和社会科学，我们的传统文化不是这样的。

大道研究的首先是人对自己的认识，二是人对人类的认识，三是人对自然界的认识，这三者是统一的，这才是大道。大道可以超越时空，是含三归一的。或者这么说，内解讲"修身齐家"，外解讲"人与自然界的关系"；同一句话，你可以用于修身齐家，也可以用于治国平天下。可以研究人与自然的关系，也可以研究人与社会的关系。中国的经典，真的很了不起。（所以不修道而去解释中国的传统经典，根上不理解，自然是振振有词却离题万里。要传承和发扬我们中国传统的文化和经典，就要先修道修炼。）

谈"盘腿"

讲到现在，我们了解了修道的几个要点。《洗髓经》里的方法，对于健身养神、对于治病防病都有一定效果，但是要长寿，那就达不到了。怎样才能长寿，并且开发人的潜能？这里我们必须了解盘腿坐的道理。

修道、学佛为什么要盘坐？盘坐有什么好处？特别是双盘有什么好处？为什么道家的道士和佛家的和尚，都要打坐练功呢？他们为什么要盘腿？这种盘腿的姿势多达十二种。

盘腿，其首要目的，就是防止漏精。精气想要不外泄，必须盘腿。盘腿一定得功夫？不一定，好多出家人到了老年也一身病，因为姿势不正确照样出毛病。那么盘腿的关键在哪儿呢？不在腿，在腰，在颈。坐姿不正确，坐得久了，臀尖会疼，腿当然也疼。为什么？痛是气不通，对吧？通则不痛，痛则不通。盘腿痛，首先是哪里气不通呢？是腰和颈不通。这时候应该怎么坐呢？南怀瑾老先生提倡臀底下垫高坐，臀垫高自然腰直。古人还用一种方法叫"晃海"，就是上身转圈，平时盘坐腿痛，就要练这个。什么叫"晃海"？海呢，就是"海底轮"，具体说就是肛门的前口，就是阴窍——意守着它，以它为中心，跟画冰激凌蛋卷似的。手往后一背，就能打开中丹田窍接人气，打开胸椎（胸椎有十二节）。晃海是为了调正和拉直脊柱的侧弯和半脱位，晃海不是转腰体操。不论佛家道家修炼，都把晃海作为盘坐前的预备动作，渐渐气通，使盘腿不再疼。

初练盘腿坐，要练晃海。人的会阴窍是海底轮，练这个晃海画圈，要越慢越好，越柔和越好，不要用力，要慢，要圆。先晃海热身，然后盘坐的时候有个窍门——就是我们坐的时候，把上半身的重心往前放，而不是端着个架子往后。我们多数人打坐就是垂直90度，那么重心在哪儿呢？重心在臀尖上，坐久了臀尖当然疼。佛家道家真会打坐的，他们是先挺直了腰，往前伏一下，然后上半身起来，下半身不动，最后重心落在中间，压在会阴穴上，而不是后边。这样一来，并不是90度，而是稍往前的，这才叫坐在"莲花座"上。上半身的重量主要靠两股承担，重心在会阴穴，而不是臀尖。如果把重心压在臀尖上，坐不久身体一累就会瘫坐，弯腰驼背，气断腿疼，腿疼的原因，不怪腿僵硬，主要在脊柱不直，气血不通。

盘腿的目的，第一是防漏，防止漏精气；第二是温暖脚心。我们心脏的血液流通，每15分钟一个循环，靠心脏的泵压来完成；脚心是动脉和静脉交汇的地方，网状的，脚离心脏又最远，喝烈性酒喝多了，脚心就血脉不通。所以白酒少喝有好处，一喝多脚就发凉了；而且年纪一大脚心就老是凉的、麻的、木的，因为血液循环不好。因此老年人天天要散步，千万别老蹲在家里不动，慢慢就不能走路了。盘腿，还可以使入定后不倒，盘腿能伸筋治病。

医生跟我说过，像我这个年龄一天要走三个小时。我在苏州住的时候，每天出去时走三公里，回来走三公里，在湖边练功一小时。散步跟盘坐一样，温暖脚心，保持腿脚的气血，是一个非常好的运动。但是散步时腰要直，身体要挺直，不能弯腰走路。老年人天天要散步，因为人老先老腿，年岁大了，骨质钙化，越来越走不动了，一走就腿疼——尤其上台阶，上不动了。所以我们老年人一定要练走路，走路的时候要配合呼吸。

修道的人一定要盘坐。盘有十二种姿势，不是只有一种，就好像站桩，站桩有三十多种姿势。盘腿有十二种，有散盘，也叫铜盘；有单盘，也叫银盘；先以右脚压左股上，后以左脚压右股上，这样的双盘法，叫"降魔坐"；先以左脚压右股上，后以右脚压左股上，叫"吉祥坐"，所有的佛都这么盘坐，这是最高等的。盘坐法还有很多，如骑鹤坐，农村老太太都是这么坐的。两腿前伸抱圆，叫象坐。

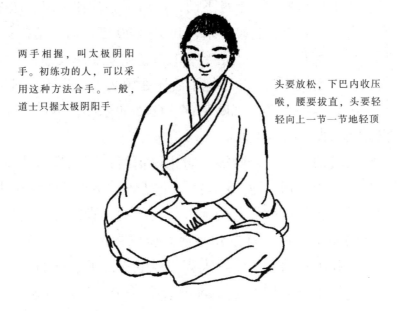

两手相握，叫太极阴阳手。初练功的人，可以采用这种方法合手。一般，道士只握太极阴阳手

头要放松，下巴内收压喉，腰要拔直，头要轻轻向上一节一节地轻顶

散盘（铜盘）

盘腿打坐的秘诀。盘坐训练时，可以头上顶一本书，使书不掉下，身体不动摇，头要轻顶，眼要垂帘，鼻准要下垂，口要自然微张，下巴要收颔、压喉，两肩伸开、扩胸、包背，开心，打开中丹田，要挺腰、拔腰，小腹要内收，三阴要向前提起，不要向后提，脚心有一点平吸的感觉。一定不要使两个臀尖受压，上半身的体重要压在会阴上，上身压在盘腿（莲花坐）的中间，否

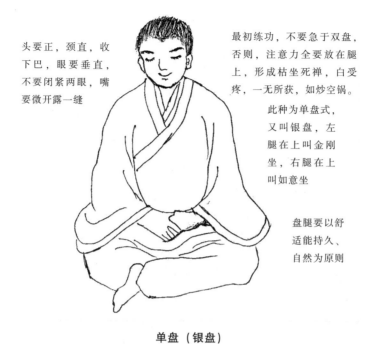

头要正，颈直，收下巴，眼要垂直，不要闭紧两眼，嘴要微开露一缝

最初练功，不要急于双盘，否则，注意力全要放在腿上，形成枯坐死禅，白受疼，一无所获，如炒空锅。

此种为单盘式，又叫银盘，左腿在上叫金刚坐，右腿在上叫如意坐

盘腿要以舒适能持久、自然为原则

单盘（银盘）

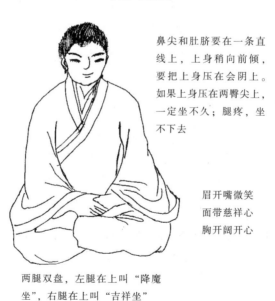

鼻尖和肚脐要在一条直线上，上身稍向前倾，要把上身压在会阴上。如果上身压在两臀尖上，一定坐不久；腿疼，坐不下去

眉开嘴微笑
面带慈祥心
胸开阔开心

两腿双盘，左腿在上叫"降魔坐"，右腿在上叫"吉祥坐"

双盘（金盘）

则腿疼不能持久。两手臂似有向外微微张开、拉开的感觉，不要用力。两手结印或合手后，手心向上一翻，否则不能虚腋，造成

呼吸不畅。如果腿部久坐酸疼不支，可以拔直腰，上身稍向前挺，可以缓解腿疼。

云冈石窟里面的石佛是两腿交叉地盘坐，壁画里也有许多盘腿的方法；也有跪着的，跪着的是脚跟压着臀尖，日本人习惯于这种盘法。日本武士习惯拿着个小马扎似的工具，把腿这么放，坐在上面，这是日本僧人的习惯。年轻一点的人，最好坐在椅子的前半部分，坐直了，别坐满。为什么呢？坐满会影响整个臀部压迫下肢，气就不通。这样半坐气才容易通；不过这样的缺点就是容易滑下来，年轻人可以这么坐，上了年纪就不可以了，怕摔倒。

此外，还要讲一个很重要的问题，就是"脚平吸"、接地气的问题。我们习惯于坐椅子上脚丫子不着地，或者跷着二郎腿只有一个脚着地。修道的人的两个脚心，有点像吸盘一样吸住地。为什么？因为我们身体里的病气都是从脚心排出的，其次是腋窝。所以我们坐的时候双脚要着地；不管这椅子是高是低，一定要脚吸住地，叫做"脚平吸"，这样才能帮助我们把病气排出去。武术家练功，有一种叫摩擦步——他走路的时候，好像这个脚没离开地在摩擦似的。修道的人，走路的时候、坐的时候、站的时候，都要使脚好像张开似的，实际上脚丫子怎么能张开呢，只是意念上微微张开一点儿，就好像吸盘要吸住地，不要用力，这样的话你的病气就可以往下排。有人常觉得脚冷，常用脑，气血不下行，脚发凉。

这里我们讲正身，讲调整姿势。在修道里面有"正身四纲"，即四个要点，其一就是"脚平吸"；其二是肱要圆（肱就是两个手臂）；其三是腰要拔直；其四是头要轻顶，收下巴，压住喉头，任脉才能打开。

问　答

学生：李老，您说《道藏》里边也收录了佛家经典《般若波罗蜜多心经》，将《心经》看成是道家的经典，这个让我很困惑，为什么佛家的经典又成了道家的经呢？

李老：在西晋有个天师道祭酒叫王浮的，假托老子之名，写了一本《老子化胡经》，硬说老子曾出西关到天竺（印度）转世为释迦牟尼，为胡人（印度人）创立了佛教。东汉时期，佛教传入中国不久，为了在中国立足，佛教就必须和中国传统信仰道教相合，便依附于黄老神仙术，在《后汉书》和《三国志》书中都有这一附会之说，认为释迦是老子化身的，否则中国人那时不信仰印度传来的外国佛教，渐渐佛教势力越来越兴盛了，佛教徒坚决反对此说。在北京西山八大处内部刊印的道教书籍把《心经》完全用炼金丹的方法来解释，认为《心经》来源于道教，也是道家炼金丹的书，解释得还非常合理，得到佛教界承认。翻译佛经，许多名词是借用道家经典的。

同时，《道藏》有意把《心经》收录进去，有很深的用意。道家的高人借用这么一部家喻户晓的佛家经典，非常好地说明了道家炼丹成仙得道的整个修行过程。这部佛家经典在道家那里，其实也成了一个很完备的系统，能够完整地说明道家金丹大道成就的理论、方法以及程序。试想，这部经，只有短短的260个

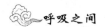

字，却把佛家的、道家的真正核心和秘密说清楚了，还很完备，这是何等的了不起！道家为什么要囿于门户之见，不去借鉴这么好的东西呢？

道家炼内丹，用《心经》来说明，真是非常好，而且融会贯通。

学生：李老，我曾练过太极拳，您说内家拳是从丹道来的，我不是很理解。

李老：内家拳，原来应该只传给"门内人"，选徒极严，就是要你练出内劲，懂劲。要不叫什么内家？中华武术真正的根基是丹道，是需要盘腿打坐炼丹的。炼丹有成后就产生外动外相，外动是自发的，不是人为的，不是故意编成套路；现在的不是这样了，现在是太极舞、太极操，这都不是内家拳的本来。真正的太极拳是通过炼丹自动出来的——也就是说，太极拳是炼内丹的外动、外架，是自发的，不是人为的。

真正会打太极拳的人，哪里用得着真跟人对打，你打我的时候，我根本不用接触你，"应手即扑"——真正高手不需要出手打人，对方扑来，不等近身，已经被内气弹出丈外，所以叫"应手即扑"，扑就是扑倒在地。你还没接触到我，我的气就把你蹦出去了，所以叫"应手即扑"，是弹出去，不是打出去，对方并不受伤，但是人照样倒，这种气就是所谓内力、内劲、内功。以前，我坐公共汽车，公共汽车上人很多，后面有人挤，有人就拿手推我的背，然后原地蹦一下，好像被电着了似的，他就发牢骚，说你怎么打我啊？我说我的背怎么打你啊？其实修道的人自然习武，他周身的气运行周转，一有外力接触，气就集中在那一点起作用，会弹人的；高手能用这个气把人推倒，不用挨着。

所以，两个内家高手较量，可能根本不需要交手就可以决出胜负。真正内家高手过招，是先看眼睛，我看你的眼睛，你看我的眼睛，然后各站一边走步转圈，如果其中一个眼睛一眨巴，气一散，那么就甭打了，输赢已定，不用交手了，这个就叫"听拳"。太极拳高手杨露蝉和八卦掌高手董海川较量，两个人在一起，走了三天的圈，互相听拳听了三天，但双方都浑然一体，了无破绽，最后两个人只好作罢，根本没交手，就算打了个平手——这个，拿现代人肌肉运动式的"技击"去套，完全没法理解。因为内家拳源于丹道，所以真要有真气，就可以通过两眼和外架表现出来，谁高谁低一看就知道。后来，张三丰传内丹时考虑修丹得气太难，想反其道而行，先练外架得气，懂劲后悟得内丹，这样引起后人误认为太极拳应从一招一式入手，而成为太极操了！明朝张三丰，乃道家丹鼎派集各家拳而创太极拳的始祖，著有《太极拳炼丹秘诀》，认为"太极拳只是丹法之异引，可视为助道之品"。张三丰说："太极拳行功，功在调和阴阳、交合神气，打坐即为太极拳的第一节下手功夫。"

太极拳的创始人张三丰在《太极拳十三势歌诀》中说："想推用意终何在，益寿延年不忘春。"不忘春，这就是标准的炼内丹的语言，连拳术中都始终不离开感到的春意融融。

当年，河北省献县的郭云深带出了一批徒弟，最小的徒弟就是王芗斋，创立了"意拳"。意拳其实也是源于山西的心意六合拳，还有形意拳，李洛能就是形意拳的高手。近现代中国内家拳里最重要的、最有代表性的，一个是形意拳，一个是八卦掌，一个是太极拳，它们都是内家拳，是通过内丹练出来的。真正练内家拳的人，应该先练内丹。如何通过内丹习练到太极拳法的原理和练法，我整理了一本教程，这本教材叫《太极拳静功秘诀》，通过学习这本教程，大家能实际验证炼内丹能够自动出现内家功夫。

学生：李老，那内家拳的内力和我们肌肉的力有什么区别呢？

李老：自然是有区别的。"力"和"劲"有联系，但不是一回事。"力"是走直线的，发出去就没有了，力窍在气海；而"劲"是走旋转，是整体的力，劲窍在气海的对面、背后的腰隙。孔子有一个说法，叫"中和之气"，这就是在形容内力。什么叫"中和之气"呢？"中"就是"引而未发谓之中"；"和"呢，就是"发而皆中谓之和"。就像一张弓，拉开来要射未射，这个时候才有力量。我引而未发，那对方肯定害怕，我箭一放出去就没有力了，所以你看太极拳没有走直线的，直着这么一伸拳，肌肉做功了，内气反而放不出去了。所以对修炼的人来讲，内力和肌肉直出直入发力是不一样的，因为肌肉直线发力只好走直线，出去就没有了。"力发于脊"，肌肉的力自脊柱出，其实就是后腰这么一拧，好像全身力量就集中于这一点；内力不是走直线，是旋转的，发之于后腰、命门窍，一般人说内力自下丹田产生，其实是后腰，气海也叫"力窍"，背后的命门窍在脐后，也叫"劲窍"，夹脊窍也叫"势窍"。势窍是什么意思？我将飞未飞，将跑未跑，这个叫"势"，势一展开，就会飞会冲，这也是孔子说的"中和之气"，引而未发的阶段。"发而皆中"，就是只要出手就不会落空，真有内力，会运用内力，那肯定是意到气到，不会落空；像那种只练套路，是很难理悟内劲的，那是肌肉的力，不是内力。

两个内家拳高手对阵，往往同时击中对方，看着慢吞吞，声音却劈云裂帛，很不简单。力气和劲气都来源于精气，精强才力壮。先天的精气就是制造后天精液的原料，"顺则生人；逆则成仙"。这种先天精炁（带有性感的叫炁，不带性感的叫气）精气，半先天气也叫卫气，它的第一个特点是走肌肉缝的（中医叫腠里之间），同时在每个人体表面都有一层气包围着人体，叫卫气，即为了保卫人体使外邪不侵、不干扰，中医把这种精气叫卫气，又叫浮阳气、人体辉光。根据每人的心态、情绪不同可以有几十种颜色（可以用特殊相机照出来），这种气又叫意念气，因为意到气到，它是可以受人的意念指挥的，是唯一可以习练的。其他真气、元气都只能养，而不能练；营气、经络之气，更不能练，只能调，调经顺气，五脏之气，也不能练。它们都是本能的，有自己的运行轨道。

学生：开夹脊窍我知道了，那夹脊对应身体前面的中丹田窍怎么开呢？

李老：打开这个中丹田窍的方法，叫舒心，也叫开心、开胸，要笑脸常开，面带慈祥，心胸开阔，那么有烦恼纹都会开的。如果整天愁眉苦脸，烦恼纹就出来了。所以我们做人要心怀坦荡，要开心。然后，平时双手抱球（也可以不抱球，胸肋骨微张，撑肩包背是打开夹脊窍的秘诀，如果一个人胸膛开扩，又宽又厚，必然肺活量大，呼吸舒畅、深长，必然健康长寿），形如有一弓弦在轻轻拉直，两肩间好像有根弓弦，这样开肩又开心，开心又开胸，这就是打开中丹田和夹脊窍的窍门。

学生：修道怕风，怎么防范呢？

李老：天热的时候可以什么都不穿，光屁股练功都可以，但膝盖一定要盖一层布，因为膝盖最怕受风，受了风也不容易好。修炼的时候咳嗽了，这时候最好在背后盖一块毛巾，盖到你脖子的这个地方，盖住了玉枕，就可以防风了。

学生：李老，您说我们牙齿平时要轻叩，这主要起什么作用？

李老：肾主骨齿，牙齿多叩或咬紧，就能关住我们的肾气不外漏。要证明我的肾气足，精强气足，一定是睡好早起，牙齿轻轻一咬就有嘶嘶的声音；年轻人肾气足，早晨醒了以后，一咬牙就出声音了。修金丹大道的人，采药的时候，牙一定咬得非常紧，要多紧有多紧，别害怕。我们平常小便时，千万要咬紧牙关小便，为什么？因为这样防止肾气随着尿排走，这种咬牙也是固齿、健齿的。所以，我们平时不练功，虽然不咬紧牙齿，但是要轻叩，起一个健肾的作用；到了修丹道的时候，刚开始咬牙以咬槽牙为主，因为你咬不住门牙，到了高级阶段是自动咬门牙。肾主骨齿，肾气不足，牙齿松动，腿软骨痿。

学生：那我们平时要牙齿轻轻叩住，舌头卷住，对吧？

李老：说得好，是这样。叩齿健肾，也能起到思想集中的作用，为什么？因为牙一咬，人的输出神经就受到抑制了，思维比较不容易散乱。卷舌咬牙，更能做到专心一致，舌为心之苗，它能帮人做到专心一致，这样做事情就比较专心。卷舌还能"搭鹊桥"，让任督二脉相通；卷舌还帮助我们产生大量的口水，口水里面有多种酶，道书上叫"长生酒"，练到后来出现"金津玉液"，还叫"神水"。将来大家要是炼到了"玉液还丹"，那这个口水是从脑间滴下来的，透明的，是甜的，像葡萄糖一样甜，这个对炼内丹有大用。现在这么一卷舌，口水帮助我们消化，我们的吸收能力就强了。这个口水也叫"黄婆"，它是"真意"，所以我们要"饮刀圭"，然后它才能把情气带到下面，和性气相交，叫"龙虎交媾，阴阳交泰"，它是不可缺少的媒介，太重要了。真意是本能，下意识地吞咽，最重要的是卷舌塞喉，是"采药"时吸、提、撮、闭，叫防漏，采精的秘诀。

学生：我记得有句话，叫"鼻拉脐，降火气"，是这样吗？

李老：说得非常对。因为我们普通人的头往前伸，鼻子往外翘，常年躯干和头部不那么协调。我们修道以后，收颌，头部微向后收，和肚脐垂直，像是拉了一条竖线，这就把脉道打通了，脉通则气通，卫气就降下来了，不是浮着不下来。一收颌（收下巴），你看，耳朵就对着肩，鼻子就对着脐了。

假定我们很生气，要跟人吵架，跟妻子，或者丈夫吵架，跟孩子要生气，怎么办呢？只要这么一收颌，鼻拉脐，就好像鼻尖到肚脐有一根线，这么轻轻一拉，肝火立即下降，让你生不起气来，这就叫"鼻拉脐，降火气"。收颌藏喉是打开任脉的秘诀，大家试一试，下部必有似尿非尿的感觉，就证明你任脉已经开通了！

学生：李老，练内家拳站桩，脚的要求您说得很详细，那么腿的要求是什么？

李老：腿的要求叫"屈中有挺"——站桩明明是蹲的，但你要想象你是站着的。随着功夫的加深，你的意想就起作用。站桩里的骑马蹲裆，一站一个时辰，不累吗？那个训练起初是大跨度的，但它不是傻练、死吃苦。内家站桩的窍门就是"屈中有挺"——你往下蹲，这是屈；但意念中是站起来、是挺，时间长了，腿会不酸、不疼，自然不一样。但你要懂，要真懂就得实练，自有体会。

修金丹大道也有站桩的，姿势大约有二十八种，最难的有两种，一种叫"降龙伏虎式"，一种叫"童子拜观音"。王重阳的北七真人中有一个徒弟，叫王处一，他炼丹站在海边练，"童子拜观音"，一只脚落地，闭着眼睛站，能站九个小时。炼丹站桩，能修成金丹大道，其副产品就是内家拳，有武功了，就这么回事。不修丹道只练武功的人，也知道不能漏精，漏了也得从头再来，这不就说明内家拳的源流了吗？就是练外家的，比如练拳击，他们在比赛以前，优秀的运动员也不敢有性生活，怕影响发挥。很多生理学家觉得可笑没道理，但运动员自己知道有没有道理。我们站的时候是"屈中有站"，或者叫"曲中有挺"，但现在你们站，最好不要让膝盖超过脚尖，就是别蹲太低。太极拳里有往技击实战过渡的一门，叫"太极推手"，推手的时候站"丁八步"，膝盖不超出脚尖，过了就倒。当然，现在推手是表演，两人"顶牛"顶上了，因为没有内力只有肌肉力了。

学生：坐在椅子上练功，最理想的坐姿是什么样？

李老：要往前坐，坐在椅子前半部分，或者坐在椅子角，免得椅子面压迫屁股的面积太大，要越小越好，并且直腰拔背；如果不这么坐的话，这一块气不容易通。我们的臀部尖上有个穴位叫承扶穴，《西游原旨》里说把孙悟空压在了五指山下。这么坐正以后，就只压住了承扶穴，就等于把孙悟空压在了五指山下，帮助我们减少胡思乱想，它的好处是这样的，容易意静。不过当你盘腿坐的时候，恰恰应该把重心压在会阴穴上，千万别把重心压在两个臀尖上，否则，不久腿必疼。孙悟空被压在五指山下，后来被观世音菩萨解救出来，护送唐僧西天取经，等于是把心猿意马放出来，所以不能再压臀尖。

学生：李老，直腰时，肚子是鼓还是收呢？

李老：腰一挺，小腹自然会内收，三阴也自然会提起，初练时要用腹式呼吸，等气脉打通，横膈膜一通，每一呼吸全身都有气感，这时修炼已进入了体呼吸阶段，所以此时小腹是自然内收、贴背，不须凸凹。凡事要自然，呼吸也要自然，腰要慢慢挺直。挺腰，太极拳里也管它叫"塌腰"。可想象一下，假想自己好像是掉进井壁中间了，两手自然按在井沿上，然后挺直腰想出来，就得把身体拉长，往上伸；这么一伸，肚子非收进去不可。开始练的时候肚子可以鼓，也可以收，将来打通气脉了，肚子是收的。"虚心实腹"，肚子里有气，气海充满，所以是实的，而肚子是内收的。大家看佛像，除了弥勒是大肚子以外，其他佛像都是收肚子的。那么一收肚子会出现什么现象呢？背就直了，并且三阴会自动提起；然后"松密处"，开海底的窍。

学生：李老，内家拳的这个内气，究竟是什么气？

李老：武术界有个说法，叫"力发于脊"，其实就是从腰部的"命门窍"发出来，内力也叫内劲，又叫暗劲，也叫"有东西"，也叫混元气。内气对外的作用就叫"内力"，内力的能量基础就是"内气"。内气周身流通，但主要储存于气海，所以气海又叫"力窍"，背后与气海相应的叫劲窍。中丹田是储存营气之所，营气又叫经（络）气、荣气，中医认为它是存储经络的气，所以又叫"经气"、"荣气"，又叫"和气"，其实是一个东西，只是叫法不一样。荣气，就是荣养的，它是走经络和血管，管人体的营养，润泽五脏六腑。同时也是接收天气的，天气也叫生气与和气，很重要，最后性与情气结合，心肾相交后产生的"先天一炁"，也是存在于中丹田的，开中丹田的诀窍是"开心"。

我们现在修道炼的这个气，还不是宇宙本源的"先天一气"，这个叫"水谷精微"，半先天的。为什么？一半是生来赋予我有的（就是先天性激素），另一半源于我们后天吃东西、喝水而补充的，所以叫"卫气"，因为这个卫气不走血管走组织液，所以会在皮肤的真皮层流动，还走肌肉，所以它的名字也很多。我们开始练气时，说气通不通，就是指卫气。为什么叫卫气呢？因为它又在我们体表外用一种人体辉光之气保卫我们，不让"外邪内干"，它在体表走真皮层，在体内走肌肉。卫气有一大特点，就是它能被人的意念指挥，能够"意到气到"。刚开始我们的"意"还只能是后天的思维用意，谈不上"神炁"，所以练的这个气，就只是卫气。只有卫气才能用意来练，营气只能调不能练，因为它的运行是自然有规律的，意念指挥不了它，"神"是"养"的，不能靠练，要靠不想事，不用意念。卫气叫浮阳气，走表里；营气走内里，叫正阳气；神气叫纯阳气。

武术界所说的"混元气"，其实古人叫内气，也就是卫气，它储存在气海。荣气和卫气都是半先天的，一半靠吃饭，一半靠父母遗传给我们。内家拳的气，就是这么个内气，其实就是卫气。练武可以调经顺气，所以练武能身强体健。荣气走血管，所以往里走润泽脏腑，练武的人脏腑要比一般人强壮得多。荣气走经络，所以能外放表现为功用，表现为"内力"，这个就能够用于技击实战了。而我们刚开始练，意念只能引领卫气，卫气走肌肉，所以有外力；有了内力，就是因有内气，内力要从骨节的关节和窍内发出，人身体所有骨头连接处，都能发放外气（可用于治疗疾病），补充生命体的发育成长。发放外气最强的地方是眼

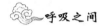

睛，"机开于目"。

内力源于卫气，其实也是增补荣气的。那么金丹大道要得"真气"，并不是得内气就可以了，真气要比内气更高级。真气是先天的，也叫"真元之气"、"先天一气"，是宇宙本体的那个动能。修道要修到"神意相会冲击泥丸"，这才能得真气；然后它会自动在中脉里汇合，这个地方就是"玄关一窍"了。然后丹成，结胎，脱胎，沐浴，出神，全在这里了——这才算是丹道正宗，必定是以真气为基础。没出真气，没出"先天一气"，都是练气功，或者练武功，不算修大道。

过去古人还真就是这么修炼的，他们先练气功，有个健康的身体；然后练武功，强壮脏腑，可以保家卫国；最后修丹道，能够长生得道。因为我们人类生而能知的圣人少，学而后知的凡人多，所以先从后天思维的意念引领开始练。我们在放松静守的时候，就可以引领并且强化这个卫气，卫气居中外邪不侵，人的免疫功能大大增强，自然就健康起来了。现在的人也叫"生物电场"什么的，其实就是练功。内家拳是"炼精化气"，已经调顺荣气了；荣气能走经络内脏，在全身自身运转，也可以表现为外在的"内力"，这个力已经能够发挥宇宙本体动能的一些作用。所以，真有内家功夫，往那里一站，别人用后天肌肉的力量是推不动的；但这些都只是修大道的"学前班"，金丹大道是要夺那个宇宙本体生生不已的动能之"机"，达到"同于造化"、与天地同根的程度，就要求我们有大气魄、大心胸。

修大道，不止为我们个人，也为继承我们的传统文化，更是为全人类的生命进化实证一条明路。孟子说："士不可以不弘毅，任重而道远。"我们要像他一样思考生命，思考人生的意义，才不会局限在一人、一族、一国的眼界，才能扩大到全人类世世代代的福祉上，这才是大道之大的本意。

第三编

修道的二十六个细节

"正身"的四大纲要

现在，我们详细说说二十六个修道秘诀，并且加以实践。

这二十六个秘诀其实就是修道的二十六个细节，在过去，人们认为这就是秘诀，这也确实是修道开窍的秘诀。我们讲过，修道要开人身九窍，不管你是佛门的、道门的，修行要得正果，都需要用这二十六个秘诀来开九窍，甚至练武术的人，也是一样。在公园里，有人在那里站桩，他站着干什么呢？实际上站桩在武学的真实目的，也不过是开九窍。但站桩如何开九窍，大多数老师是不会告诉你开窍的秘诀的。武术老师不会直说，就是叫你傻站着，说是看你能不能站出"东西"来——这个"东西"不过就是武术界所说的"内气"或"内功"。当然，这样傻乎乎地站，偶尔也有人碰对了，站出点"东西"，这个相当于买彩票中彩了，纯属巧合。过去的老师父一看你撞上了，站得有"东西"了，他才过来东比划一下西比划一下，你才知道：哦，是这个架势才能产生效果，才会产生内气、内劲、内力、内功，才有内家功夫。

至于现在，"武"只有"术"了，真正成了"武术"了，看着好看，能演电影，但那个是"舞"不是"武"，更谈不上什么"以武入道"了。我相信现在绝大多数在公园里练站桩的，真的不是老师不告诉他，有些确实是因为老师自己都不知道。

我很早就学太极拳，是真正技击用的太极拳，不是公园里边的"太极舞"。中国的武术分为两大类：一类叫内家拳，一类叫外家拳。内家拳只产生于东方，尤其是中国；在国外，在西方是没有的。内家拳是什么呢？是道门里炼内丹炼出来的"副产品"，上古天下不大太平，儒道也不分家，高明的人会修道炼内丹，而后产生外在的功用，这个就是内家拳了。我们现在能看到的，内家拳里有形意、八卦、太极，这都是中国的宝贝，外国人很难理解。陈式太极拳出在河南温县的陈家沟，形意拳跟八卦掌都出在山西。历史上武术界很多人，他们是真懂得秘诀的，但他们轻易不会传。我年轻的时候学过这个，所以知道一些秘诀、真诀。今天我把这些秘诀公布出来，告诉大家，不管你练武术还是不练，你起码能知道中华武术真正的秘诀是什么、怎么用，这样至少中国内家拳不至于完全退化成"中国外家舞"。

中国内家拳都是从桩法开始，也就是要站桩。站桩相当于我们修道炼内丹的"正身"，也就是调整姿势。站桩不单纯是站的，有坐桩，有卧桩，还有躺着的，这些都是桩法。我们修道炼内丹的人，要盘腿打坐，要降阴升阳，要采药炼丹；内家拳要站桩练气，道理大体差不多。为什么呢？内家拳的基础是内丹，内丹的外用是内家拳，就这么简单。内家拳和内丹的奥妙都是相通的，这些秘诀不但可用在我们的武术上，也可用在修道炼内丹，因为它们的本源是相同的。所以，修道必习武，以武可入道，二者是父子关系，息息相通。佛家有少林，道家有武当，小说家也是根据中国文化这一特点来的。

自古至今，所有修道习武的人，都要"正身"，其要点有二十六个，我讲给大家，也让大家来体会，这都是很宝贵的。方法很简单，大家也可能听说过，但不一定会用。这二十六个要点一般分成四纲，就是四个纲要。其一是脚心；其二是头；其三是胳膊，古人叫肱；其四是颈和头。这四纲与我们修道所谓的盘腿打坐同样的历史悠久。

向雪山白猿学习

那么，盘腿是怎么来的呢？传说七千年前，在喜马拉雅山麓生活着一个人数不多的部落民族。这么高的雪山，冬天非常寒冷，并且缺衣少食，所以每年过冬，总得死几个人。而部落里人本身就少，那怎么办呢？部落的首领就去观察动物，印度的学者甚至考证说这位民族首领的名字叫萨达希瓦，他观察到雪山上的白猴子，就是一种白猿，能在室外安然度过冬季；他还到山洞里观察狗熊，发现狗熊可以在山洞里冬眠安然过冬。人是万物之灵，人为什么就不能冬眠度过冬天呢？萨达锡瓦发现狗熊吃上一秋天，吃得肥肥的，然后就躲在一个树洞里面开始冬眠。蛇也冬眠，但是人类学不了啊，睡久了还头痛。因此他就观察雪山上的白猿，看看这些不冬眠的动物是如何过冬的，结果他就发现雪山的白猿都是盘着腿过冬的。他仔细观察，发现了雪山白猿盘腿打坐的七个要点。

这七个要点就是脚怎么办、手怎么办、腰怎么办、颈怎么办、肩怎么办、眼怎么办、嘴怎么办。因为它有七个方面的要求，就是手、脚、肩、腰、颈、眼、口，所以叫"七支坐"。这个方法从喜马拉雅山麓传到印度，所以印度各个宗教都用这个方法，当时被称做"坦陀罗"、"坦达"、"道大"，后来称为"禅那"，即"禅定"。

　　不过从它当时的名字"坦特罗"，后来变成"坦达"、"道达"，再后来就变成"Chen"，这就是"禅"的音；这个"达"是意译，"Chen"是音译，其实就是禅定，这就是禅定的由来。我们打坐，是打禅定来的，目的也是为了"定"。这个演变过程，是印度的学者考证出来的，不是我们考证的。禅定跟禅宗不是一回事，它只是打坐修行的方法；禅定是所有修道的人都要了解和掌握的技术，佛陀也承认禅定是"共法"，公共的法，谁家都得用，只要你修行。后来，在一千多年前，我国有一位著名的僧人，还被聘请去印度传"七支坐"。

　　"七支坐"的七支，其实就是"七肢"，就是手一支，脚一支，肩一支，腰一支，颈一支，眼一支，口一支。后来这个方法发展了，发展到四纲二十六个要点，这就是通行于佛、道、儒各家的打坐修行的秘诀。

详细谈谈"七支坐"

现在，我们还是从"七支坐"开始吧。

先说"脚一支"。这个就是我们讲的盘腿了，七千年前萨达锡瓦发现雪山白猿能在冬天过冬，能适应寒冷的天气，就是因为它们擅长盘腿。我们以前在北京做过实验，按照正确的"七支坐"来盘腿，把人放进冰库里，零下二十多度，只穿短裤，光着上身，最长有一个人坐到了两小时四十分钟，这些人都是修行不久的。所以，"七支坐"御寒的能力确实很强，修道的人可以起"暖"，还能保持身体的热量不散，确实不简单。像我们修炼金丹大道的，"七支坐"还可以防漏，防止精气外漏，不漏你才能生热安炉、降阴升阳、采药结丹，漏掉的话，一切都是白搭。

除此以外，"七支坐"还有一个作用，什么作用？大家知道，人体的气血往上走、往周身走比较困难，但当你盘腿以后，人体就形成了环路，就能够把气血运行到周身，这才能"通关展窍"，人体的气脉才容易练通。否则，气都不通，不管你学佛还是修道，都是"功夫不上身"，都不入流呢。所以"七支坐"盘腿的作用就像压力泵，让气血往我们全身运化。真要上了道，我们盘腿是越盘越紧。盘腿你不用管它，它自己会越来越紧，自己就会"通关展窍"，打通全身的气脉，这是"七支

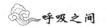

坐"盘腿的第二个作用。

第三个作用，是我们盘腿的时候容易"入静"。入定以前要入静，入静的时候，我们已经需要有意识地训练屏息。真入定以后，呼吸是"息停脉住"的，脑子不起什么后天的妄想，但会进入"色阴"、"受阴"的状态，那又是另一种境界，这在佛家的《楞严经》里边就有说明，道书里也有。最终，我们修金丹大道，要练到"灭息定"，佛门叫"灭尽定"。为什么一定要练到灭息定？跟佛门一样，修大道要证悟，也需要入"非想非非想处定"，佛门的"受想灭定"或者叫"灭尽定"，和道门的"灭息定"，虽然名词不同，意思则一。

我们先说说"入定"。佛家说"非息停脉住者，而言得定，无有是处"。真要入定，修道的人当然进入先天的呼吸，口鼻肯定不呼吸了。先天的呼吸在哪里？看看胎儿，他们主要通过脐带来吸取营养物质，所以入定以后的呼吸从横膈膜以上的肺部，移到了横膈膜以下的腹部。这个是不是"灭息定"呢？这个还不是，只能算是"胎息"。什么意思？胎息胎息，还是有息——当然，能胎息，修道就有点意思了。过去的人，专门练这个，鼻孔前粘个鸡毛，口鼻不呼吸鸡毛就不动，这个时候，人的下丹田窍会"辟阖"，是全身的毛孔在呼吸。有人就说了，毛孔能呼吸吗？过去有人做过实验，把不会胎息的、不会修道的人，身体涂上树胶一样的涂料，让毛孔不开，过四个小时，这个人就能被憋死。事实上，人体不单能靠口鼻呼吸，还能靠全身的毛发呼吸，所以我们要常洗澡，常常让毛孔开着。最初修道的人，最怕两件事，一是惊功，二是吹风。因为修道的人毛孔是张开的，所以不能坐在风口练功。如果天热开窗，要避开通风口，这时候最怕的一个是风，另一个是惊。我们练着练着，窗户咣当一下，这叫"惊功"了，最怕这个。怎么办呢？告诉大家一个掐诀的方法，受惊的时候马上就自己掐紧；掐诀还能保护中枢神经系统，所以修行要掐诀（也叫"合手"，掐"子午诀"）。

掐诀还能离幻辟邪。修炼的时候，有可能会出现幻觉，这个跟内景有关，也跟神经系统有关，还跟神经性疾病、精神病有关。什么叫出幻？就是练着练着看到美女、看到亭台楼阁，甚至狐狸精都会出现，掐着诀，一下就都没了。所以掐诀能够镇惊、离幻、辟邪。

胎息的入定，还是一种浅入定，但这个时候修道的人口鼻是屏息的。平时我们就有屏息的经验，比如说你穿针的时候屏息，因为怕手抖；士兵射击的时候，也要屏息，因为怕手抖；再比如，你端着一碗热汤走过来，你肯定憋口气屏息。佛家讲"制心一处，无事不办"，又说"定为百工共法"。什么意思呢？就是说，不管你是干什么的，总要集中注意力，不能分神，这个时候你自然要"定"，要定可以屏住呼吸。我举一个例子，比如说毛主席游长江。他不是自由泳、蛙泳什么的，他就是躺在水面上，然后用手划拉两下，就这样在长江上游了两个小时，其间他也要屏息的。我们也可以在家里试，把澡盆里放满水，躺在澡盆里面，然后一憋气，口鼻不呼吸，身体就自动漂起来了。憋气省力啊，忍不住时抢吸一口，可以游好长时间。等将来我们修炼到胎息，就会明白，屏息是非常有用的，治病、入定、出功、益智，都得打这儿开始。

"反者，道之动也。"修道要返，金丹大道更要返息，佛家叫"观息法门"。修道要上道，要炼成金丹，当然要能够胎息，所以先得学会屏息。什么道理呢？因为人只要一吸气，中枢神经就必定活动，意念就不能停止，当然也不能真正"入定"。

呼呢，只是影响我们的自律神经活动，修道初期关系不大，但也有用处。如果你心里很烦，或者你现在睡不着觉，心里乱，这时候你想着脚心，然后吐气，一会儿心就定下来了，很快就能入睡了。

所以，口鼻呼吸不止，不能进入胎息，中枢神经活动就停不下来，妄念纷飞——不管你是佛家的，道家的，还是什么家的，修行都还在思维里转圈圈，那样连入门都谈不上。练呼吸的方法非常多，在印度，有一百三十六种，在我们中国有多少种呢？没有人统计过。总之，呼吸方面的修行方法，在印度不只佛教，印度有很多种宗教都在用，我们道家也用这个方法，这是不谋而合的，因为这个方法可以帮我们入定，而"定为共法"，是所有修行的人都要掌握的。

"七支坐"盘腿打坐的第四个好处，是入定以后修行的人不倒。如果我们就这么坐着练功，难以入定不说，万一入定了，人咕咚一声就倒了，这个很糟糕；所以，盘腿以后，修行人入定可以不倒。

第五个作用，就像葡萄的藤到了冬天需要卷起来埋土里，怕的是它的养分丢失。盘腿也是防止我们的精气等人身精华的东西丢失。这是养生最好的方法，只要能盘腿坐着，有心脏病、脑病的人，很少会在盘腿的时候出问题。

盘腿打坐如此重要，因此，各个宗教里修道，都在用这个方法。佛教密宗里，尤其是"大手印"一派，把盘腿称为"身印"，可见它的重要。

"七支坐"最关键的东西是腰这一"支"，腰要挺起来，拎起来，而不只是腿盘起来。眼睛也要放松，因为眼不放松，嘴就不松，嘴不松，身体就更不会松。嘴的要求是不要紧闭，我们炼内丹，除去"升阳"的时候需要嘴紧闭，其他任何时候修行，都要微开。为什么？因为嘴微张才能松。如何证明你练的时候嘴是松的？就是口水都要出来了，证明我们的嘴松下来了。所以修道，一般的时候不要把嘴闭死，可以自己试，嘴微张好像愣神似的，口水都快出来了。嘴松了，身体才能松，古人总结出了这个经验。

嘴的要点，还有一个是牙齿，另一个是舌头。牙齿关系到我们的肾经，中老年人牙齿松动，也就是性激素、荷尔蒙衰减了。可我们修道有一种本事，就是牙动摇到快要拔掉的时候，只要咬紧牙，好好修，牙就能固住，把它恢复到不需要拔牙的强度。虽然我九十岁了，我的牙只有四颗是假的，其他的全是真的；但是我的牙磨短了，所以我不得不垫着个牙套吃东西。我修内丹，在"采药"的时候，需要咬紧牙关，常常一咬就是一个半小时。平时修炼的时候怎么办？平时牙碰牙别咬紧——只有"采药"的时候才咬紧。采药就是丹法中"性来了"以后"采药"，这个时候要咬紧牙，平时修炼的时候，牙齿轻轻挨着就行了，或者完全不挨，舌不碰牙，牙不碰牙，容易专心一致。

牙的问题跟肾经有关，可以看你的肾水足不足。如果是青年人，肾水足，牙齿可以提供一个很好的证明：睡醒来的时候，轻轻地咬牙，牙碰牙，会发出吱吱的声音，这证明你肾水足，可是老年人多数做不到了。肾气足，表现在骨骼和牙齿上，肾主骨齿，固齿就是骨头和牙齿都好；所以肾亏的人，走路骨松腿软。年岁大了，性荷尔蒙不足，肾亏了、虚了，缺乏这个东西，牙齿就动摇了，腿就软，走楼梯的时候好像爬不上去了。

修炼的时候，牙轻轻咬住，然后嘴要微微咧开，要眉开嘴笑——你看佛像，都是面目慈祥、面带微笑，佛像的牙齿也是轻咬、轻叩的，嘴微张，所以他们是笑口常开，端庄而又慈祥，似笑非笑。

再一个就是舌头，舌头非常重要。有人常常说，我心乱，修炼的时候就是静不下来。很多人常常说这个话。心里乱，就是心不专一，一会儿想这个，一会儿想那个。怎么办呢？其实办法非常简单。中医里讲了，舌为心之苗。中医认为，思维、思想功能为"火"，并且分为"相火"与"君火"，相火就是意念活动，君火就是神识、元神；因此舌头跟心思有很大的关系，尤其是跟人的思维活动有很大的关系。凡是在佛经、道书上用的"心"字，不是指心脏，而是指用脑的功能。

佛教里说的"心"，分为心性、心神、心意等。心为君，神为主，心为神之舍（家）。心不动叫心主宰全身，心动就叫神。心意相当于人的第六识，也就是大脑的思维活动；心神是第七识，就是思量判断的根本；心性是第八识，是这一切功能的本体、天性。这是佛家几千年前的体会，很不简单的。"心"不是心脏，而是大脑的功能。心神，佛家又叫心地、见地。

舌头跟心思有这么大的关系，那么有没有证明？有，我国古时候，人犯了心脏病，是通过舌头来抢救的，功效显著。我们现代人心脏病犯了，当然立即给他吃硝酸甘油，或者上氧气；古人没有硝酸甘油、也没有氧气来抢救，那古时候的人怎么抢救呢？古人就用筷子把病人的牙齿撬开，用手把病人的舌头拉出来，人的舌头底下，有两根青筋，这青筋里头的血呈黑色有讲究，道家认为这里可不是一般的穴位，叫做"金津玉液"出唾液的，负责抢救的人拿一根三棱针，对着这两根青筋轻轻一刺，它就出红黑色的血，一出血，就把人给抢救过来了。

佛门里有人专门刺舌血写佛经供佛，刺的也是舌下血，不是舌尖血。我自己这三十年来，从来都是"返舌"的，也就是卷舌；除了吃饭说话，其余时间我的舌头都是卷着的，连睡觉舌头都是卷着的。我的心脏病有多厉害啊，三十多年前，我三根动脉有两根是打结的，只能用一根，医生都很奇怪，照片子看得清楚极了，医生说你怎么靠一根主动脉就活下来了？我说我的方法就是卷舌头，这个方法道书上叫"卷舌塞喉"，在《道藏》里面可以找到这个方法。我这样的身体条件都能修道，都健健康康活到了现在，我走路年轻人都得跑着跟，你们年轻，身体条件也好，更没有问题了。我卷着舌头，就让心脏没犯事，你说"舌为心之苗"有没有道理？等炼内丹、"采药"的时候，能把舌头伸到小舌根的位置，这儿叫"悬膺"，下面又叫"十二重楼"，这个时候自然"息停脉住"，入了定了。舌头就这么重要，佛家也好，道家也罢，舌头伸不到"十二重楼"，不"搭上鹊桥"，修行人就没办法止息入定（凡在丹书、佛经上见到"心"字，不是指肉身的心，不是心脏，是指人有想事、认知的功能）。

所以我们在修炼的时候，舌头要卷着。最初，你们把舌头顶到上牙根这个位置，相当于拿舌尖舔上牙根，这叫上龈交。然后慢慢地，随着功夫的加深，舌头会自动往里舔。如果修道真对路的话，舌头都自动往里卷，而且不同的阶段，舌头卷的位置是不同的。卷舌上顶，这个在丹道里称"搭上鹊桥"。为什么叫"搭上鹊桥"呢？因为人体有任督二脉，督脉管着所有的阳经，任脉管着所有的阴经，那么人生下来以后，舌头平伸，任督二脉的连接就断了，所以修道返先天，就要搭上鹊桥，把任督二脉给联系上，所以要卷舌，还要搭上鹊桥。

后面讲内丹"采药"的时候，也需要用这个卷舌。功夫深了以后，人的脖子和两腮这么动一下，舌头就能碰到小舌上，这个时候，修道的人全身都会产生震动，这就叫"六根震动"。六根震动是什么呢？是"丹田如火烧，两肾如汤煎"——两肾就好像热水烫着似的，肚子如火烧，眼睛冒金星，两耳灌风——左耳龙吟，右耳虎啸（左耳出现"吟吟"的声音，右耳出现"呼呼"的声音），脑后鸠鸣——出现"咄咄"声，身体产生"鼻搐，身涌"的感觉，这个就叫六根震动。

那么这个时候就很容易出现所谓的神通。神通是禅定的产物，真入定以后，出现神通是有可能的，所以舌头在修道当中有这么重要的功用。不修道的人，卷舌舔上颚也有很多好处，最大的好处就是专心。你试试看，比如做事情时舌头卷着，就会专心，看书专心，做事专心，也能改善睡眠；很多人修行入静，说我入静不了，就因为没有卷舌。卷舌完了口水多，口水可以补

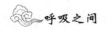

精，嘬紧舌可以防止漏精。

就我来说，现在也还偶尔身不正，有心绞痛，这个疼痛经历过的人都知道，是剧疼，从后背往前疼。怎么办？咬紧牙，嘬紧舌头，轻轻地吸气，不超过五分钟就不疼了。

再一个，因为经常卷舌、嘬舌，我就不爱喝水，只是勉强喝点，我平时一天咽下的口水不少于半茶杯。卷舌就会有口水，在道书里练功人把这个口水就叫"长生酒"，它不但帮助消化，还能治胃病。因为我经常卷舌，嘬舌头，结果比平常人咽的口水多，因此，胃病就容易好了。现在，我仍然想吃什么就吃什么，凉的热的都一样，吃冰块也行，吃热的也行，胃有适应能力。唾沫里有多种酶，有蛋白酶、脂肪酶这些好东西，它们是碱性的，可以中和胃酸，可以让食物很快地在胃里消化。消化好，营养好，面色也就会好。

还有一点，舌头还可以治疗男人的早泄，一对男女做爱，做爱时女的嘬紧男人的舌头，他就不会很快漏精，奥妙就在这儿。在丹道中，卷舌也是防止精气外漏的一种方法。

有时候，有的人因为有病，舌头肿了——舌肿，下身也一定肿，有些临床的大夫就有这个经验。舌头为心之苗，在丹道中还认为它与人体的生殖器官息息相关，所以卷舌可以防止漏精泄精，可见舌头在修行中是多么重要。这个方法，在道家叫"卷舌塞喉"，实际上也是金丹大道三大秘诀之一，叫"饮刀圭"。

以前我们讲过，金丹大道三大秘诀，一是"玄关一窍"，二是"抽坎添离"，三是"饮刀圭"。什么叫"刀圭"？圭就是过去大臣上朝觐见皇帝的时候手里拿的东西，这个叫圭板；古代的兵器里有像这个圭的，叫刀圭，我们的舌头就像圭板、刀圭。

但大多数人看到的书上解释是，"圭"是两个土字，这两个土在河图洛书里面就是戊己土，戊土和己土，戊土就是"口一口"，"胃"叫己土，我们把口水咽下去以后，就是让戊土和己土"和合"而成圭，两个土。这时候，口水的作用非常重要，它可以把真情跟真性和合，所以丹书里把它叫"黄婆"，就是做媒的，它起个媒介作用，令我们的情与性结合。内丹修炼，必须要用"黄婆"，咽口水才能把上丹田窍的"戊土"情带下去，和下丹田窍的"己土"性结合，"黄婆"（又叫"真意"、"真土"、"真信"，咽口水是靠本能自动咽口水）的任务在丹书里非常保密，这种方法就叫"饮刀圭"。戊己二土以黄婆为媒，才能"还精补脑"，单纯的性（性激素）或者单纯的情（向性腺激素），都没法直接用来"还精补脑"，所以要用口水来作为媒介。有些人说"还精补脑"就是"用精液来补脑"，这样解释就太离谱了。精气化为精液的话，是为浊精，哪能补脑？这种说法是不对的。

所以，口水用处非常多，平时可以治胃病、心脏病，能使人心思专一；炼丹能当媒介，带领情跟性的结合，所以我们平时舌头尽量要卷着。

那么修道的时候"饮刀圭"，怎么知道戊土和己土已经结合了呢？我们修道的时候，二土结合有特定反应，就是我们的肚子里会出现声音，"咕噜咕噜"的，这不是胃蠕动或者肠蠕动的声音，而是二土结合以后，产生的一个个小水泡泛起似的声音，而且你耳朵能听得见，如果你听到有五六声，那你这个功就算练成了——这个在丹书里边叫"交罢"，也叫"水火既济"，完成了，你出定醒来以后，全身非常轻松，舒服极了。

以上，就把"七支坐"嘴的要求讲完了。

除去嘴以外，还有眼。我们知道，眼睛是心灵的窗口，对眼的要求，在"七支坐"里边叫"垂帘"——垂帘就是眼皮自然下垂，不要闭紧。任何修行的人，眼睛都不要闭死，自然地下垂下来，就有一线白光在眼前；如果闭眼的话，就把心火憋在里面了，就会充血，两个眼角甚至会出血。我的眼角也是出过血的，后来才知道眼皮下垂，垂帘以后就好了。另外，眼睛不能因为垂帘就俯视，要正视。正视就是不要往上往下往左往右看，平视，然后要想内里，就是返视敛神，内照。到了高级阶段，修行的人会出现一种"白衣观音相"，就是眼珠子上翻，是观顶的。修行到了高级阶段的时候，人的眼珠自动就这样了；如果能这样顶视似的返观，再意守膏肓二穴，想走就走，生死自由。生死自在了没有？不见得，"坐脱立亡即不无，先师意未梦见在。"禅宗大德这话的意思是，虽然有这个本事，但是"先师意"——了生脱死、生死自在的能耐，梦都没有梦见呢，因为这个只是功夫，而不是正果；但即使是功夫，你们想用这个办法离开人世，还做不到，功夫未到。

也有人好表现，急着要"白衣观音"，就把眼睛愣翻上去，这也叫"白衣观音"，有高血压的"观音"——功夫不到，勉强做，血压一下就上来了，受不了的，所以修道还是要道法自然。

"七支坐"里面，眼睛要一垂帘、二平视、三返观、四敛神。返观，功夫深了，自然观得长久，道书中说"久视才能长生"。返观什么意思？我们想背后、观内在，神光内敛，这就叫返观敛神，这就是得长寿的不二法门。

《金刚经五十二家解》中有一句话："自古千佛万佛无不是顶天立地，鼻拉直，眼拉横，两眼看两眼。"大家可以来体会一下：鼻拉直，就是下巴微收，鼻子不前翘，呈一条竖的线；眼拉横，就是眼睛平视，呈一条横的线，这个就是面部"十字架"。所以你看，基督教也好、佛教也好，都有这个，有个十字架，一进教堂就有十字架，所以鼻拉直，眼拉横。要轻柔地展开，不能太用力。

那么修行界多年来争论的是什么呢？就是最后一句"两眼看两眼"。能看的"两眼"是一双眼睛，这个好懂；但是眼睛看的

"两眼"又是什么？就有人出来忽悠了，说是肚脐眼啦、腰眼啦，这不对——相当于妈妈告诉孩子说"你是从我胳肢窝里生出来的"。诸佛的眼睛看什么眼？这一点始终是保密的。真懂密宗的人就知道，诸佛看住的这两个眼，其实就是密处的两个，是"无漏"的；诸佛内视，返观内照，就是这么两眼看两眼的。

当然，大家会觉得这怎么可能？不过就是觉得上面两眼尊贵，下面两眼低贱。这是谁规定的？这是自然本原吗？只不过就是人的观念。人的这观念最靠不住，佛家叫妄念，如果没有下面这两眼排泄，哪个人活得下去？元神藏于脑而发于两目；元精藏于肾而发于外肾、淫根。

《道德经》开篇说"道可道，非常道"，老子后来又说："上士闻道，勤而行之；中士闻道，若存若亡；下士闻道，大笑之，不笑不足以为道。"什么意思呢？上等根器的人闻道，就很认真地去学、去练；中等根器的人闻道，半信半疑、若存若亡，三天打鱼，两天晒网；下等根器的人闻道，一听就哈哈大笑。为什么呢？因为这个层次的人不笑的话，那就不是"道"了。庄子讲"道通屎溺"，庄子是最了解老子的，这是庄子说的。

所以人们为什么一听（下面两眼）就要"大笑之"呢？当然，佛菩萨要看下面两眼，这能不"大笑之"吗？如果不笑了，这倒不是真道了，所以老子就点明这个。不过一定有人会站出来大骂我在胡说，侮蔑佛祖。

在《庄子》里，还有这样一段记载："它日，复见，曰：'回益矣。'曰：'何谓也？'曰：'回坐忘矣。'仲尼蹴然曰：'何谓坐忘？'"这段是说，孔夫子一听他的徒弟颜回做到"坐忘"的程度了，这个不简单啊，似乎得道了啊，于是"蹴然"。古人都是跪着坐的，屁股落在脚跟上，这个时候孔子赶紧直起上半身问："何谓坐忘？"坐忘就是打坐达到了"忘我的程度"。颜回用这个词形容自己的感受，孔子是过来人，一听这个有意思啊，赶紧问；颜回就说："堕肢体，黜聪明，离形去知，同于大通，此谓坐忘。"孔子一听，真得道了啊，于是给颜回印证说："同则无好也，化则无常也，而果其贤乎！丘也请从而后也。"当老师的说：颜回啊，你"同于大通"了，天人合一了，无是非善恶的对立了，很清楚地了解造化的变化无常了，果真如此圣贤啊！颜回啊，这一回你是真得道了，我也只好跟在你的后面向你学习了。

这是庄子讲的孔子和颜回师徒俩修道的对话，庄子是得道的，老子是得道的，孔子和颜回也是得道的。所以，真要了解儒家，就得好好修道，因为古人是儒释道合一的，真要把握儒家的"仁"悟通才行。"仁"不单是仁爱的意思，也是果仁的仁；仁是核心，人事的核心是什么，请大家悟。那么，颜回这个时候请教老师，事实上他已经在修"无为法"了，这个时候只能报告自己的心得，由老师来印证，没法抓着个具体的方法修了，所以孔子也只能给他印证，没办法具体教他了。真实身体力行实证修道的人，才有可能真正明白这些圣贤的真意，只是看看书本就能真懂？我看不能。内行就知道，读《道德经》之前最好先读《庄子》；读《论语》、《易传》之前，最好先读《孟子》。为什么呢？因为我们悟得还不够啊，只好先从容易一点的地方入手。庄子这一段既说道也论儒，我们现在知道"坐忘"，就是我们修道的时候，要"堕肢体"，身体要松，要虚，真正炼精化气合格了，几乎没有身体的感觉。这是身体的，要放松，精神上要"黜聪明"，就是放逐那点小聪明，别在妄想里面打转，这样才能"离形去知"，而后"同于大通"，就能够跟宇宙大通合一，"同于大通"了，也就是得道了——这里的"大通"就是宇宙天地间能动的那个本体。

"黜聪明"、"离形去知"，讲得非常精彩，不愧是"贤哉回也"，连老师孔圣人都很佩服。这说明，修道跟我们求学问不一样，求学问的人是"为学日益"，知道得越广博越好；而修道呢，

"为道日损",并且"损之又损,以至于无为",这是老子《道德经》里讲的。你要"坐忘",修道的人得舍得把自我的东西一点点丢掉;甚至修功行,功夫的高低也看你舍掉了多少,所以"为道日损",它跟求学问是不一样的。这个人学问大,不等于得道了,这是两码事。

修道是要讲功行的,不是嘴巴讲讲,所以要真正"黜聪明"。我们常常自以为聪明,黜就是黜弃,那点小聪明还是靠边站吧,别以为自个儿很聪明。修道的人就要去掉聪明劲儿,要"离形去知",把你的那些"知识",让你那些自以为是的东西靠边站,别老记着自己了不起,懂得多,那样连功夫都练不成,更不用说得道。大官也好,一介平民也好,只有"离形去知",才能修到与宇宙大地间的大道相同——同于大通。这是孔子给颜回印证"坐忘"。在《庄子》的《大宗师》里面,后世的儒家养气,修道修到"大宗师"的大儒,就能达到这个程度。

因为"为道日损",要"离形去知",所以修道的人要恬淡虚无,诸葛亮说:"淡泊以明志,宁静以致远。"修道的人要淡泊宁静,不要把名利看得太重,更要舍掉自我的那点聪明、功利。自我的执著舍弃得越多的时候,也就是修道的功夫越高的时候,"损之又损,以至之无为",那就是真正修大道了。因为要恢复人们本来就有的"五眼六通"就必须先否定我们在物质世界后天所学的感知功能,暂时先不用,损之又损。但我们生活在现实社会,有时不得不应付事,不能完全不用后天。电话来了!有客人,有急事……你还得应付事,事后又什么都别想。

我们继续讲"七支坐"。学习"千佛万佛",要"鼻拉直",下巴微收,鼻子好像和肚脐有一根线,把它轻轻拉直。修道,鼻子有大用处,鼻子的鼻尖在修道的时候叫"鼻准",这是什么意思呢?修道的时候,这是一个保险装置,鼻尖是一个保险器。因为我们一开始修道，许多人总是喜欢守上丹田，尤其是不少出家的和尚。和尚是一开始修行就练"性功"，也教人家守上丹田，甚至有人说这是什么"上玄关"。但是，功夫不到，一守上丹田，血压就会升高，除非你是低血压，否则这么修行要头晕胸闷的，会心烦练不下去。

那么正确的修法，是先从"海底"开始，当我们功夫已经到了"精满气足"、"阴窍颤动"的时候，心肾相交，水火既济，会产生"先天一气"，这时候才能补脑，这时候才需要我们改守上丹田；但守上丹田之前，先守鼻准。因为意守鼻准，鼻梁会自动产生一线的感觉，这种感觉会自动帮助我们用意，不需要我们有意。这么修炼为的是什么？就是为了防止高血压，防止脑充血，这时候鼻子是一个保护装置，叫"鼻准"，也是诸佛"鼻拉直"的目的。所以现在出家的师父要注意，这个时代高血压、心脑血管方面的疾病这么多，要传法指导众生，自己一定要用心修行，见地要高，懂得人体的道理，才好传法度生。

谈到鼻子，密宗里还有一种方法，叫做"九节佛风法"，也是通过鼻子来练呼吸。人的两只鼻孔是不一样的，男的是右边鼻孔构造精微，所以"九节佛风法"里用它来吸气；女的是左鼻孔精微，所以用左鼻孔吸气，右鼻孔吐气，这是密宗用的方法。

那么"七支坐"里，"手一支"手部的要求是什么呢？我们只知道"合十"，这是佛教显宗的手势。合十要肩松开，背圆了，正好通夹脊窍——佛道两门的修行都是相通的。为什么？因为都是要人来修，人体都是一样。

佛教密宗里叫"身手结印"，这个最常用的手印，叫弥陀印，就是阿弥陀佛的手印。阿弥陀佛的手印有九品，练着练着就会自动变化。它最初用的手印就是右手的中指对着左手的掌心，然后两大拇指形成一个圆，可以挨着，也可以分开。第二品就是阿弥陀佛的定印了。当他入定的时候，他的手就变成一个方块样的，

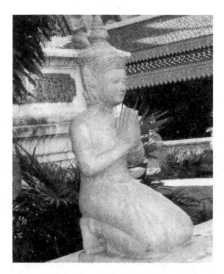

合十礼

仍然是中指要对着掌心。

观世音菩萨的手印有三品,一品是这样,右手在外面,形成花篮的形状,右手大指压着左手大指掌根合起来,右小指再压,然后一个一个的这样形成一个花篮。还有"九品莲花印",右手大拇指压住左手的大拇指,形成九个瓣,下面合住,这是观世音菩萨的第二个手印。

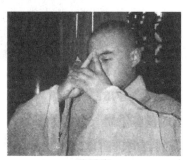

弥陀印

密宗里不同的佛菩萨,对应不同的修行状况,而手印则相当于他们的另一个名字,所以在佛教密宗里不同的人会有不同的手印。修行人要接他们的信息,就要先选定"本尊",然后结相应的印契,不断地念相应的名号或者咒语。修道的人,把结手印叫"掐诀",一般掐的诀叫"太极阴阳

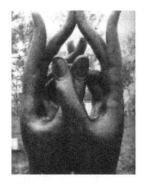

九品莲花印

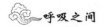

手"。为什么要这么掐诀呢？这样一来人是虚腋的，两肩撑开，否则会影响呼吸。掐好"太极阴阳手"的诀，然后放在腿上开始修炼。

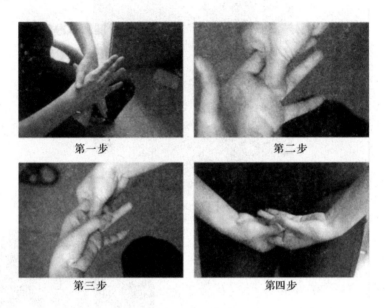

第一步　　　　　　　　　　第二步

第三步　　　　　　　　　　第四步

太极阴阳手

　　到白云观去看那些得道的"真人"——供的真人像，比如三清——太清、上清、玉清，他们掐的诀都是"子午诀"。为什么叫"子午诀"？因为左手无名指的指根这个地方，叫子，中指尖是午，所以真人们用右手的食指和拇指掐住左手的子位，然后左手拇指掐左手中指尖，然后翻过来放在腿上，这个叫"子午诀"，道家真人"手一支"都是这个掐法。

　　"子午诀"的作用是什么呢？它的作用是"镇惊辟邪"。一旦修行人受惊，手就自动地掐紧了，这一掐紧，就能够保护人的中央神经沟，所以这是一个保护装置。

　　还有一个作用，就是"制幻"，掐住这个诀幻觉不容易出现。修道的时候，美女来了，亭台楼阁来了……什么鬼怪都来了，掐住这个地方能镇惊辟邪，幻觉就没那么容易出现了。修道是容易受惊受邪的，比如你在修炼，风一吹，楼上的马桶掉下来了，这叫"惊功"。这时候怎么办？你就用手指头梳头，拼命地梳头，同时呼气；如果惊吓得太厉害，单靠梳头还不解决问题（这个相当于小孩子"惊风"了），怎么办呢？洗热水澡，出一身汗——打开热水，慢慢洗，出一身大汗，这个可以缓解，这是受惊后解惊的方法。

那么修炼的时候最好就掐诀，先不用掐紧，一受惊，它会自动掐紧；另外，修炼的时候，屋里最好不要有猫呀狗呀的，你一打坐，猫狗会往你身上蹿，有时候也挺吓人。要是住平房，等你打完坐一睁眼，你就会发现，玻璃窗外，或者屋顶上，准有猫在那儿趴着——这些动物都是有灵性的，因为它们感觉到你这儿有好东西，气场好，结果都来了，比人还有诚意。但万一猫"喵"地一声大叫，也很吓人，所以"手一支"的要求就是要掐诀或者结印。

那么，肘部的要求是什么呢？首先要"沉肩坠肘"。怎么坠肘？像修行中要"两手抱球"，要坠肘，这就有气场了。抱的这个球直径最好别超过三拳，否则气就断了，要在三拳之内才好；要松肩，做抱球的姿势，先往下沉一下，沉肩坠肘两手抱球。

大家看钳工，拿板锉锉一块方铁的时候，是左腿弓，右腿绷；锻工抡大锤打铁的时候，是坠肘的，不然气就断了，肯定干不了几下就得大喘气。所以，肘要坠，肩要沉。

其次，腕要提。手部的手腕是提劲儿的，这个叫"坐腕"，坐腕指要扣，指根要塌，手心要空，虎口要圆。大家看过颐和园的狮子没有？颐和园门口的铜狮子，公狮子用爪子玩一个绣球，它要一用力，这个绣球就破了，它不用力，这个绣球就滚了；母狮子按着一个小狮子，它一用力，这个小狮子就受伤了，它不用力，这个小狮子就溜了。这个就是修道中所说的手部秘诀——就是指尖扣，指根塌，手心空，虎口圆。坐腕，这就是秘诀，是对

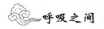

"手一支"的要求。

那么"脚一支"、"腿一支"的要求是什么？修道要排病气，这时候对脚的要求是这样的：

首先，要脚掌内扣。脚掌一内扣，自然会敛臀、曲膝裹裆，臀胯自圆，同时会有一股气包围。所以脚要跟肩一样宽，然后脚内扣，这个很重要。脚内扣要有空的感觉，脚掌心空，人的病气才能不断地排出去。人体排病气有两个地方：一个是脚心，一个是腋窝。感觉脚入地三尺，病气就下沉了。另外，我们平常都站成八字，力量压在外侧，内侧通不过去，肾经走内侧，因而肾气不通。所以修道不能站八字，要平直站，与肩同宽；走路也不能往外撇着脚走，修道人走路要直走，别走八字，平时如看到有人走路八字脚，此人老年必孤独。

其次，是脚趾分开。这么一站，好像每一个脚趾是张开的，其实你穿着鞋怎么能完全张得开？但是感觉是张开的。站桩就这样站，最好盘坐时也一样，好像自己坐在高凳上，让膝盖与脚尖垂直，不能膝盖超过脚尖。还要想象有块白布，把你的裆都包起来了，就是我刚才讲的，"曲膝裹裆"。站的时候，微微前倾一点，提一下脚腕，脚腕就提起来了。这样久而久之，站出功夫以后，别人踢也踢不动，这就有些意思了。所以腿一支的要求有四点：一、裆要圆；二、膝盖曲中有挺，就想着要站起来的样子；三、脚掌内扣；四、脚平吸。

站着练的时候，如果老意想下面，会拉稀，这叫"肾水太过"，就是肾水下沉了；如果站得牙疼，或者长疮上火，眼睛有问题了，这叫"心火上头"，这是意守的位置太高了，所以修道要把握平衡，平衡最难。

我们讲"七支坐"，已经讲完了眼一支、口一支、手一支、脚一支、腰一支，大家现在知道了，腰要挺直起来，任何时候腰要保持正直，身正为养生第一法。现在比较难的，就是颈与肩，颈一支、肩一支最难。

有一年，我到瑞士讲课，讲到肩一支、颈一支的时候，当时在座的全是外国人，都是西方人，他们说我们听过。我问谁给你们讲过？说是有一个澳大利亚的歌剧演员讲的。这位歌剧演员怎么修起道来了呢？原来这位歌剧演员名字叫亚历山大·意，他32岁那年有一天唱歌的时候忽然唱不出声来了，他很痛苦，这是他的职业啊！

他唱不了了，于是回家对着镜子研究，他发现：每当他收颈、藏喉、头一顶，就唱出来了，他很惊奇。此后，他就不唱歌剧了，就用这方法给人治疑难病。他在欧洲、美洲行医达四十年之久，他一般见病人讲三句话：第一句话就是你脖子要放松。比如病人来了，有一种病，尿床，亚历山大自己也尿床，三十多岁了还尿床。病人来了以后，躺着或者坐着、站着都可以，亚历山大第一句话就是，你脖子一定要放松，不能绷着。这不行，因为一绷紧了，气就不通了，所以脖子要放松。第二句话是下巴内收，头轻轻地向上顶，向前一点一点地顶，别使劲，不要让脖子僵。"脖子不能僵"这一点非常重要，脖子要松，要能够转动，头向上、向前轻轻顶，一点一点地顶，这是第二句话。第三句话是感觉你的背慢慢地长宽了，腰和头要拉直，就像是一个十字架，身长高了，背长宽了，就这么三句话。

他就用这三句话，用这套语言导引的办法治好了无数疑难杂病。他的影响还不小，欧洲人很多人都知道他，知道脖子要松，下巴要内收，头要顶。为什么下巴要内收呢？为什么脖子要松？因为下巴一内收，我们脑后的玉枕窍就开了。玉枕窍是我们的上丹田窍相对的地方，在脑后叫玉枕窍，实际上是人的延髓所在，它平时是关着的。玉枕窍是特别窄的，所以又称之为"关"。那么开它的方法是什么？就是让它平展。平常人颈一紧、头一仰，脑后玉枕就关闭了，现在一收下巴，头轻顶，脑后就平展了，这个叫"开玉枕"。玉枕窍又叫"神窍"，它是"出神"的地方。庙里、教堂里我们看佛像、神像，它们的脑后有个光圈，基督教叫"圣光"，佛教叫"觉明"。开玉枕窍要收下巴，可是你一收下巴，脖子紧了，这不行，脖子还不许紧，这就是"颈一支"的难处。

另外，人体有任督二脉。前面的脉就是任脉，"任"就是生孩子的"妊"的意思，督脉就是总督阳脉，任脉是总任所有阴脉，这是两条非常重要的气脉。相比较而言，督脉不好打通，任脉好打通，尤其是女人容易打通。那么通的方法是什么？就是收颔藏额，而且脖子不能僵，轻轻地、一点一点地动，好像夹着一个乒乓球在脖子下；有这个动作以后，你就有一种似尿非尿的感觉，这就是任脉打通了。

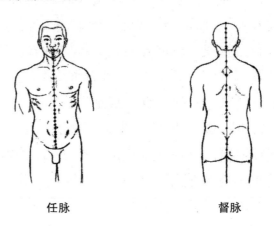

任脉　　　　　　　　　　　督脉

脑后这个位置叫玉枕，是最难通的关。人背后有三关：尾闾、夹脊、玉枕。尾闾是最好通的，所以形容它为羊车，要慢、要柔、要等；形容夹脊为鹿车，要快；最难通过的就是玉枕关，这里面是延髓，非常狭窄，不容易通过，于是古人就叫它"牛车"，意思是最慢、最难、最负重。在《六祖坛经》里面，六祖说"常驭白牛车"，什么叫"常驭白牛车"呢？因为玉枕窍不容易通过，所以修道人在没有通过督脉，过不去的时候，就想象有一条带子绷在脑门上，拉着一辆牛车爬坡，这一爬坡，玉枕窍就通了，这就是窍门。为什么叫白牛车，黑牛车不行吗？白指的是西方庚辛金，在正统道家看来，人体的背后就叫西方，五行属金，人体正面五行属木，因此通玉枕是从后面用带子拉着牛车爬坡，所以修到这里的人，往前一感觉，往前一拉，牛车就上去了，这就叫"常驭白牛车"，这是通玉枕的窍门。而后修道的人就出现"神光"了，西方人叫"人体辉光"，它的奥妙是你打开了玉枕窍，所以要收颔藏额，后脑平了，玉枕也就开通了。有四面放光的感觉，很妙。

大家都知道《西游记》，而修道的人应当读《西游原旨》，这是王重阳"全真七子"中的邱长春邱真人写的。里面讲到，观世音菩萨给了唐三藏三个紧箍咒。那么菩萨为什么给他紧箍咒呢？是怕孙悟空捣乱。孙悟空是什么？孙悟空是"心猿"，就是佛家讲的眼、耳、鼻、舌、身、意这"六识"里边的"意"，就是人的胡思乱想，所以孙悟空一个跟头就到西天了，我们一想纽约就到纽约了，一想月球就登月了。人的第六识没有修成正果的时候，就是胡思乱想。人胡思乱想的主要内容是什么呢？大部分时间不过是个"性"，性欲的性。所以"心猿"孙悟空手里拿着个金箍棒，金箍棒是什么？原先叫"定海神针"。这枚针平时藏于海底，定住"东海"，一旦被孙悟空拿走，那就要它大就大，要它硬就硬，要它软就软，这都什么意思啊？男人的男根，平时缩在下阴（下阴也叫"海底"，佛教密宗叫"海底轮"，这是海的"底"，前后联系，其实就是"东海的底"），这"神针"在东海的底定住东海，可不就是"定海神针"吗！为什么定住"东海"而不是"西海"？因为太阳东升，东方主生气，生生不已，所以此"东海"又叫"气海"，储存"生气"的海嘛，就这么简单。然后孙悟空来了，人开始胡思乱想了，一想就想到性，于是

"神针"就成"如意金箍棒"了；"如意"是大小软硬变化多端，"金箍"不过就是一圈包皮箍着。那么孙悟空不用它的时候怎么办？道书《西游原旨》说是"藏在耳朵里"了，肾开窍于耳，不过就是放到肾窍里。

我们现在明白了，长春真人邱处机写的《西游原旨》其实全是写怎么修道的，但没有人给你们讲明白，你们只好当神怪小说看；即使讲明了，你们又"哈哈哈"——下士闻道，大笑之。学心理学的人知道，心理学家弗洛伊德认为人类的潜意识、无意识总是离不开"性"，他一说就"科学"得不行了，其实我们的古人早知道人性是这样。

那么人的意识——心猿孙悟空总往"性欲"这里跑，总要玩耍金箍棒，怎么办呢？观世音菩萨通过唐僧给他戴了一个紧箍咒。这什么意思呢？就是这条箍子在头上这么一紧，人是不是有头皮一张、两眉展开的感觉？如果这条紧箍咒越来越紧，人的头皮越来越张开，就能克服修道人的胡思乱想，这个就是修道的一个秘诀，就叫"展慧中"——慧中一展，胡思乱想就停住了，这就是奥妙，这就是降伏胡思乱想的办法。修道的时候胡思乱想怎么办？不要紧，抬头皮把头皮张开，别使劲，微微地，然后眉开嘴笑，展开"慧中"，一展开慧中，你的胡思乱想就断了。

前面我们讲过收颔藏额开玉枕窍，也就是开神窍。这个办法是开上丹田窍，也叫开意窍，也叫"展慧中"，也就是展眉开颜，一展慧中，就把上丹田窍打开了；"展慧中"，眉开了，嘴自然是笑口常开。佛像是面带慈祥的，如果佛像闭紧了嘴可就不是面带慈祥了，所以修行人嘴不能紧闭，嘴要微张——除非你在"升阳火采药"的时候，要紧闭。嘴微张，牙轻扣，舌要卷，听耳韵；耳朵叫"听耳韵"，实际上就是返听，好像在听耳内的韵律。

在长春真人邱处机写的《西游原旨》里，观世音菩萨当时送给唐三藏三个紧箍咒，不是一个，但是《西游记》为了简化它，就只剩一个紧箍咒了。那么修道的人，这三个紧箍咒的用处在哪儿？第一个是展慧中，第二个是展肩膀，第三个紧箍咒用在胯上。

所以修炼的时候，修道人的身体就形成这样一个形状：背张开来像弓，这是弦；我们平时的脊背中间有条沟，这么一戴紧箍咒，这么一合手，背是平的，夹脊窍也就开了。肩戴紧箍咒，展开夹脊窍，感觉自己的背宽了，背圆了，背张开了。修炼的时候，一颔首，玉枕接通；夹脊也要通，气才能通过，否则它过不去。这是肩一支。实际上还有胯一支，也得戴紧箍咒，这叫"敛臀"。这是第三个紧箍咒，带胯、上敛臀、挽胯，这个以后我们再细讲。

练静功的六个诀窍与火候掌握

"要诀"是秘传的，吕祖说："不是真人莫乱传。"怕被坏人非人所利用，因而一定要因人传诀。"要诀"是法的归纳，功法是练功的细则，必须先知道功法和练法，有一定基础和体会，才能用诀在身上，才能产生反应。初学者不能为省事就用诀而不练法，再好的秘诀，也难以产生应得效果，绝不是有了高师点化，传你一个秘诀，功夫就立即提高。必须练法有了一定基础，"诀"才有奇效。"诀"是使功法由繁到简，是古人总结的经验的结晶，只有一句话。而练功夫首先是要弄清每一个调整身体姿势的细则细法，再利用秘诀以意念练诀才有奇效，各个局部的口诀，又归纳成针对整体的总口诀，有六个要诀。不先练法先练诀是很难体会它的奇效的。

静功有五个要诀：松、圆、展、合、静，最后还有一个总诀就是"自然"。道法自然，自然不是随便，是利用本能产生的"自发"，无为的本能。

1. 松

松是身体放松，但不能把软、泄、瘫、垂当成放松。凡故意引气下降（虽很舒服）日久必造成形态萎缩，阳气不能上升，气运不畅，精神不振，会造成气胀、气滞等后果。松是指身形松开，要像面包似的"发"起来，使形体舒松，内气才能在体内通畅，所以应当是形象越来越高大、挺拔，外挺拔内虚灵，才叫

"松"，大则虚，气自顺，意自宁。如果越放松，越缩小，缩则紧，气必受阻，则心难静，就成了僵。太极拳练法，第一步就是要把僵劲练掉。松要和圆配合，在形体圆的基础上，使四肢百骸、五脏六腑全都松开，这样才能气遍周身，贯穿于各个细胞之中，要有整体圆满的感觉。松还要和展相配合，肌肉放松，但筋骨要慢慢展开，用意不用力地展开，好像展长了，每个骨关节都稍长了，内气更强。松也要与合配合，合是运动的一致性，有合才有整体的松，不是身体各部位分散的松。松要在意静中放松，意不静，气不顺，也不能真松。

2. 圆

人体四肢，躯干和关节，只有在形成圆形和半圆形的情况下（当然首先要松开），才会显出有内力，有生物电磁场。圆能使身形端正，整体一致，整体平衡。最坚固，最有力，最灵活而中心又最稳定，圆的妙用无穷。练功人在松中始终想着圆，自然会自行调整身形，而能达到形正、势圆，有包容一切之势，武术界把这内气精气称为"混元气"，气在人中，人天混一。哪里有圆，哪里精气就到，就有生物电场。

3. 展

引而未发谓之"展"，内劲要展，展能产生势，势展才出神，才挺拔有"精神"。劲、势、神的活动，是内气转为外气的关键，势不展，神不活。势展不是放气，放则使内在空虚，所以展不能主观使身体局部扩大。必须在形体圆、放松，内气圆满的基础上，发挥神气的作用，没有发挥神活作用，就无法由识神用事，转向元神就位的过渡。展是由"有为"转为"无为"的关键，这一点极为重要，也是大多数人不明白为什么久练仍不能进入无为之境的原因。展中要有收，要有包容一切、又在一切之中的气概。展的目的是为了排除一切环境的干扰，又能吸收自然界一切精华。展要轻松，自然会有浩然之气。

4. 合

练功要求"六合"，外三合与内三合，合是上下左右前后都要配合一致，一切无不动，一静无不静，好像互相联通，外三合指手与足合，肘与膝合，肩与胯合，属于形与势（中丹田与夹脊）的运动；内三合是意与气合，气与形合，形与神合，形神要兼备。看你功夫进步程度，就看合的表现，合是协调一切上下相随，内外要合，要"六合一统"。

5. 静

意要静，意静才能神明。自然界没有绝对的静止，静是全面平衡的运动，"意静"并不是思想静止，什么都不知道了，而是不去想，而又知道的最全面。有感的能力而不去感，无觉而有灵感。如果形体不正，势不圆，松展不平，内外不合，气运就不顺，神经必受干扰，再有妙法，也不可能意静下来。必须形正，势圆松展统一，内外相合，气运平衡，才能真正静下来。此时，"意注神往"（意念专注，发挥神的能动性），神会自动发挥本能，自动调整，保持中定。

6. 自然

"道法自然"，自然是有规律的运动，要顺其自然，协调平衡是自然发展规律的体现，自然才能存在与发展。违背自然而强求，必发生混乱偏差，以致停止运动而消亡。自然必须在静的情况下才能实现。自然不是随便自流，必须在"圆、松、展、合、静"五者统一的条件下才能实现，缺一就不会有自然之感。只要能意识到"自然"就能自然做到松、展、圆、合、静。所以说："万法归一"，"万法归自然"，"一"是道，是自然规律，一定不可用意过强，不可强求。尤其在神奇产生时，用意采气、守气、养气时，要勿忘，勿助，勿求，顺其自然，采之，纳之，收之，养之，形如太虚，气归自然。自然是不以人为的，逆道，反其道而行之，逆修，才能了解自然。

全身热来自一窍

一、生热安炉：意守，（1）下丹田；（2）玄牝；（3）上弦（会阴）；（4）玄关窍。

二、达到马阴藏相：握固，闭关锁阳，点滴不漏。

三、方法：用"火"。"火者真意也"，"火就是热"，"精因火化"，"火因风灼"。用"风"，修炼全凭风火耳，包括内呼息和胎息。"火"分君火先天，相火为后天，用意想是用后天之"火"，用先天本能，真意之火叫君火。

四、意比呼吸更重要，调节热度主要靠呼吸，降阴之法。

五、开始用意，渐渐转为用神，神即真意元神。（1）全心全意是真意；（2）本能的下意识是真意；（3）神照是真意（顺其自然）。

"真意不涉较量"（拟议即乖，较量即谬），真意是元神主事下微妙的直觉，"无念方为静"（吕祖），真意的表现有不同层次和不同的水平，最初有"知觉"就有干扰，干扰难免。直练到真静入定时，无知无觉，但无觉中有感，干扰才能完全去掉。在练功中，用意的轻重和用意的部位寻找，是一个非常复杂和重要的问题，要各人根据自己不断变化的情况不断试，不断悟，不断找，不断摸索，不断调整，所以说（伍柳）"全凭火候得"，"金丹传法不传火"，"明传命功，默传性功"，这也叫"调息"。意守下丹田易与呼吸调息结合。

六、练呼吸要与意守结合，要"心息相依"，"意炁相随"，"自然舒适"。

七、心脏病患者和老人，一开始就应该练"二意法"。

八、"阴阳交"包括：（1）心肾交；（2）坎离交；（3）水火交；（4）龙虎交；（5）婴儿姹女交（小周天）；（6）任督交（大周天）；（7）天地交；（8）金木交；（9）阴阳交；（10）铅汞交（名异而实同）。

九、心脏病患者，一开始就练"二意法"，想"展慧中"，"松密处"（想几分钟）；再想"展慧中"，"松密处"。

无为阶段：意和呼吸变得非常轻微，而热度从后面上升，两肾如"汤煎"，但不难受。产生不同程度快感、性感，一开始，快意极轻弱，稍纵即逝，要集中全部注意力才能保住（由似尿到似射），快意巩固和发展了，阴阳交也巩固发展了，快意发展到一定程度，用意就要减轻，甚至完全放掉，否则会漏。意守下丹田为了心肾交，知足，知止，"防微杜渐"。（作者注：快感不是一种，多达十种以上）

十、意属神、属心，而去守下丹田窍位属肾，但微弱了，性感就不强，改守玄牝，才会强些。意守玄牝，谷道中的肾气充足了，但缺少心气，心气下去了，还要黄婆（本能的真意）调脾气下去。当谷道有热感、有动象了，再想心（想绛宫），用真意把心气经胸内腹内，用本能真意慢慢引到谷道，产生一气，又叫生气，真炁，神气，和气，都是一个东西，但每人感受不同。最好不去感受，因为一感受，它就没了，先天又落入后天了！用"心想"不对，已是后天，应该用心感受、感应，被动地感受不同性质的快意。让我们先引证南怀瑾老师所说的学佛方法。

静坐养生中的奥秘

——摘自南怀瑾老师著作《怎样修证佛法》

打坐为什么腿麻？因为腿的脉不通，下部脉都没有通，最难通的部分是臀部。我们坐到后来不想坐了，有两个原因：一个是"心"，一个是"身"。通常我们不想坐了，是不是心不想坐？不是的，大部分是因为气到臀部沉不下去，此时气会影响心理。凡夫的心不能转化为物质，唯物思想家是这样认为的，只是这个说法只适用在凡夫的境界上。

气也是物质，所以我们坐到某一阶段时，因为气到臀部沉不下去了，无形中脑神经就紧张起来，心里就坐不住了，只好下座。如果气从臀部通到大腿、膝盖，一节一节通下来，要经历过痛、痒、麻、胀、冷、热，甚至两腿发烂，最后等气一走通，忽然就好了。古代修行人，修持精神很可佩，气把身体内部的脏东西逼排出来，会出汗，有时逼到身体都烂了！他们也能把色阴（身体）看空，毫无在乎。现在的人有福气了，只要吃消炎药，打消炎针就行！（作者注：盘腿打坐时要挺腰、拎腰，要使上半身的重心压在会阴穴上，大腿像莲花座，上身压在中间，千万别把重心压在两个臀尖上，要把孙悟空从五指山下解放出来，不然一会儿腿就疼得受不了，这是诀窍。）

待"气"练到了脚心，才能谈"通三脉七轮"，才能说"气脉打通了"，那时准可"得定"。得哪种定呢？"定"有百千三昧，每种不同。而我们却以为只有一个"禅定"，所以说，为何"禅宗以后更无禅呢"！所以"禅"也真误了不少人。（作者注：六祖慧能练的是内证禅，六祖以后分为一花五叶：云门，法眼，沩仰，曹洞，临济。现在多已淘汰，只剩临济宗了，还有一小部分曹洞在江西，五叶练的是"公案禅"、"斗机锋禅"、"棒喝"之类，所以南怀瑾老师说："禅宗以后更无禅了"，几乎很少有祖师禅了！）

真正把中脉打通以后，一坐一定，闭着眼，漫天的星斗看得清清楚楚，密宗所讲的是真事，那种情境，就像坐太空船进入太空的境界一样。这就是宇宙的奥秘，生命的奥秘。上次太空船进入太空的整个过程，每一秒我都留意其变化，注意宇宙间的法则，是否和人体是一样的，结果发现完全一样。由此证明，佛法显宗、密宗所说的修持经验，一点都没有错，错在我们自己不用功，没有修证到。（作者注：现在可能我们明白了，释迦佛祖独在伽耶菩提树下敷座而坐，自誓若不证得无上菩提终不起座，端坐静虑，经过四十余昼夜，夜见明星而大彻大悟的道理了吧！其实传印法师、虚云老和尚、丛林里都知道，他在终南山入定十八天，此后往往一盘腿就是七八个小时。）

师示：

一般人修行之所以不能证果，不外四个字：男女饮食。若不能转化，什么基础都没了！就算做气功，如果漏丹了（"丹"就是性气、肾气）就不行。修十念法门，男女性的冲动很严重，构成修行的障碍，要怎样对治呢？女性月经前后，生理与气功的关系非常细密，若能修持很好，月经渐渐减少，及至于完全停止，回转童身；男性成为马阴藏相，变马阴藏相以后，欲念压力减少十分之七，其余三分很难解脱，那个时候，不是你心理上想要求，不是第六意识上的动念，乃是唯识论上所讲，（能把）阿赖耶识（中的）习气种子，那部分习气种子能转（化）过来，就可以超凡入圣了。男女欲念用"性"，"明心见性"也是用"性"，文字用得妙极，此"性"同彼"性"，几乎是同性，很难分开。欲念也是最后一品"无明"，这一品不能（过）了，就跳不出欲界。

光是炼精得乐，全身舒服无比，称为"菩萨内触妙乐"，每个细胞都是快乐的，最细微的快感，必须这样，才能得安。但是也很容易堕落，会沉溺在欲乐的境界里。（作者注："得乐"就是心里喜欢，身体快乐，以"快意为纲"。）

这些都属于"四加行（道）"（加行位分：暖，顶，忍，世，第一，四位定），加行就是加工，如果加工都没有加好，就不要谈学佛修道。首先是得乐，乐由精生，精不下降，乐不生。但凡夫的精一下降就漏丹，不是遗精，就是有欲念，追求性行为而走失掉（精液）。然后重新再做功夫，如此反反复复，就是凡夫境界。所以，一万个人修持，没有一个人能证果。

其次，气不充满，光明不起，气一充满，自然在内外一片光明中。

住在妙乐境中，会堕在欲界；只停住在光明界中，会堕落在色界；假如走后世"禅宗"的"空心定"、"无念定"，则堕入在无色界。注意！无念久了，就成"无记"，容易堕入畜牲道中。所以宗喀巴大师痛斥无念，以为会入畜类。（作者注：修炼意境，去妄想，不想事，进入无为之境，不是脑子一片空，而是什么都不想，又什么都清明，否则叫"无记"。）

再说，不得乐不能得定；不得光明，不能生起智慧；不入无念，不能得空。然而要得空，更须具足"戒、定、慧"，缺一不可，若有偏差，则堕入三界中，跳不出去！

性欲是个"无明"，但"无明"不一定是罪恶，"无明"与惑业相关联，惑业只能算是烦恼，不是善和恶，但一般无明的力量不来，也就不能证得菩提，这一股力量来时，如果转化不了，就是凡夫，欲念来时，翻不下去，就是天堂；翻下去，就是地狱；这确实不容易把握。

佛告诉我们，修行最重要的是正身。站着也能正身，睡也有睡的正身，吉祥卧、摊尸法都是正身的一种。

我们打坐做功夫没有效果，究竟是什么原因呢？修持第一要正身、正意（意念专一），不是一上座就想"空""去妄念"，纵使你做到把身体忘了，感觉内外都是光明，也还没超出第六意识。（作者注：正身、正意、正言也叫调正身体姿势，调整意念不想事，正言，调正呼吸的方法。身，从大道方面讲，是先要做一个堂堂正正的人，调整身体姿式是小道。）

中国道家修神仙，在隋唐以后就多起来了，讲气脉的问题，很多都是从这个《安般品》中脱胎而出的。东晋以后有《黄庭经》，讲究上药三品，神、气、精，这些都是事相，属于有为的功夫。如果有为的功夫都没有修到家，怎么能达到无为法呢？练有为法，念头不能专一，念头如何空得掉？那只是自欺欺人罢了。所以后世学佛的，一万个中，没有一个证果，请特别特别注意！除了照佛经以外，拿我几十年摸索的经验，诚恳地告诉各位，你真的达到正身、正意，没有一个人身体是不能转化的；没有病去不掉的；没有身心不健康的。正身、正意做到了，身心两方面绝对地健康，可以返老还童。因为一切唯心造（六祖语），这是真的，就是正身、正意四个字（安般守意）。（万法唯自心所造。）

"正意"涉及呼吸，道家也一样，阴符经上有一句话——"禽之制在气"，这是一个重要的口诀，也是方法，就是念头要抓着不放。但念头会乱跑，思想不能专一，因为你的内气在散乱。而气不是主体，是心的附属品，可是这个附属品很厉害，抓它不住，你的心就停不下来，等于人骑在马上，你的气就是马。《西游记》里，唐僧骑的那匹马，就是代表那股气（心猿意马）。有许多人情绪不好，身体不好，其实都是气不好、气不通的缘故。

"四加行"里面的暖和身体内暖，呼吸吸进的空气也暖，叫息暖。

打坐时，有时脚心也发暖，但往往心念和呼吸两者不能专一，东一下、西一下，息就会自己乱跑，跑到哪里，暖到哪里。暖就是发热，跑到丹田就是拙火（拙火就是性火，就是快意），如果呼吸练到沉静甚至停止了，绝对找不出妄念来，你要起个妄念都起不来。现在的科学家都知道人体会放光，本来每个人都会放光的，到那时，你的气息也停止了，那个光芒将放射得更大（不同心情放出不同辉光）。如果有鬼神存在，到那时候，鬼神都不敢碰你，老远看到你就躲掉了，因为这时你的阳气盛极的缘故。

身体上的呼吸停止了，才算真正入定。入定时三样东西还在——暖、寿、识。阿赖耶识并没有离开过身体，真正入定了，气息一定充满。气息充满的人，不管多大年纪，身体任何部位，一定都是软的，软化到如婴儿一般。所以入定的人，不能去碰他，只能用引磬在耳边敲。如果功夫做了一段时间，身体还没有软化，两条腿盘不住，练功感觉是在熬，就还是正身、正意的问题。如果你盘不了，腿疼，就是气不通，身体老化、越来越僵硬，就该走了。

如何打通中脉

我们再研究一下顶窍怎么开。

张三丰讲过，开顶窍叫"全身轻利顶头悬"，它还有一个名字叫"虚领顶劲"。其实做起来容易极了，就是收下巴，头轻轻往上顶，轻顶以后，气沉丹田，气就下来了；气下来以后，你的手都会麻，全身舒服极了，所以叫"全身轻利顶头悬"，就那么简单。太极拳里讲"虚领顶劲"，打太极拳头要顶起来，可不能用力，不能僵硬，这么一顶，顶窍（阳窍）就开了。功夫高了之后，大家将来顶窍是出神的，佛教叫"现法身"，道家叫出"身外身"，它是从哪儿出的？从顶窍出。

那么顶窍在哪儿呢？很多人都说就是百会穴。百会穴是两个耳朵尖向上，头顶中间的一点，但顶窍并不是百会穴。它是百会穴前那一点，再往前就是囟门，就是小孩子软塌塌的囟门，顶窍在百会和囟门两者的中间。练功的人，这个顶窍（阳窍、灵窍）是软的，是一软凹处，摸上去是软的，只有修道开了顶窍的人会有。其实开顶窍的秘诀很简单，就是闭眼、压下巴，头一节、一节向上、向前轻顶，手发麻，证明你顶窍已开。

在西藏，无上瑜伽部上师会先让徒弟练功，等过一个月两个月，会摸摸你的顶，看"熟没熟"，"熟"就是"开顶了"，头顶是软的了；一般传法上师用的方法，叫灌顶，灌顶有五个层次，应该每次传法都先灌顶。灌顶分为：（1）方便灌顶；
（2）初灌；（3）密灌；（4）慧灌；（5）胜义灌顶。佛教密宗
里，当上师的每传一个法都要摸顶、灌顶，不过有的人要提早
开发神通功能要开顶。为了早出功能，用开顶的方法，他们开
顶，真的是拿钻头打一个小孔，然后用吉祥草（吉祥草是一种
软中带硬的草），从小孔扎进去，避开左右脑（这个得有技术，
有本事才行，因为不能扎在脑组织上），探到脑垂体，刺激那
个垂体，然后这根草放里面十七天。弟子在黑屋子里要坐十七
天，出来以后拔掉这根草，能开发他的六神通功能，这就是密
宗的奥妙。

那么阴窍怎么开呢？"松密处"——放松你的二阴；其实你
腰一挺直，收小腹，自然三阴提起，自然就"松密处"了。此时
敛臀、挽胯、阴窍开。

我们道家修炼，在"无为法"阶段之前，"开三丹通三关"，
开上、中、下三个丹田窍，然后"打通三关"——就是通玉枕、
夹脊和尾闾三个窍。到了"无为法"的高级阶段，就是开顶窍、
阴窍、意窍和总窍。阴窍在肛门前口，它有很多名字，也叫虚
窍，也叫会阴窍，也叫"牝门"、"炉底"、"阴蹻窍"。然后开顶
窍，也叫灵窍。再后开意窍，就是通过展慧中开的两眼两眉间的
窍——这三个窍开了以后，就叫"神意相会冲击泥丸"。总窍在
间脑那儿，相当于松果体，也叫泥丸宫，会有一种神意出现，这
就叫"真气"。真气是这么出现的，一般人看武侠小说，以为任
督二脉一通，然后真气就怎么怎么着，其实小说家不知道真气是
怎么来的。

那么在"神意相会冲击泥丸"之后，得真气了，然后是
"真气归中"——这里边有个"玄关一窍"的奥妙，就是开这三
个窍，头一顶，一收颌，展慧中，"神意相会，真气归中"（归
到中脉），这时候，就不要管它，在无为的状态让它自动运行。

那么人的中脉，前有任脉，后有督脉，中脉也有九个窍，这九个窍在无为的状态里，它自己会把真气停在某个位置上，这个位置就是先是"炁穴"，在下丹田后面中脉上，将来自动停在"玄关一窍"上。

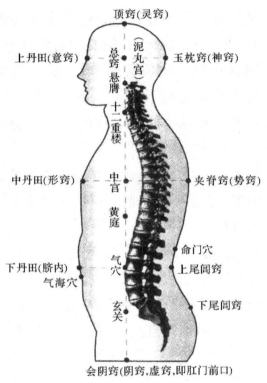

顶窍(灵窍)

上丹田(意窍)　（泥丸官）总窍　玉枕窍(神窍)
悬膺
十二重楼

中丹田(形窍)　中宫　夹脊窍(势窍)
黄庭

命门穴
下丹田(脐内)　气穴　上尾闾窍
气海穴

玄关　下尾闾窍

会阴窍(阴窍,虚窍,即肛门前口)

人身九窍图

中脉上有九个窍，一般的道书上都不明示。这九个窍就是最上边有（1）顶窍（灵窍），人的间脑里面有（2）"泥丸"（总窍），泥丸下面有（3）悬膺，下面是（4）十二重楼，下面为（5）胸窍，然后是（6）绛宫，然后是（7）黄庭，黄庭下面是炁穴，再下面是（8）玄关一窍，最下面是（9）阴窍，也就是海底。玄关无定所。

阴窍和炁穴之间是"玄关"（玄关无定所，机至则显，机去则隐），炁穴跟任脉的气海相对；玄关的位置是自动出现的，你不要管它，等它自己来，你就知道了。这条线，上为顶窍，下为海底，是道家的中脉，道书丹书上一般也叫"中脉"，佛教密宗里讲三脉七轮。

真气出现的奥妙，就是开阴窍、开顶窍、开意窍，然后"神意相会，真气归中"。有些人的真气会自动走到炁穴，也有的就停在玄关。玄关，每个修道的人的位置各有不同，玄关一窍怎么找？怎么知道你的玄关一窍在哪里？几乎所有的丹书都不会告诉你玄关一窍的奥妙。张三丰说："修炼不知玄关，无论其他，只此便入暗室一般，不知从何下手。玄关者无定所，炁穴也。"

怎么找到玄关一窍呢？要先用"定海神针"意守海底，先守肛门前口的阴窍，守在这儿，这儿的肌肉就跳；跳了以后出现好像有小水泡，大约三个月，这个气就往上走，到了中脉的位置，它就不走了。这个位置大体上离肛门半尺以上，相当于关元穴的后位，每个人不太一样，有的高有的低，这里就是玄关一窍了。它极其重要，以后采药、结丹、结胎、脱胎、沐浴、得药、炼丹全在这里。找到"玄关一窍"了，一定头顶和脚心出现跳动，这才证明你真找到了。这时眼前会出现亮的光圈，有人把这光圈叫玄关一窍，但真的玄关一窍，不在眼前。

历史上，不少人倾家荡产到处访道，询问玄关一窍在哪儿。修金丹大道的人如果不知道玄关一窍，采药以后就没法修炼了。要知道，人身上有大的经脉二十四条，二十四条脉通了，你身体什么病都没了。这二十四条脉是，十二正经再加上奇经八脉，这就二十条了；然后是人体中间的中脉，道书上也叫"冲脉"，还有左右二脉（佛教密宗里讲中脉的粗细相当于中指，两边的左右二带脉的粗细相当于小指），这二脉起于左鼻孔、右鼻孔，然后跟中脉的下面会合，这个会合之地密宗称之为"生法宫"，也就是我们修道的人说的"玄关一窍"。那么这总共是二十三条。还有一条呢？密宗就叫"海螺脉"。

玄关一窍找到了，是最快乐的时候，也是最快意的地方——这个就是真气的奥妙，有的人练了一辈子，也没有出现真气。方法非常简便：展慧中、松密处、收颌、头轻顶，然后意气、神气冲击泥丸，真气出现，然后真气归中，也就是进入中脉。这都是自动的，不要管它，这就是到了无为法阶段了。但是真气出现是有感无觉的，稍一感觉它就没有了。

现在我已经把修道里面三个最秘密的"诀"告诉大家了，一个叫做"玄关一窍"，包括如何找法；一个叫"饮刀圭"；还有一个"抽坎添离"（这个我不能在这儿讲，只能是个别的人练到一定程度时我会告诉你）。这是修炼里最保密的三个，因为提早说了，会心生追求，必须阶段性保密，到时候我会单独告诉你。没有一本书这么明确地告诉大家，丹书上只是这么说：玄关一窍就是玄牝之门。什么叫玄牝之门呢？就是"机去则隐，机至则现"。什么叫"机"？又说："天机不可泄漏。"什么叫"天机不可泄漏"？"天机"者，肾气也，肾气就是性气，不可泄漏。这一圈下来，再聪明的人都晕了。所以现在的人只知道个"天机不可泄漏"了。

现在你们知道了，不要哈哈笑，也不要骂！要真正修道，修大道，不是我保密不漏天机给大家。老子在《道德经》中说："下士闻道大笑之，不笑不足以为道。"就是因为大道与尿屎相连，庄子揭开了这个秘密。

问　答

　　学生："展慧中，就开心"，李老，这个我没有听太懂。

　　李老：这个是要你打开意窍的方法，就是展慧中。

　　什么叫展慧中？比如我们高兴的时候，就眉开眼笑；如果你一天到晚眉开眼笑，就长不出烦恼纹——就是这样，如果你经常心情开朗，眉心就展开了，你的这个窍就开了，这叫展慧中，就是展开意窍的意思。为了让后人更进一步理解，邱处机在《西游原旨》里形容观音菩萨给了唐三藏三个紧箍咒，唐僧于是就给孙悟空戴在头上，他一调皮呢，不听话就念咒，这紧箍咒就会收紧，就能降伏杂念，孙悟空代表胡思乱想、心猿意马。你想，紧箍咒这么一收紧，是不是眉头就不由自主地展开了？立刻把那些胡思乱想镇住了，这就是展慧中。嘴呢，你要微笑，要笑口常开，你这样能开心，对不对？面上要和善，如果愁眉苦脸的，你就会烦恼多多，缠在里面就不容易开这个窍了，人会变得阴冷、死板、固执，一点儿都不可亲，还觉得自己楚楚可怜，但不是我见犹怜，而是人见人烦，这个就不好了。

　　"天大、地大，不如我天天胸怀大"；"命好、运好，不如我天天心情好"。

　　展慧中，就是展开眉头。气开了，眉展了，舒心了，嘴笑了，开心了，这就是开这个意窍的秘诀。这个意窍，对我们在群体中活动，尤其重要。这个窍，也叫"出死入生"——注意，不是出生入死，人的意念，是从这里出入，也就是说发射和接受的；人的情感也是从这里发出，人的七情六欲等，就是从这里进进出出，所以你才能"通感"，很直接地感受到别人的情绪，也能让别人感受得到你的情绪。所以，我们在群体中，要进出开心的、快乐的信息，大家也欢迎你，你也就开心了；如果不是这样，不是展慧中，而总是皱着眉头，自哀自怜，虽然看上去好像是美，其实是关闭自己。天天要开心，不要生气，一想生气，"鼻拉脐"肝火下降，立刻不生气了，这就是秘诀。

学生：老师，身体放松还有其他诀窍吗？

李老：可以吐气放松。轻轻地、缓慢地吐气，但不要长时间地吐气，吐久了会很累；吐的时候可以有声音，也可以没声音。放松，再放松，松中有张，张中有松，这就是秘诀。

还有一种方法就是观想全身像蓬松的软面包，有点像喝醉酒，又有点像傻掉的感觉，"如醉如痴"——注意，千万别拿劲，别把身上绷得紧紧的，绷着劲的身体不会放松。但也不要落入困的状态，否则就会很想睡觉；保持放松，但也要保持一颗清明的心，不要变得昏昏沉沉的，有所定，也有所觉，觉是灵觉。放松要练，不是一开始就会，放松、再放松，最后你越要放松，它越紧，像个橡皮人，气就恰恰是从松紧中得来，勿妄、勿助。

大家可以试一下。身体放松，嘴巴放松，舌头不要碰到牙齿，上牙床和下牙床分开，开始吸气……不要紧张，自然地吸气，是鼻根内自动吸，不要想着吸，也不要想着呼。宁肯少呼，宁肯慢呼，不要太用力，身体松弛，呼得自然一点；呼的时候，身体可能会发胀，脚心有感觉，脚心中央的穴位好像有气串来串去，有的时候好像脚心在"嘬"气。

累了可以停一停，不呼不吸，可以张嘴放松，口水太多就整个咽下去；鼻子有病的人，会流鼻涕；有的人会打哈欠，不用理会这些情况。老年人坐不住时，可以垫个垫子靠着墙练，可以靠着直背的椅子练，但是背一定要直，不要躺着练。

学生：在打坐过程中鼻子痒，可以挠挠吗？如何守下丹田？

李老：打坐当中会出现很多种情况，比如腿疼啦、鼻子痒啦、腰痛啦……一句话，再难受都要忍！第一次坐下来，要忍，以后才能坐下来；腰要挺直，弯了，马上要挺直，背痛要扛过去；流鼻涕，不能擦鼻子，擦了以后，手会痛；腿盘久了也会疼，麻胀、酸痛，一定要忍过去；身上痒、流眼泪，都不要用手去擦，千万、千万，否则，脸会麻很久。疼、麻、涨、痒、酸、感觉冷热，都是脊椎内神经恢复的好现象，不要顾虑害怕。

守下丹田的方法是：开始以腹部呼吸最好，从身体内让肚子鼓瘪。要慢，不要用力，孩子似的轻轻呼气，如果死死地抱住守的念头反而守不住。守你的腹腔，小肚子里头，好像气在转，甚至于带动全身都转。

学生：老师，我们现在可以开始打坐了吗？

李老：好的，现在升阳火，第一步，盘腿。腿收进去，能盘到什么程度尽量做。

第二步，两只手掐"子午诀"放在腿上，右手的食指和大拇指掐左手的无名指根部，左手的大拇指掐左手的中指。

第三步，手轻轻放在大腿根，胳膊不要贴着胸部，肘部向外翻，如果两肘尖贴着腰部会导致呼吸困难。

第四步叫搭桥。搭桥就是舌头要向上卷向后，用力来嘬舌头，牙齿要咬紧，头要直，不要低头，这样才不会胡思乱想，才不会昏沉。咬紧牙，嘬紧舌，不能张口，轻轻地吸气，别管呼——吸长，呼短，不想呼，忍一忍，闭气一秒钟再吸，开始吸一口气4秒钟，到将来，练到吸一口气到16秒钟，不想吐，忍忍一秒钟，甚至不到一秒钟。腰要直，这样才能"三阴内收"。如果阳举，吸几口气就倒了，一会儿就会出汗的。嘬舌头一定把吃奶的劲都使出来，嘬舌头能起到治病的作用。咬紧牙嘬紧舌头，吸气，同时意想丹田。子午诀的好处是防受惊，防止出现幻觉，如好久没有快意，可改守牝门。

然后吸，稍微一忍，别想着呼气，如果开始不会长吸到 4 秒钟，就短吸，吸 2 秒也行，停一下，接着又吸；千万别松牙，别松舌，如果松了都要从头来，口水多了才咽。痒痒，难受，忍一忍，刚开始练打坐，是有困难的，不好受；吸，忍一忍，别考虑呼，吸……这个吸，有点像吸痰似的，可以不出声，也可以出声，忍一忍，它会自动呼气。最重要的是吸气时，不能想口鼻，想下丹田，小肚子鼓瘪。想口鼻，血压会升高。

吸的时候，有一种全身都在收缩的感觉，不要管它，这是自然出现的；腰要坐直，痛要忍一忍，累了也要忍一忍，会出汗。第一次难受，如果弯腰则气不通，气不通盘腿肯定痛；忍忍。吸吸，停一下……吸吸，忍忍，闭口气一秒钟，慢慢地就不吃力了，自然了。用力嘬舌，始终不能松，这样思想才能集中，才能采药。有些学员因为从来没有盘腿打坐过，就觉得难受，腰疼，背疼，腿疼，要忍一忍。人体疼本身是能治病的，腿要尽可能盘紧，效果才好；坐直，一定要坐直，不直气就不通，效果就差了。

别考虑痛，咬紧牙，嘬紧舌头。是不是很难受啊？是难受，这儿疼，那儿疼，这儿痒，那儿痒……尽量别动，千万别拿手去抓痒，流鼻涕随它流，流眼泪随它流。咬紧牙嘬紧舌头，咽唾沫的时候也不能松开；不能把嘴松开，如果松开就得从头再来了。我们初炼丹不容易啊。

咬紧牙，嘬紧舌，吸气，这也是采药的功夫，也是升阳的功夫，也是升气的功夫。刚才我们降阴，降了 30 分钟；现在升阳，应该是 60 分钟。慢慢地吸，如果累了，吸不动了，停一停，不吸不呼，不能放松舌和牙；一会儿又想吸了，接着又吸，身上的气好像收缩了，人的身体好像也在缩小，全身都有麻胀感；你也可以观想后头，最好观想后颈，想后腰，想脊柱，它微微在动。

吸气这个过程让它养成习惯，不理它，自然就会形成条件反射。好……现在开始观想你身体好像在抽紧，你就不想呼吸了，身体好像收缩了，就已经吸了；身体一抽，就观想后头，如无快感，或者可以想肛门的前口牝门，从后头想肛门。

不要意守吸气时想口和鼻，意守吸气一想口和鼻血压就上来了，会头晕。让这种呼吸方式形成条件反射，可以观想全身在抽紧——吸的时候，这样全身都自然抽紧了，也就不至于只想口鼻了（全身包括背、肩、肚子全都缩小了，然后再松开）。想着全身都在收缩，轻轻吸，一收缩，它就吸了，不要故意去想口鼻；放松……放松的时候，有一点点抽紧。放松……抽紧……好像全身都抽紧了，一切渐渐成自然，这时全身都麻了，有快乐了（其实这就是采药的秘诀："吸、提、撮、闭"）。

观想肛门前口窍（会阴窍）性感来了，一定要头正、腰颈直、压喉头，有似尿非尿的感觉，证明你任脉已经通了。有时候全身都会颤动、麻，有时候还阳举，有时候就阳倒了。全身麻，全身缩，自然一点儿，不要猛，不要快，要柔和，非常好……现在大家腰要直，咽唾沫时，随着吸，咕咚一下子就咽下去，一直咽到胃里；如果咽的很多，一口咽下去，胃里面会出现咕噜咕噜的响声，不是胃发酵，是小肚子里会有响声，这个就叫坎离交，就是情与性的相交混合，这时候心理上会产生非常开心的感觉，有一种感动，一种喜悦心，一种爱心。温热温热的，当你咽口水的时候，就把这个情气带下去了；情气通过口水，咽下去以后，与性气混合，就叫抽坎添离、坎离卦变乾坤卦，后天变先天，有为变无为。

现在，全身在收缩，缩到哪儿呢？缩到丹田，缩到后背；后背再缩，咬紧牙，撮紧舌……再抽紧，这一抽紧就自然吸气了。

这个吸不是用鼻孔吸，用鼻腭吸、鼻根吸，好像擤涕似的，但是不要用力；放松……再吸，身体抽紧了……收缩，就吸了，这也是全身的呼吸，全身在收缩，放松。好像全身有些难受，别动，因为一动，气就散了。

好了，现在时间到了，先把舌头和牙齿打开；第二步把手打开，放在膝盖上。如果牙咬得太紧打不开，哼哼两下就打开了。把两手放在膝盖上，将腿打开，摆成"象坐"的姿势。有些学员的腿打不开，旁边的人可以一点点帮助他打开；如果很疼，可以用两个手捧着大腿，摇——向下摇，也可以慢慢地伸一伸，脚腕子也可以转一转。

现在不怎么疼了，两脚跟挨着放成象坐。两个手扶着小肚子也可以，男的左手在下，女的右手在下，摁住肚脐眼下面，摁住气海的位置。轻轻摁住以后，轻轻地哼气，观想气回丹田，好像全身的气都回到丹田了。我们刚做的一系列动作叫"还原"，又叫"引气归海"，也叫"温养"，它的目的就是把散在全身的气都收回来，收回来以后，我们的精神、气力才好；如果不做"还原"，打坐做完了会感到累、身体疲劳。所以我们必须要做"还原"，观想着全身的气，回到气海，鼻子用"哼"的方法，与吸的方法相反。哼气，不要费力，轻轻地用鼻子出气，用鼻子哼气——还原这套动作，短的可以做 10 分钟，长的 15～25 分钟都可以。还原过程的特点是出的汗会自动收进去，原来身上带着汗，都会被吸收进去了。

用鼻子哼气的时候，舌不能碰牙，牙不能碰牙；腰要坐直，慢慢地哼气；嘴不要闭，因为一闭嘴就紧张，身体就紧张了。用鼻子轻轻地哼气，不用力，不能想嘴巴，观想着哪里呢？观想丹田、气海，哼气。这样子把全身的气储存在气海，然后做完了功，就非常有精神了，后面的四五个小时之内，非常舒服，但如果不收功，不做还原，就会疲劳。

摁住肚脐眼下面，摁着气海的位置的两只手，可以轻轻地转，不转也可以，但内转刚开始时是有意地转，将来我们的手是自动转的。注意一点：男的是右手在外，左手在内；女的是右手在内，左手在外。双手重叠按着肚子，轻轻地……小螺旋转……慢慢转，这样子可以加快还原；男性应该逆时针转，女性应该是顺时针转。现在不要求那么复杂，手搁在那儿就可以了，或者爱怎么转就怎么转，将来它自动会转的，但不要瞎揉一气，这不是按摩。对……就搁在上头，慢慢地轻轻地揉，这样就把全身的气储存在气海了，意想全身气收归气海了。

这时候呢，如果腿还不舒服，可以再抱着腿摇一摇。摇一摇，可以缓解腿的疼痛。然后慢慢站起来，别使劲踏地，慢慢扶着站起来……也别用手用力摁地，用手摁地手要疼一段时间的。站起来后散散步，慢慢走，看着脚散步，也可以同时搓搓脸，揉揉头，做一些辅助动作。

一定要散步，不要让腿带着疼痛。如果疼，下次就更疼了，散步散到腿很舒服了、不疼了才行（血压高的，看着脚散步）。在庙里，和尚都是排着队，沿着大雄宝殿散步，他们一般都要散步20分钟。咱们不需要那么长时间，但是刚坐完，不能去大小便，起码要过半小时以后才能上卫生间，因为打坐后半小时内身体在吸收精华，这时候去大小便会把精华排出去的。也别喝凉水，可以吃东西，但不能吹风，因为这时候毛孔都开着呢。活动到脚很舒服了、不再疼了为止；疼也是治病，因为我们的关节气不通，通则不痛，痛则不通。这个疼在开始是有一个规律的：就是现在疼，明天也许比现在还疼，后天还疼，然后大后天就缓解下来了。疼——更疼——疼——不疼。打坐时疼也有规律：开始不疼，到20分钟疼，然后不疼了，40分钟又疼，它们都是有规律的，像波浪一样起伏。

学生：李老，为什么我是大腿根疼，别人是脚疼？

李老：每个人不一样，有的人臀部疼，有人腿疼，有的人脚腕疼。为什么痛，因为你习惯脊柱不直，气不通，意念也静不下来，只想着疼，此时身体、腰越要挺直，腰要拔腰，把臀部的重心压在会阴上，就会减轻疼痛。而且疼本身也是好事，要忍一忍。练功的时候，手不要乱动，别一会儿抓痒痒，一会儿擦眼泪，千万不要，因为这个时候精神非常集中，如果做这些动作，一会儿手就要疼了，或者发木；收功后，如果脸上发皱，头上难受，就搓手，干洗脸。

今天咱们能做到这程度，这是不容易的，很多人都做不了，你们能坚持下来，很好，回去要坚持，要努力。

第四编

怎样调整呼吸

要善养吾"浩然之气"

　　孟子讲养气——吾善养吾浩然之气，其实就是讲修道。"养"就是"去妄存真"。去妄，去除胡思乱想才能"其性存焉"；去妄想才有真，这个真，后来就叫"真气"。修道要涉及的三种能量，古代叫"气"，后天气指呼吸之气；先天气指生殖之气；有性感的气，写成"炁"，但并不是单指"空气"的气。这三种气，大不一样，我们练功、练气只能练"卫气"——生殖之气，它能强健身体，练成内力、内功；练武功，练内家拳，叫"混元气"；我们发力"自丹田出"，就是练的这个卫气。真气是养的不能练，养是"不想"，练是"有为"不能想，真气只有灵觉，如果一想，它就没有了！"经气"、"营气"也叫"荣气"，指经络之气；经气不能练只能调，修大道最后才能修出"真气"来。所以"炁"字就是无火，"火"代表君火元神，"相火"代表识神，后天思想意识。所以"炁"代表"不想"，为君火。

　　真元之气不是自下丹田出，而是出自泥丸宫，"意"气和"神"炁会合刺激泥丸，这时候就来真气了，叫"神意相会冲击泥丸"，然后修道的人才正式修冲脉（中脉），这叫"真气归中"。真气出现就会自动进入中脉，此时修道的人才算进入无为法。这就是它的奥妙，也是秘诀。有为和无为不是绝对分开，是逐渐进入无为，一绝对便错，无为中有有为，是多少的变化，是渐化突变。

修道每一步都有练法，每一步的验证，有每一步的理论，绝对是很严格的，也很难讨巧逾越。把道家的"无为"理解成"不作为"，解释"无为"就是古时候道士什么也不想干，白吃饭，不想当官。打个不太恰当的比喻，像是两个人辩论，水平太低的那个人必须把高的那个人的水平拉下来，低到跟他一样的程度，然后才能跟对方说几句。真正"无为"是修道之人本能所为，无为而无所不为，所以老子在《道德经》第一章里说："有欲观其窍，无欲观其妙。"无欲就是无为，不是不作为，而是人们先天就有的本能和功能，可是后天渐渐退化了，后天功能越不用，"损之又损，以至无为"，先天无为功能才能用，医家把先天无为功能叫元神，把后天有为思想的功能叫识神。

我们已经知道如何开意窍上丹田和神窍玉枕；"展慧中"开两眼两眉间的上丹田窍；收额"全身轻利顶头悬"、"常驭白牛车"出自《六祖坛经》是过玉枕的诀窍。当我们舌头能舔到小舌头根，"息停脉住"的时候，就进入返先天了，在完全"入定"的"虚静"里，阴极阳生，神意相会——"意气"和"神气"自动地并合一处冲击总窍泥丸，也就是正式地开泥丸窍了。冲击后会产生一种东西，要是有意地去感觉它，倒没有了；不感觉它，就好像有个东西——这就是《道德经》里讲的"道之为物，惟恍惟惚。惚兮恍兮，其中有象；恍兮惚兮，其中有物。窈兮冥兮，其中有精；其精甚真，其中有信"。"其中有精"就是这个东西，后来叫"真气"，"元气"，站在宇宙本体造化的功能上又叫它"先天一炁"。这东西"恍恍惚惚，窈窈冥冥"，想它，它没了；不想它，它就出来了。它会自动进入中脉，在中脉里走。

这就是出真气的方法和秘诀。修道修到出"真气"以后要无为，要不想，一动后天意念，真气就又没有了，所以要学孟子"吾善养吾浩然之气"，怎么养呢？"去妄存真"。那么怎么才能做到呢？打坐的时候卷舌塞喉，咬紧牙关，息停脉住（入定），万念化一念，一念化无念，识神退位，元神就位，窍门就在这里。

怎样调整呼吸（吐纳术）

人类在呼吸中排出二氧化碳，遇水会化合成为"碳酸"。"碳酸"是一种极不稳定的酸，容易和体内其他液体物质化合，有害人体组织。人类80%的疾病与呼吸有关，呼吸不当为致病的重要原因，其他还有如情绪、饮食、气候和不正确身姿等。

呼吸越慢的动物，寿命越长。当然也不是主张呼吸越慢越好，要"柔和，均细，深透，绵长"，最后以致完全停止口鼻的呼吸，而用身体的毛发呼吸。因为只要一吸气，中枢神经就要兴奋，不可能真正"入静"，更无法"入定"了。婴儿激动时，吸短，呼长，他是在驱动小腹蠕动，用呼吸可以控制自主神经，特别是"呼气"，可以促进副交感神经舒缓，可以抵消交感神经的兴奋，这一点很重要！因为人类疾病，虽然由许多因素造成，但反映在人体器官上，却是单纯的，都离不开自主神经的作用，都是表现为自主神经过度兴奋，这一点与情绪、饮食、劳累、气候、身姿不正是一致的。用呼吸可以控制自主神经，来抵消交感神经的兴奋，正确的呼吸方法可防病、治病。

调整呼吸一定要和调神同步进行，最终才能达到"闭息"、"止息"，即"灭息定"的地步。口鼻基本停止呼吸，用身体毛发呼吸，只有息止，才能心念静止，要"心息相依"才能"意气相随"。识神不用，则生气、积气，才能生精，此自"无为"

而能至"有为"。当能炼精化气、炼气化神、炼神还虚时，才能自"有为"而至"无为"。所以调息、调神是由"有为"转为"无为"的重要步骤。

呼吸方法，忌用：喘气、风息、声息、间断息。调息要使呼吸达到以下要求：

1. 匀、细、深、长，呼吸自然；

2. 不用力，轻、柔、慢、圆；

3. 不出声，不要想口、鼻，仍要守窍；

4. 最好不用口鼻孔，用鼻根、鼻窦、哼气、吸气，以后用咽喉。如果用鼻孔吸气，不可能吸长；

5. 肚皮在初练时，可以收缩、凸凹，一旦气脉打通后就不需再练肚子的凸凹，腰围和全身自然会涨。将来，小腹内收，贴背，小腹是基本不动的，最初练时小腹一定要放松自然；

6. 小腹要内收，有肚子贴背的感觉；

7. 渐渐由"腹呼吸"发展到"腰围"呼吸，再进一步从闭息到用"体"呼吸，即"毛发"呼吸；

8. 调息一定不能想口鼻，一想口鼻，血压会立刻上升，所以练调息要想一个"中心"，这个中心可以是下丹田，或中丹田、上丹田，可以是炁穴、下玄关或阴跷窍；

9. 调息要"意守中心"，意守的方法就是想"中心"在开阖，在呼吸，想"中心呼吸"就是"守窍"、"守中"、"守一"；

10. 调息、守窍还有一个原则就是意念向背后想，想后背部分，从后面想，不要从前面想；想身内的窍不要想身外，也可以想脊柱，一节节想，要反想，想后不想前，想身内，不想身外，所谓"反观内照"；

11. 要"阖目"想，不要睁眼练调息、调神；

12. 练调息、调神，会感觉身体越来越高大，不是缩小；只有"采药"时才感觉自身缩小；

13. 无论什么时候调息，守窍时腰、颈都要伸直、放松，还要松圆，要柔、要轻，要慢慢绵绵地呼吸。"吸唯绵绵，吐唯慢慢"；

14. "守窍"，如果总想着丹田一点是守不久的，它会跑窍，思想转移。"守窍"的秘诀是想丹田在轻微地开合呼吸，想它的感觉；

15. 开始练功时我们为什么要用腹式呼吸、用肚子的鼓瘪来带动呼吸呢？因为常人的横膈膜上有许多小孔，通常都被吸入的粉尘堵死了。所以，常人之息只能及喉，而腹部呼吸压缩（不用大力）的同时守窍，可以打通气脉，用意气相随、心息相依的办法调息。

调　息

　　吐纳术又叫调息。在植物神经支配下人体器官的生理活动，可通过呼吸，在意念控制下改变。因此，凡属神经功能衰弱或紊乱所导致的疾病，都可以采用呼吸来治疗，也可作为疾病的辅助疗法及强身防病之用。同时，不要误认为练了呼吸法就可一下收到治疗效果，这要看是什么样的病，就像健美一样需要苦练一段时期，才能练出结实的肌肉来。

　　无论采用何种呼吸方式，姿势要正确，站立或坐着时，身体要保持正直而舒适自然，精神收敛而心情开朗。呼吸时，无论是长吸短呼或长呼短吸，都要做到深长细匀而轻松自然，同时，可用意念贯注导引法来加强治疗效果。呼吸法及应用分述如下：

　　1. 延长吸气法：就是长吸，停一下，闭气，不要想吐气。吸气时自然慢慢地把气从鼻腭吸进去，吸后停一下，闭气，不想吐气，等气定一下从停息时自然呼出去。吸多吐少，吸长吐短，将来能练到吸一口气由三秒钟慢慢练到一口气能吸十六秒钟，吐停自然，呼出不到一秒。只要用心去体会，就可以熟能生巧而做得很自然。此法可增强交感神经的功能。适用于以下疾病：

　　● 心肺功能衰弱而出现呼吸短促及哮喘；

　　● 代谢率低而体弱畏冷；

　　● 心肌衰弱，收缩无力，导致血液输出量减少而致面色

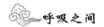

苍白；

●血压低而常觉头晕；

●脾肿大，减血功能过旺而招致贫血及出血；

●大小肠吸收功能差，导致营养不良及肠道与体内积水而出现腹泻与水肿；

●肾脏滤过率大而导致尿量过多，致身体呈现脱水现象；

●膀胱的括约肌松弛无力收缩而导致尿失禁。

2. 延长呼气法：吸气时，把气一下从鼻吸进去，根本不去想吸，只想小肚子，呼气时自然慢慢把气从鼻或口呼出去，开始由呼出三秒钟，将来要练到一口气吐出十六秒钟。千万不要急，不想吸，吐后闭气停不到一秒钟，其实已经自然吸了。此法可增强副交感神经的功能，适用于：

●紧张或兴奋过度而令血压升高；

●思想过度而失眠；

●甲状腺分泌过盛，导致代谢率升高而令手烫足热；

●大小肠吸收功能过强，使大肠里粪便水分过少而致便秘；

●胃肠消化液分泌不足而致消化不良；

●胆汁分泌不足，脂肪不易消化而导致饱滞；

●肾脏滤过率低而致尿量少；

●膀胱括约肌过度收缩，导致大小便不畅而患闭尿症。

3. 腹式深呼吸法：此法是混合延长吸气法及延长呼气法。呼气及吸气都须把气拉长。此法可同时增强交感神经及副交感神经的功能，使其能保持一定的兴奋而相互克制及协调。可适用于一般没有特殊及不明病因的疾病，平时可作为强身防病之用。用鼓肚子、瘪肚子的方法呼，可以加快打通横膈膜的不通。

4. 吸闭呼气法：在吸气之后就闭住气，在闭气时快速默念数字直至不能再闭得住气的时候就自然呼气，然后调整呼吸至气顺时再依样做至少十次。此法的治疗功效和延长呼气法相同，但其疗效比较强。闭气时间越来越长，练屏息方法。

5．呼闭吸气法：在呼完气之后就闭住气，在闭气时快速默念数字直至不能再闭得住气的时候就吸气，或任其自然吸气。然后调整呼吸至气顺时，再依样做至少十次。此法的治疗功效和延长吸气法相同，但其疗效比较强，这是练屏息法。

6．肛呼吸法：吸气之后就闭住气，同时用力收紧臀部的肌肉，并用意把气往下压住腹部而使之鼓胀，闭气至不能再闭得住的时候就呼气，同时立刻放松所有收紧的肌肉，这时肛门处就会有热感。再调整呼吸至气顺时再依样做至少十次。此法平时可作强身防病之用，尚可用于增强性腺功能及治疗痔疮，这是在海底生热安炉法。

7．锁颈呼吸法：吸气之后就闭住气，这时肩部要放松，下腭轻轻用力向内微收，尽量挤压住颈部的甲状腺，喉头使颈部的肌肉拉紧，而令头与颈接连处的神经有挤压的刺激。闭气至不能再闭得住的时候就呼气，同时放松颈部收紧的肌肉，这时颈部上段就会有热感。在调整呼吸至气顺时再依样做至少十次。此法可用作强身防病之用及增强神经功能，神经衰弱之人很适合练此法。

古人把腹式呼吸、腹部比作羊皮风箱，叫橐龠（音 tuó yuè）。

动物的呼吸频率大小，可以决定动物的寿限，见下表：

猴	鸡	鸭	狗
32 次/每分钟呼吸	30 次/每分钟呼吸	28 次/每分钟呼吸	24 次/每分钟呼吸
寿限	寿限	寿限	寿限
8 年	12 年	16 年	20 年
牛	象	人	龟
20 次/每分钟呼吸	18 次/每分钟呼吸	16 次/每分钟呼吸	2 次/每分钟呼吸
寿限	寿限	寿限	寿限
32 年	60 年	72 年	200 至 500 年

如果练功时，能"收小腹，拎腰，挺命门，松肾（外肾）"，

则腹压将大于胸压一倍，因而每 cc 血液内白血球会多出三四千个。

　　佛祖释迦，呼吸悠缓，静心，无念，由公元前 1028 年至前 949 年，共应立寿 79 岁。老子"虚其心，实其腹，绵绵若存，用之不勤"的呼吸方法，寿限由公元前 700 年至前 540 年，享寿 160 岁。现代吴云青练内丹，寿限 160 岁（1838—1998 年）。

调息的意义

修炼者一般不用后天之精和神，却很重视后天之气（水谷之气与空气）的运用。调整呼吸就是启用后天气来培补先天元气的一种方法。

"息"是由"自心"二字构成，"自心"是"内想自心"，就是不想外物、"于相离相"（定），也是心的自在状态，这是一种安定、宁静的状态。可以把"调息"理解为调整意念（调心），即入静之法，也叫"练己"。

因此，"调息"的全部内涵就是运用意识（想内不想外界），调整呼吸，使"意气相合"、"心息相依"、"意气相随"，使后天气转换得先天气的方法。总之修炼时的呼吸要同时伴随着"意"，等练到停止呼吸时（口鼻呼吸停止），意念才能停止（入静入定），调整呼吸为了最终口鼻不呼吸，口鼻不呼吸才能是真息、胎息、阙息。

调息的作用有四：

1. 寻求真意，进而入静。

2. 细胞的新陈代谢是生命运动的基础，吸氧吐碳，气体交换的过程：一是通过肺，二是通过用"神念"促进细胞膜上气体的交换，从而可以大大提高生命活动的能量代谢率。

3. 食物中的养分有一部分进入胸腔与天气、空气相合，三者形成"宗气",可以"贯心以通血脉"造成心脏力,促进心血管的代谢作用,使全身的气血和畅。

4. 促进丹田开合,启动真气,加强真气的运行,并使先天气通过后天气得到培补、充实。

安般守意(呼吸)法:调整呼吸是为了达到"止息","入定"(佛教练呼吸叫"安那般那")。其实每天念经、持咒也是在练呼吸。

1. 在筑基阶段,练"气"用"意"是主要的(意气相随,心息相依,二者不可分)。

2. 呼吸越慢的动物,寿命越长。

3. 因为只要"虚其心"(舒张打开胸腔),"实其腹"(松小腹,自然贴背),就能使呼吸"绵绵若存,用之不勤"。因为只有提高腹压,减少胸压,才能做到呼吸柔、细、深、长(吸唯绵绵,吐唯慢慢)。

4. 充分的呼气,可以减少碳酸在体内的积存,在呼吸中排泄"碳气"(CO_2),"碳气"遇水合成为碳酸,一种极不稳定的"酸",很容易和体内其他带水的物质结合而藏在人体组织中,人类的所有顽症和病因,几乎都与这一因素有关,最为显著的,如风湿病、类风湿病。除去病毒细菌感染的病,要靠自身免疫和抗生素,其他疾病如肾病、心血管病、糖尿病、骨质病、前列腺病、风湿病、消化系统疾病、肝病、呼吸系统疾病等病毒、细菌的传染,也与呼吸传染有关系。充分地呼气,可以减少碳酸在体内积存(但也会把氧气带出来而缺氧,会打哈欠),所以还需要补氧。

5. 腹部的蠕动,可以起到泵(吸筒)的作用,还可以①帮助消化;②加强周身血液循环,协助心脏净血作用;③使横膈膜涨缩,帮助肺泡空气的交换;④深呼吸可以调整自律神经的平衡性。

6. 在收心止念的阶段，调息的目的是为了引导"入静"。

7. 在初步收心止念的阶段，要用腹部"正呼吸"（又叫调息）。

8. 在任督两脉未通之前，要练成"逆式呼吸"的习惯。因为只能用"逆呼吸"才能"运转河车"，自发运行周天（在丹经中，"逆呼吸"被称为"调真息"，又名"息调"）。

9. 再进一步，是不藉呼吸，内气可以自行运转，被丹经写成为"潜气运行"，而达到"止息"目的，达到"丹田内呼吸"、"胎息"的目的，又叫"自然屏息"，又叫"小周天"。此时已不强调用后天呼吸了，不再用吐纳功夫了，此阶段成为"小周天"。

10. 练呼吸和调息是有区别的，"真人之息及踵"，称踵息为深深之息；"凡人之息及喉"，凡人呼吸至中脘而回，不能与祖气相连（祖气就是先天的精气）。真人的呼吸是不用意领的，它直贯口腔，而上至夹脊，流入命门与气相连，如磁石吸铁，同类相亲，这种呼吸之气叫"真息"，是深深之息，是"贴背"的气息，也叫"炁"。

11. 炁是指在补精阶段，精、气、神已渐渐合凝（靠息调），称作"产药"。药不是自发的性感，而是因精、气、神合凝了，而产生出的性感，"炁"是精与气已相合的代号，所以元气、真气、炁是一个东西，都是精与气与神合凝之气。

12. 打通小周天，是后天气与先天气相合为一（深深地吐纳，产生性感的吐纳气），起于会阴窍（阴窍），上至夹脊窍，过玉枕，冲泥丸，降至下丹田，就叫"升阳火"、"降阴符"，此时它炁通八脉，"先天气与后天气得之者，常似醉"（崔希范语）。"升阳火"是通督脉；降阴符是通任脉。

13. 在丹经上用"息"，指的是"内呼吸"（胎息）即"潜气运行"，它是调形和调息后的结果（息不是一般呼吸），也叫胎息、"先天呼吸"、"丹田内息"，这时鼻吸微微，若有若无，此时好似口鼻呼吸（外呼吸）已停止，八脉全通，全身舒畅，只有内气潜行为，这才只是初步的功夫（小周天）。

14. 由于调息"而心安理得，理得则心神如一，心息相依，意气相随"，才能达到忘我的境界，此时静中生动（自发动），则"外药"生（外药是体外之精气与体内之精气的合一）。筑基将成。

15. 神、息俱安以后，方能练药、调药，求得这种神、息俱安的境界，非用"踵息"、"胎息"不可。

16. 什么叫"胎息"？《胎息经》说："三十六咽，一咽为先，纳唯绵绵，坐卧皆然，行立坦然，实曰内丹，非只治病，决定延年。"《悟真篇》说："心不动念，无去无来，不出不入，自然常住。"

17. 什么叫"息调"和"调息"？张伯端《青华秘文》说："故静坐之际，先行闭息之道，闭息者，后息受抑，本一息续之。今则一息既生，而抑后息，后息受抑，故续之缓缓焉，久而息定，抑息千万不可心动。"闭息止息都不是故意憋气，不喘气。《悟真篇》说："慢守药炉看火候，但安神息任自然。""动心则逐于息（只想呼吸了），息未止，而心动矣。"所以闭息时，又要存心，要守住窍，不能想呼吸，则心不动，而息亦息矣！

18. 张伯端说：调息为辅助入静之功，后来丹师称之为"内呼吸"，即口鼻止息，即先练鼻吸，长吸不考虑吐气，吸气要慢（用颚窦，内鼻根部），吸后要忍气不吐，"忍"也叫"抑后息"，时间越长，自能"止息"，而心不动。《指玄篇》说："但能息息常相顾，换尽行骸，玉液流。"（口水增多）又说，"息息归根，乃金丹之母"（根有"根蒂"之意，为脐；又有身根之意，为密处），调息为入手功夫，凡人之念，依着事物，忽而离境，则不能自主，虽能收回守住窍，但未几又复散乱，所以用心息相依之法，拴系此心由粗息入细息，才得将此心离开外境，而独存其真。从"有为法"用"调息"再练到"息调"，这是入"无为法"的必经之路。内丹练功前，要注意血压，血压不同，练法不同。

男女正常血压表（公差约为10%）

年龄	男性			女性		
	心缩压	心舒压	脉压	心缩压	心舒压	脉压
11－15 岁	100	62	38	96	60	36
16－20 岁	104	64	40	93	61	37
21－25 岁	106	66	40	100	63	37
26－30 岁	108	68	40	102	64	38
31－35 岁	110	70	40	106	66	40
36－40 岁	112	72	40	108	68	40
41－45 岁	114	73	41	110	69	41
46－50 岁	116	74	42	112	70	42
51－55 岁	118	75	43	114	71	43
56－60 岁	120	76	44	116	72	44
61－65 岁	122	77	45	118	73	45
66－70 岁	124	78	46	120	74	46
71－75 岁	128	79	47	122	75	47
76－80 岁	130	80	48	124	76	48
81－85 岁	132	81	49	126	77	49

最低血压表

年龄	男性		女性	
	高压	低压	高压	低压
11－15 岁	100	62	96	60
16－20 岁	104	61	98	61
21－25 岁	105	65	100	63

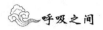

年龄	男性		女性	
	高压	低压	高压	低压
26－30 岁	106	68	102	64
31－35 岁	110	70	106	66
36－40 岁	112	72	108	68
41－45 岁	114	73	110	69
46－50 岁	116	74	112	79
51－55 岁	118	75	114	71
56－60 岁	120	76	116	72
61－65 岁	122	77	118	73

不同血压练法

高血压	正常血压	低血压
降压、观足心（10－30 分钟）；象座，不盘腿。降阴，守脐内；呼长、不想吸气、拆桥（15－20 分钟）；升阳，观守脐内（40－60 分钟）。 自然盘腿；还原，收功，10 分钟。	降阴法，观守脐内，内视；象座，不盘腿。以吐为主，吐长，不想吸；20－30 分钟；观前方一米远空气点，调整颅内静脉压 10－20 分钟；升阳：盘腿、合手、咬牙、搭桥。 吸长不想吐，40－60 分钟；收功，还原，10 分钟。	降阴法，10 分钟盘腿，守脐内；吐长不想吸；平视法，5 分钟盘腿，观空气点，呼长，不想吸；升阳观顶法，40－60 分钟，盘腿、咬牙、搭桥、合手、闭口、盘腿、呼长不想吐；还原，收功 10 分钟。

1. 升阳法（延长吸气法）：主增强交感神经功能。

● 心脏病，脑病，心肺功能衰弱，呼吸急促

● 哮喘，心虚气短，呼吸道疾病

● 怕冷，面无血色，苍白，减血功能过旺，贫血，出血

● 血压不正常，常觉头晕，高血压病

● 脾胃病，大小肠吸收功能差，积水，腹泻，水肿

- 尿频，前列腺炎，尿失禁，遗精，肾功能失调
- 肝病，肝炎，肝患气病，肝脾肿大

2. 降阴法（延长呼气法）：主增强副交感神经功能。

- 紧张，兴奋，心跳过速，降低血压
- 思想过度，失眠
- 甲亢，代谢率高，手烫，脚热
- 便秘，大小肠吸收功能过强
- 消化不良，肠液、胃液分泌不足，积食不化
- 胆汁分泌不足，脂肪不易消化，饱滞
- 尿少，肾滤过率低，肾炎，小便不畅，尿闭症

3. 混合法：同时增强交感、副交感神经，强身，防病。

4. 提阴呼吸法（压气，鼓肚子）：可增强性腺功能，强身，防病。

5. 锁颈呼吸法（用下巴压住甲状腺，喉部使颈背肌拉紧，吸足，抓地，不想吐气）：缓解神经衰弱。

降阴呼气法对强身健体，在生理上有效益如下：

（1）按病因分类：因体内碳酸积聚过多而引发的病症（有√者，已明显试验有效，其余要坚持常练也会证明有效果，但慢些）	（1）慢性病 如：关节炎√ 气喘病风湿病√ 高血压 心血管病 老年脑梗	（2）难治的病（中期） 红斑狼疮 胶原病 荨麻疹 肾脏病 癌症	（3）急性病 中暑病√ 凝肩痛√
（2）因自主神经失调引起的疾病： 以吐长为主的呼气法，大量吐气	（1）慢性病： 糖尿病 高血压√ 冠心病√ 狭心症 心肌梗塞	（2）难治的中期患病 神经性肠胃病√ 胃下垂 过敏症 胃溃疡 心律不齐√	（3）急性病 胃炎√ 发烧√ 胃酸过多√ 失眠√ 脑缺血√

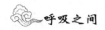

续表

(3) 因腹压吐气不足而引发的痛：要慢慢收腹吐气	(1) 慢性病：	(2) 难治的中期疾病： 心衰竭 肝病 各种炎症	(3) 急性病 便秘√ 脑缺血√ 痔疮√ 凝肩√
(4) 由于空气感染		气管炎√	伤风感冒√

1. 练功的环境要求室内昏暗，空气新鲜，非常安静，室内温度 23－25 度，空气略潮湿。

2. 练功的方法：行、住、坐、卧、盘腿都可以，以最舒服为好。

3. 身体姿势要求（以下几点要求非常重要，不可轻视）：

●全身放松

●腰向前挺

●头向后引，耳对肩，不要低头

●收下巴，轻压喉

●头轻轻一节节上顶，略向前，向上顶（如手臂立刻发麻为正确，此时已经自动意沉丹田了）

●颈要特别放松

●前胸开扩，要开心

注意：腹压一定要大于胸压，不能挺胸，是扩胸，开心。胸部、心脏不能动，《道德经》说："虚其心实其腹，绵绵若存，用之不勤。"

胎息法

胎息法，即内丹。

魏晋时的《胎息经》说"胎从伏气中结"（结胎是靠胎息，不喘气，用肚脐收缩呼吸，以致屏息、止息），"气从胎中息"（想自己是胎儿，在娘胎里靠胎脐喘气），"气入全身谓之生"（此时全身有麻胀运走、发热的感觉），"神去离形谓之死"（心神专注在脐内胎儿之脐在喘息，略凸凹，不用力，如分心，就叫心死神去，回到"有为"），"知神念可以长生"（神念是先天本能的下意识、潜意识，不是故意去想的，懂得不妄想，不用后天意念，就叫知"神念"，可以长生），"固守虚无以养神气"（保持身体尽量放松，"虚松"，脑子不想事叫"无"，可以滋养神气，即所谓养神），"神行则气行"（神气是本能地在身体内，养而后精气，也就跟着运行），"神住则气住"（神气一停，则精气也停住不动），"若欲长生，神气相注，心不动念，无来无去，不出不入，自然常住，勤而行之，是真道路"（神凝，气停［住］，就叫神气相住，神炁和精气互补）。

丹道和胎息，胎息是炼内丹的一种方法，王重阳说："学道无他，在于养气，心液下降，肾气上腾，至脾元（指黄庭），氤氲不散，则丹聚矣。"（见《茶香室三钞》卷十八）

李晔《六砚斋笔记》中记载：马丹阳说："夫道以无心为

体，忘言为用，柔弱为本，清静为基。节饮食，绝思虑，静坐以调息，安寝以养气，心不驰则性定，形不劳则精全，神不扰则丹结，然后灭情于虚，宁神于极，不出户庭，而妙道得矣。"

《马丹阳道行碑》中唐幻真先生说《胎息铭》讲："三十六咽，一咽为先。吐唯细细，纳唯绵绵。坐卧亦尔，行立坦然。戒于喧杂，忌以腥膻。假名胎息，实曰内丹。非唯治病，决定延年。久久行之，名列上仙。""子时咽之，尤养生。"子时是指阳气足的任何时候，不是真的在子时才能咽。咽津就是咽口水，口水常咽可以补精气不足、肾虚、肾亏。

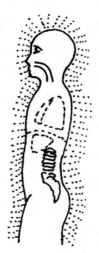

当深入定时，呼吸的方法为"灭息定"又叫"灭烬定"，因为这时仍靠鼻孔吸气，中枢神经必兴奋不能止念，所以入定时要胎息

明朝王文禄《胎息经疏》云："此胎息铭也，调气咽津以补中宫元气，每时三咽，子时咽之尤养生。"咽津养生又称为"胎食"，《汉武帝内传》："习漱舌下雨咽之，名曰胎食。"

孙思邈的《千金要方》卷十七："玉泉者，口中唾也，朝旦未起，早漱津令满口乃吞之。"

呼吸的重要性

我们修炼，不管是佛门的、道门的、儒门的，都要掌握"止息法门"。

息，特指修道人的呼吸往来，我们现在还谈不上息。我们的呼吸主要跟空气里的氧气打交道，一呼一吸到达肺里，横膈膜以上而已。庄子说："真人之息及踵，众人之息及喉。"这个在佛学里叫"风"。所以我们现在也要练呼吸，以便"由风入息"，最后达到"息停脉住"，真正入定。进入无为法的修炼，也就进了金丹大道的门了。

现在，我们练的时候，不要平均呼吸。什么叫平均呼吸？吸三下，吐三下；一二三吸，一二三吐，不要这样练，这样练不出功夫来。我们练的时候要练"差额呼吸"，这种"差额呼吸法"，在佛教里面就叫"安般法门"，就是呼长吸短，意念管呼，不管吸；或者反过来，吸长呼短，意念管吸不管呼。吸长呼短，古人修道用做"升阳法"；呼长吸短，古人修道用做"降阴法"，都很关键。

具体修炼的时候，开始练吸三下，练一段时间，慢慢地能吸四秒钟，再慢慢地练能吸五秒钟，但是要自然，一直要练到一口气吸十六秒钟（也许要练一年到数年之久，因人而异），忍住不想吐气，事实上忍一秒钟时，已经吐了一点气了；反之，呼也一样，一口气要练到吐十六秒钟，闭气，忍，渐渐屏息，止息的时间会越来越长，别憋气。我们现在还谈不上"练息"，现在算是"练风"，总之就是不要像平时那样平均呼吸，要差额呼吸，要自然，古代把练习呼吸的修道人叫"练气士"，就是这个原因。差额呼吸很重要，如果我们呼三下，吸三下，基本没有什么治病的效果。那么凡是阳性病，太阳病、少阳病，比如发烧、脸红，一号脉是阳性的病，就用呼长吸短的办法来修炼治病；凡是阴性病，比如少阴病、厥阴病，脸色苍白，身上怕冷，那我们就用吸长呼短的办法修炼治病。所以，我们要是有高血压病，就以呼为主；低血压，就以吸为主——修炼内丹更要注意呼吸。

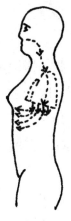

妇女意守膻中窍时，上腹部在呼吸开合、凸凹，此时，要张开胸膛，这叫开心，开胸，虚心实腹

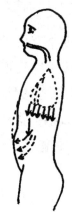

肚子凸凹，轻柔不用力。开始练功要意念和呼吸互相配合，"心息相依""意气相随"。以后不是始终练功要肚子凹凸，而是下腹始终内收，贴背

上腹部呼吸示意图　　　　**腹式呼吸示意图**

现在公园里也有些人练吸呼，叫"吸吸呼"，我在地坛、天坛公园都看到有人在练。这个方法就是延长吸，然后要停。这样练，相当于做人体内部的"有氧运动"，做着做着会体内生热，而癌细胞怕热，癌细胞在特定的温度下是不能存活的；而且我们知道"卫气"可以运用意念引领，卫气，能护卫我们的身体，那么我们延长吸来呼吸，再意守相应的病患部位，让身体的某个局部温度升高。原来在北京北安河九王坟处曾开过一家防癌治癌的医院，前后开了七年，我当时兼任医院院长，防癌治癌就是用这种方法，呼吸法门运用得当，是有效果的，比如吸吸呼停，然后

脚跟着动。1957年有一部革命爱情电影，曾经风靡一时，叫《柳堡的故事》，这是女演员陶玉玲的成名之作，她演那个女主角二妹子，结果陶玉玲成了五六十年代我国观众的"红色恋人"。陶玉玲成名了，但后来她还年轻时就得了口腔癌和乳腺癌，她就练这个——"吸吸呼停"；现在，她可能七十多了吧，还在电视里介绍这个"吸吸呼停"呢！她是个聪明人，实实在在修行，结果把握住了生命，没有开刀，奥运会开幕式上，她还参加了表演。

下面我们要教"采药炼丹"。"采药"的时候，我们就是用这个，这种延长吸的方法。练呼吸，就是练习控制呼吸，呼吸要匀细深长，要练呼长吸短，或者吸短呼长。呼长吸短时或吸长呼短时，要想小腹部，不能想口鼻，最好是腹部凸凹，鼓涨，自动鼓涨不要用力带劲，否则血压升高，是要腹部鼓涨带动吸气吐气，应该吸时不想吐，吐时不想吸，吸吐不要想口鼻（这是初始练法）。

我们修道，先这么练，练"风"；最后就能够达到"止息"的程度，这就是训练"止息"的方法。一开始练功打坐，我是一分钟呼吸两次，后来就是八九分钟一息了。所以毛主席在长江里游泳，他不是漂着的吗？他用的就是这个方法，他抢一口气，憋着，然后人就浮在水面上了。原先在昆明湖，燕京大学有个外国教授，能躺在水面上看报、抽烟，其实就是憋气、抢一口气而已——从这个方法开始，渐渐地"止息"（憋气）。我们练呼吸的目的，最后是"止息"，也就是靠毛孔来呼吸，配合意念，可以达到"息停脉住"，这时候才算是真正得定了。

佛教由西域传至我国，传入的佛经前三百多年都与练呼吸"安般"有关。我的经验是最好不要用"呼吸"二字，我以为用长"喘气"为好，因为你一想呼吸就想用口鼻，用鼻孔吸气是吸不长的（其实和尚、道士念经，也是练呼吸的一种方法）。"喘气"是一种顺其自然的呼吸方法。

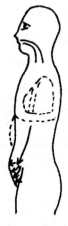

为打通横膈膜，小腹（下腹部）的呼吸要鼓瘪

最初为了先要把尘埃堵塞的肺下横膈膜上小孔打通，所以先要练腹式呼吸，等气脉已通，就不凸凹了

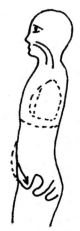

当我们意守下丹田时，因年龄偏大，精气不足时没有发涨、发热、性兴奋感觉时，可以意守阴跷（肚门前口），此处又叫炉底，呼吸时，用密处凸凹的方法

下腹部呼吸示意图　　　　　　密处呼吸示意图

我们修道，必定要训练呼吸，所以先要憋气，憋气在修道里面叫"屏息"。屏息，就是你拿一根线往针眼里穿的时候，屏住呼吸不喘气，这就叫"屏息"；但是屏息只能算"入静"，不能算"入定"，只有息停脉住，达到毛孔呼吸，才能算真正入定。

现在大家当一回"练气士"，具体修炼一下吐纳，就是呼吸的方法，佛教叫它安般法门，也就是"安那般那"；道家就叫吐纳法。在我们初步修炼吐纳的时候，需要"正身"，就是调整姿势。正身要达到什么目的呢？达到不用想正身了，不用故意调整姿势了。这样一来，你长期都堂堂正正的，姿势都是自然调整正确的。正身真正到位了，你会觉得任何椅背都是多余的，也不喜欢腿抬高、跷二郎腿了，因为气脉通了。我们开始练，就非得讲正身，讲调整姿势，因为我们身不正，管道不通，气脉不通，所以调整姿势的目的是为了让气脉通，才能意静，意静就是心平气和，不想事了。从修大道方面来讲，正身也是要求我们先堂堂正正地做人，做一个正直没有歪心眼的人。

现在我们复习一下"七支坐"，以及里边的要点。

从做人的道理来讲，正身既是养生，也是做人，会养生就一定会处世。为什么？人在意诚身正的情况下，虽然达不到"入定"，但至少是"入静"了；宁静以致远，在这种心情非常平静的情况下，人是非常理智的，待人接物，决策决定，协调用人，都是在脑子清醒的情况下做出的。所以，我们入世修道有一条做人的原则，就是凡是在激动的情况下，不要作任何决定——比如，要跟人家签协议，要投资或者不投资，去不去这个地方，一定要心平静了再定。静能生定，定能生慧，所以说会养生必会做人，必会处世；会处世的人必会养生，就是这个意思。

释迦佛讲法讲了四十九年，到最后，他跟他的弟子说：我老实告诉你们，我这一辈子给你们说法，其实我什么都没有说。（见《金刚经》："若人言如来有所说法，即为谤佛，不能解我所说故。须菩提！说法者，无法可说，是名说法。"）这话，当时有的弟子明白了，有的弟子不明白。他的弟子阿难，后来就问了："你老人家讲了四十九年了，还说什么也没讲，那你走了以后怎么办呢？我们向谁去求教？"释迦佛说了一句："以觉者为师。"就是以觉悟的人为老师。后来，有人把这个"以觉者为师"就改成了"以戒为师"了，这个很麻烦。戒怎么能为师呢？那只是规范制度，它怎么做导师？岂不难解。你不吃肉了不说谎了，那不过是准备学费去找真正的导师学习，佛教密宗叫"修资粮"，资粮够了，才能够找到真正的"觉者"为师。

现在的人动不动就觉得自己持了几条戒就是学佛，真正学佛，就要"去妄念空"，不要妄想，念头要虚空，如果我们能让自己的胡思乱想靠边站，让自己的心猿孙悟空靠边，我们自然就修行了，就这么简单。丢妄念，才能度到彼岸世界——空界，空界就是以精神为主的反物质世界，我的左脑感知一切是实，而精神是空，而右脑能感知精神是实，而一切事物是空，所以佛经上说："万法皆空"，因为我们生活在物质世界，学会感知物质和改造物质的功能（叫阴六根），把感知精神才是实而物质才是空的右脑功能（元神）退化了，所以认为物质才是实，练功其实就是暂时将我们能感知物质世界的功能放下不用，这样才能恢复我们

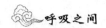

先天的功能。

呼吸在修行里为什么这么重要？因为呼吸和我们的思维息息相关——尤其是吸气，必然要影响中枢神经；其他五根（眼睛、鼻子、耳朵、嘴巴、皮肤）都要靠大脑的思维才能分辨思量，都需要通过意根（也就是大脑）来起作用，所以，"意根"靠边站了，其他五根也就靠边站了，这样就能去妄念，进入空界，其性存焉。要想去妄念，口鼻就不能呼吸，口鼻里的牙、舌、鼻窦等都是大神经，一呼吸必然刺激大脑思维，妄念纷飞，所以要止息。止息的最高状态就是灭息，罗汉能达到"灭尽定"、"灭受想定"，这个才是学佛的正果。

修道的人讲究拿根鸡毛粘在鼻子上，鸡毛不动这才能叫"入定"，鼻子一喘气就入不了定，因为中枢神经活动了，后天的妄念又开始纷飞了。练功是要暂时忘掉我们在这个物质世界所学的东西，像婴儿一样恢复我们先天的功能，这种功能（又叫人体潜能、阳六根、五眼六通）本不是用在我们物质世界的，而是用在"彼岸世界"、是用于在"空界"、以精神为主的世界的，站在精神为主的世界看物质，一切都是"空"，所以叫"万法皆空"；精神世界，又叫彼岸，在哪里呢？其实就在眼前，因为我们人类是生活在三个世界（佛教把不同的宇宙时空区叫不同的大千世界），人类生存在三个不同的时空区中，它们套叠在一起，我们感知的物质世界是三维空间的"空界"，反物质世界是六维空间，就是以精神为主的"彼岸世界"，还有一个叫"无"的世界，也叫"合"的世界，是九维空间的，只有佛才能感知这"真如一界"，它们一切是绝对的。道家也认为我们是生活在三界之中：有界，有无界，无界。其实三界也是比喻。左脑功能指"有界"，右脑功能指"有无界"，三界都在我们的大脑中。

这个止息，说句实话，也不过是修小道。真正的大道是什么呢？就是金丹大道，修炼内丹。其实修炼内丹和学佛太一致了，当然也有不同，但目的、路线是一致的。张伯端张紫阳真人是道家全真教龙门派的南五祖初祖，初练他就说过：佛家的修炼方法和道家的修炼方法太一致了，越高级越一致，只不过，在初练的时候，道家讲得更细致具体，而佛家就讲得笼统些。

比如，道家逐级讲炼精化气、炼气化神、炼神还虚、炼虚合道，对这四个阶段的前两个阶段讲得特别具体；而佛家就讲得很笼统，就讲"暖、顶、忍、世、第一"。但是，到后面的高级阶段，佛家讲得更具体，而道家则讲得笼统了，并不是它们不同，而是用的话语体系、修炼的方法略有区别而已。《金刚经》中说："一切贤圣皆以无为法而有差别。"所谓"东方有圣人，西方有圣人，此心同，此理同"。像佛道两家，初级阶段都是以行善为主，都是在"修资粮"。就中国的广大群众来说，真正学佛修道的，实际上是非常一致、不谋而合的；很多的不同，有的确实是印度和中国的话语体系或者思维方式的不同造成的，但另外有很多不同，是人为的，是后人人为加上去的，所谓"门户之见，宗派之争"，这个跟真理就没什么关系了。

所以我们不要去争论，修大道的人不跟人争比，那些"我修炼的是佛家的，你修炼的是道家的，我就比你高"的说法，都是违背法教的。所谓"法法平等"，不要去争，认真修行，不要去争是非短长，时间长了，自然就能证明什么是对的、什么是不对的，这个也是修道中涉及的做人道理。"止息"从做人的大道上来讲，就是停止和人争斗，从小道方法上来讲是停止口鼻呼吸。

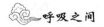

用"六字诀"保健康

　　呼吸的方法，不仅对我们修道很重要，就算只是求个健康的生活，也非常重要。

　　现在国家体育总局和卫生部推行的四种古代功法，分别叫"六字诀"、"易筋经"、"八段锦"、"五禽戏"；但是很可惜，现在国家推行的这四种功法，都不是修道自发出现的，而成了一种体操——其实这四种功法，都是古代佛道两家的修行人炼内丹时产生的外动的功夫。现在这些功法大多徒有其相，而无其实。

　　这四种功法，跟我们的呼吸有特殊关系的，就是"六字诀"；"六字诀"是陶弘景推广的，或者说是他发明的，他用六个字的发音来治疗各种不同的病症，很有效果，所以一直流传到今天。

　　"六字诀"里第一个"呵"字，吐气开声，有助于防治心血管系统的疾病；如果肝经有问题（肝经就是所谓肝的系统，按我们的说法，也包括人的内分泌系统这一类的疾病），用的是"嘘"这个字；治脾胃的疾病，用的是"呼"字，可出声，可不出声；肺经有问题的、呼吸系统有病的，咳嗽之类的病用的是"嘶"字，用来调治呼吸系统和治肺经病；肾经有病，肾虚的，用的是"吹"字。人身体里有上中下三焦，上焦是属于呼吸系统的，中焦属于脾胃和肝经系统，下焦属于泌尿和生殖系统，如果三焦有病，用的是"嘻"字，这个很有效。

"六字诀"对我们平常人修道很有好处，如果感觉累，你甚至可以不出声念。有的时候，在修炼的时候，我也用"六字诀"，刺激"总窍"里边的脑垂体，带颤音地念"呼"，可以刺激脑垂体，效果会更好一点；肺不好的念"嘶"，肾不好的念"吹"，三焦都有病的念"嘻"。

很简单，大家平时没事可以用这个方法，但练的时间不能长，时间过长会伤气，不要超过半小时。这个方法在古代很有名，供大家参考。

明朝的冷谦主张，"肝若嘘时目要瞪圆（去寒）"；"（吹去热）肺咽气双手擎（双手托天交叉）"；"（呼去风）心呵顶上连交叉"；"（嘘去寒散滞）肾吹抱取膝头平（弯腰抱膝）"；"（呵下气）脾病呼时须撮口（去风）"；"三焦客热卧嘻宁"，念嘻字，最好卧念。

学习炼内丹

现在我们具体来炼内丹。大家现在就可以实验，可以做一做。开始练的时候，如果在床上，我们用的是"象坐"。为什么？因为直接盘腿打坐很累啊，那就可以坐象坐，因为大象坐起来就是这个姿势——当然，刚开始炼内丹，大家也最好像南怀瑾先生说的那样，把屁股底下垫高，这样直腰就容易了。和尚道士他们练功的坐垫就是后高前低，不过，我要告诉大家一个秘诀，打坐盘腿时，千万不要把上身的重心压在两个臀尖上，身体形成90度，形成 L 形，要把重心压在会阴上，因为一挺腰，小腹收，上身长高、前探，自然把上身重心压在会阴上，而不是臀尖，臀尖是虚离坐垫的，不然久坐必痛。上半身是插在你盘腿莲花座的中间，不是后面，不是上身重量压在臀尖上，千万，千万，否则久坐必腿疼。

有一年我去欧洲、美国，他们的电脑椅跟我们的不一样，我们是活动的转椅，他们有一种不是，它那个椅子，前下方是夹板似的两块斜板，人坐上去脚不挨地，是靠跪在那两块斜板上的，然后人重心靠前，挺腰直背，所以，不会弯腰驼背。

现在就开始试着炼内丹，如果系有皮带的，请松开皮带，不要束紧腰腹。等我们具体炼内丹的时候，带松紧带的短裤最好也不要穿，如果没有系带子的短裤，就把带松紧带的短裤直接脱到

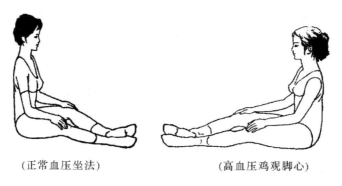

（正常血压坐法）　　　　　　　（高血压鸡观脚心）

象坐

大腿根；不要让腹部有任何的带子来束缚它，要宽衣解带。为什么？因为这里有带子勒着，气不容易通。要是穿松紧带的短裤、内裤，可以把短裤捋到大腿根部，让小肚子不受松紧带的束缚，影响呼吸。

现在我们炼丹，关键不许意想鼻口，难就难在这儿，因为炼内丹的关键是掌握呼吸法门。

请大家坐直，腰要直；吸，慢慢……慢慢肚子鼓起来，别猛，慢慢地，肚子一点点鼓起来；停一停，忍一忍，然后就放松，别管呼气，慢慢……慢慢肚皮缩回去了——这个方法叫正呼吸，也叫"调息"。

观想着小肚子，吸，慢慢腹部微微地胀起来了，不用力，不吸怎么胀呢？肚子慢慢胀起来了，胀起来的时候，全身都麻了；然后，慢慢让它自然地下去，要慢，要均匀，呼吸要匀细深长，那个气好像可以渗透到五脏六腑。总之，好像不是口鼻在呼吸，而是肚皮鼓瘪带动呼吸。

吸，慢慢地肚子鼓起来了，稍停一停，忍一忍，别太猛；然后慢慢松下来，肚子就瘪进去了；想着你的下丹田窍，吸进去了，吸的时候绵绵的，憋一会儿，然后放松，腰拔直，肚子就缩进去了。

吸，肚子鼓，甚至于周围的腰都鼓起来了。一鼓起来，一直麻到脚，一直麻遍全身，这样治病的效果就好；又慢慢地松下来了，不要想鼻口（想鼻口血压就上去了），要觉得是你的小肚子在吸气、在呼气。想后腰呼吸也可以，想你的后腰张开了，腹部慢慢地缩下来，小肚子就贴背了；忍 下，再来吸，忍的时间会慢慢地越忍越长。最后变成是全身的轻轻鼓瘪，用整个身体的开合来呼吸。

这个呼吸的方法，治病效果非常好，可以打通微循环，将来要渗入骨膜，甚至入骨髓，就是防治风湿病、各种骨关节的疾病，治老年腿疼。呼吸要均匀，吸也好，呼也好，要均匀，不要断断续续。

很好！慢，别着急；匀，均匀，柔和，匀细深长。如果我们在家，躺在床上也可以练，但别超过半小时，因为超过半小时就太累了，忍一忍，但千万不要忍得胸部发闷、头发晕，这就不对了。放松，身体放松，背部张开，好像气在背部走，想我们的丹田、气海。

呼吸、意念一定要结合，"意气相随，心息相依"，这跟日常的呼吸是不一样的，不能想外界，只能想体内，也可以想后面（后脊柱、后腰椎）反观内视。

吸，如果呼吸觉得困难、别扭，可以扩胸，可以把胳膊张开一点，不要压着腋窝——因为胳膊压着腋窝，喘气就费劲，就好像抱球似的。让胳肢窝有一点虚空，这样呼吸就舒畅了；如果是压着它，呼吸会很难受，这叫合手虚腋。

这样就呼吸舒畅了。如果躺在床上练习呼吸，枕头要比平时稍微高一点，以便"鼻拉脐"。其实呼吸的出入，不是靠鼻孔，如果你用鼻子吸气，根本吸不动、吸不长，而是用鼻根和口腔内部在喘气，将来是口腔在喘气或鼻根在深呼吸！

那么修道是个"顺则成人逆成仙"的过程，我们刚开始练，不说"成仙"，首先至少要突破寿命的限制，求得长寿健康，死的时候能好死，痛痛快快抬脚走人，谁也不麻烦。要达到这个目的，就要气脉通。气脉真正通畅的标志就是"一呼一吸及踵"，所以我们呼吸的频率与我们的寿命是成正比的。

大家看第 135 页表格，鸡一分钟呼吸 30 次，它的寿命只有 12 年；鸭子一分钟呼吸 28 次，它的寿命只有 16 年；那么狗呢？它一分钟呼吸 24 次，所以它活 20 年。狗很有意思，你养狗，它临死的时候不死在家里，跑出去找地方去死，很奇怪的。那么牛呢？它一分钟呼吸 20 次，所以它的寿命有 32 年；那大象呢？大象是每分钟呼吸 18 次，它的寿命是 60 年。一般说来，人的呼吸是 16 次，如果你每分钟呼吸 16 次，就可以活到 72 岁；换句话说你每分钟呼吸 18 次，你就只能活到 60 岁。乌龟能做到一分钟呼吸两次，所以它的寿命能达到 200 年，甚至 500 年。所以呼吸对人的长寿是有决定意义的，是人的寿命长的重要原因之一——当然，人的寿命还有别的影响因素，如饮食、运动、情绪，有什么病，等等。我们有空的时候，就可以在家里看自己的表：你要是能做到一分钟呼吸 16 次，就会有 72 岁寿命；如果能做到 14 次，可能能达到 80 岁；你要是做到平时呼吸 12 次，你就可以超过 80 岁到 90 岁。

我们修道炼内丹，呼吸要能做到一分钟两次。呼吸要越来越深，匀细深长，自然的，绵绵的，细细的；吸为绵绵，呼为细细。炼内丹我们要渐渐地做到一分钟两次或者四次呼吸，你们看庙里前面有两个护法神，叫"哼哈二将"，这就是训练呼吸的法门。呼吸法门有多少种？按印度人的统计，能达到 136 种，我们中国的呼吸方法有多少？很难统计，估计起码 100 种。但是，我们现在只需要练三种，或者最多练六种呼吸方法就够了。这些呼吸方法跟我们平时的正常呼吸不一样。

那么一开始怎么练呢？

首先，姿势要保持好，不要弯腰驼背，要放松坐直，躺着练，站着练，盘腿练都可以。人体里有横膈膜、有盆腔膈膜，随着年龄的增大，两个膈膜就真的"隔膜"了，气就不通了，所以我们呼吸只是练到这里有感觉。我们开始修炼的时候，要打通横膈膜，打通两层膈膜人体气脉才通。

那么打通要用什么方法？要先用腹式呼吸。所以我们前面提到，要让肚子鼓或者瘪，呼吸要用到肚子，不能单单只靠胸腔；妇女多半懂得腹式呼吸，除非受孕了，她只能用胸呼吸。开始练功，非用腹式呼吸不可。为什么？因为它能产生力量，打通横膈膜。但是不可用力，只是鼓瘪的幅度，很小、很轻，不用力。

开始修道练呼吸的时候，我们要鼓肚子瘪肚子，这也叫调息。《道德经》中说："天地之间，其犹橐龠乎？虚而不屈，动而愈出。"所以腹式呼吸古代在书上也叫"橐龠"（音：驼越。羊皮风箱的意思）。意思就是说，修道人的肚子好像皮囊风箱，肚子鼓起来，皮囊进气；然后慢慢放松，皮囊出气。呼吸要匀细深长。练习腹式呼吸的时候不能意想口鼻，因为你一想口鼻血压就上升，一会儿就会头晕胸闷，所以要想下丹田、想小腹，难就难在这里。

女性的下丹田在膻中窍，就是要观想用乳沟在呼吸，当然，开始也可以用腹式呼吸，其实平时女性就是腹呼吸，将来可改为用乳沟膻中窍开合呼吸，女性想膻中，最好内想。想膻中，乳房会发胀、发热。

呼吸要越慢越好，越匀越好，越深长越好；吸的时候好像在闻花香，吐的时候好像大雁平沙落地，不用力。修道练呼吸，必须要和意念结合，叫"心息相依、意气相随"，一定要做到这一点。它跟我们日常呼吸不一样，我们日常呼吸可以同时想外面的事；修道不行，你必须想你的腹腔里头，让呼吸跟意念结合，呼吸就是息，心就是意念，心息相依就是意念跟呼吸结合。开始时我们修道离不开意，将来用的是神，现在没有达到

"识神退位本神出"的程度，只能用意，也就是"识神"。所以，呼吸也是返息，就是返观、返听、返思呼吸，慢慢就练成了。

另外一种方法，就是逆腹式呼吸（这个是我们吸气的时候肚子是瘪的，吐气的时候肚子是鼓起来的）。这种方法比正呼吸（腹式呼吸）打通横膈膜的力量还要大，我们将来采药炼内丹的时候，几乎都要用到这种呼吸方法——当然，一开始做逆腹式呼吸有点困难，就用腹式呼吸好了。这种逆式呼吸叫"息调"；顺呼吸叫"调息"。

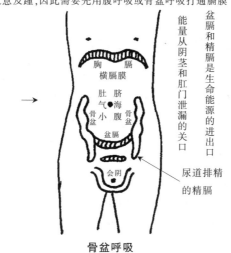

练吐呐，先要打通胸膈，因胸膈上有许多小孔常年吸气，小孔被粉尘堵塞，所以凡人之息只能及喉，而真人之息及踵，因此需要先用腹呼吸或骨盆呼吸打通膈膜

能量从阴茎和肛门泄漏的关口

盆膈和精膈是生命能源的进出口

胸　膈
横膈膜
肚　脐
气海
小腹
骨盆　骨盆
盆膈
会阴

尿道排精的精膈

骨盆呼吸

练过腹式呼吸以后，再练逆腹式呼吸，呼吸的力量更大。将来要练到什么程度呢？感觉肚子瘪得几乎贴背。所以，不管你是正呼吸还是逆腹式呼吸，都要和意念配合，都要有中心。现在这是腹式呼吸，进一步用的就叫"腰周呼吸"。什么意思？我们已经不只是肚子的鼓、瘪了，我们一吸一呼腰都涨落，力量就更大了。那么再进一步是什么呢？再进一步就是体呼吸，体呼吸也叫毛孔呼吸。到将来，修内丹的时候口鼻是不呼吸的，

拿鸡毛粘鼻子上都不动，是用身体的毛孔呼吸的。所以古人叫"怒发冲冠"，毛发如棘、如钩，毛孔张开，毛发都是立起来的。为什么？因为一用口鼻呼吸就会影响中枢神经活动，特别是吸，中枢神经一活动，妄念就停不下来，所以用体呼吸才能"息停脉住"——入定。

平常，我们的身体都需要有点汗，像手脚要略微湿润，太干了并不好。但汗流太多也不好，多了怎么办？古人就用麻黄粉，放在一个布袋里头，唱京戏的，一练功、一唱戏就出汗，所以他们都用麻黄粉扑扑，防止出汗。正常的健康人手是微微湿润的，毛孔通畅，太干了不好，太湿了也不好。不过，开始练功时，生热安炉，炼精化气一定要非常热，出大汗，出汗是治病的。

佛门里面也有呼吸方面的训练法门，佛教念经要唱，就是"观息法门"的一种。还有一种专门的叫华严音韵学，我们的普通话平常是四声，加阴平阳平是五声。佛教不是，而是十六声，又名"华严音韵学"，这里边就有呼吸的奥妙。比如法师告诉徒弟，说你今天念经，念《阿弥陀经》七万遍，那个和尚要像平时一样出声念，不念哑了嗓子才怪。

而他们不是，庙里念经的特点是口唇嘴基本不许动，而是舌头在动，就像哼歌似的；同时，他们念的时候是有回声的，念的时候，呼中想吸，吸中想呼，好比说我呼，想的是我在吸，所以又是一种平衡。大家现在不能学，学了就乱套了，但是将来会明白，他们的功夫就是"斥中有吸，吸中有斥"，这么念，其实是唱，不累也不伤气，奥妙就在他会回声。什么叫回声？吐气的时候又回来了。咱们不是，"南无阿弥陀佛"，都是吐气的，念久了伤气。

在佛教里，念咒念经的时候，呼吸方法是分类的——治病的、驱邪的，是大声的；敬神的、敬佛的是中声的，中等声音的，你能听得见；"南无阿弥陀佛"是增福增寿的，是小声念；消灾的是默念，不出声的，所以它们是有区别的。比如念《大悲咒》，这里面有观世音菩萨的八十四个圣名，是治病驱邪的，要大声念，对那种神经性怪病有助益。还有四个圣名共八十八个，平时不用那四个名字，威力太大。

有些体力行业里的高手，甚至有一种"打呼噜"的呼吸法门，为什么要故意打呼噜呼吸呢？这个可以刺激脑垂体，快速消除疲劳。"文化大革命"的时候，我们这帮领导干部被打成"黑帮"，要在大太阳下面干重体力活，铲石灰，铲煤渣，掏粪池等等，劳动一个上午，中间只给五分钟时间休息。大太阳底下晒得浑身是汗，满身灰泥，只给五分钟休息，怎么办呢？那时候我就用这招，我躲在墙角下，就练这个，叫"假打鼾"，用打呼噜的办法深呼吸一阵，五分钟休息，我就缓过来了，大多数人都累趴下了。其实有人爱哼歌，用鼻腔根部哼也有效果，唱古典歌曲的美声唱法，带有颤音和鼻音也是刺激脑垂体，有强身健体的效果，我们大家也可以试试。

问　答

学生：请您再给我们讲讲别的呼吸法门。

李老：沿着陇海线，离西安七十多里地有一个村子，这个地方很有名，叫户县，农民画画特出名。当地有一个小亭子，当年这里曾经有一万多名道士，率领他们修丹道的人就是大名鼎鼎的王重阳，修有重阳宫。现在，宏伟广大的重阳宫早已被毁，只剩一个小亭子，里面的碑上写的是当年道士们练功的一种方法：他们用一块黑布带，一丈多长，往腰间小腹下部这么一缠，只留肚子鼓出来，炼丹的时候，他们呼吸的声音在两里以外人们都听得见。当年在西安，我还遇到这样练的人，两里之外，甚至再远，我都可以听到他的呼吸声，真是响如惊雷，我们现在做不到。这里也有秘诀，需要缠腰。这个窍门很有用，比如我们要去爬山，旅游的时候要爬山，爬山很累，怎么办？就找一条腰带，这带子如果很宽（过去叫"腰里硬"），用它缠在小肚子下面，用裤腰带也可以，中间存着这么一口气，这时候去爬山，就不累；干重活也是一样的，所以武术家都是用"腰里硬"缠腰的。有功夫的人把肚子露出来，走起路来是飘着的，不累；我在户县找到一位农民，姓雄，会缠腰呼吸，声壮如雷。

这种呼吸法门适合大运动量的时候，但我们炼内丹的时候可不行，连带松紧带的短裤什么的都要把它拿下来，因为一有束缚，气就会受影响，就可能不通。

学生：最后练到可以毛发呼吸以后，是不是口和鼻子就没有用了？

李老：至少口鼻呼吸方面基本上是不用了，闭息了，因为炼丹最后要做到止息。有这么个说法，古人过去练功可以夹住鼻子练习，这个我没有实验过。当然，已经学会用毛发呼吸的人，不靠口鼻呼吸，所以也能够入水不溺。其实能做到一点点吸氧，张一点嘴仍会自动吸入少量空气的，越来越细小，先不必完全口鼻不吸气，也已经有功效了，千万别硬来，否则会头晕胸闷。

学生：调息还有哪些用处呢？

李老：呼吸法门还可以防治各种癌症。一开始练的时候，就是吸吸呼停，或者吸吸停呼，慢慢地，就能吸吸吸停停呼，这个得一点点来，这个方法是防治癌症的。有一次我在菲律宾讲课，讲完了以后来了一个医生，他说你讲的怎么跟我治病的方法一样，我这一生治病都是用呼吸法门的。他写了很多书，要送给我，我说这是中国老祖宗的东西，我那里都有；他说他是自己发现的，一辈子看病都用呼吸法门。这个也很了不起啊，就那么无师自通了，真是不简单。

调息的作用很大，但是第一步得打通你的横膈膜，不然气脉不通。气脉通的表现就是轻轻一吸，脚跟都动了，这就是庄子在他的《大宗师》中提到的："真人之息以踵，众人之息以喉。"我这个呼吸到达脚跟了，才能通达全身；踵，也叫跟随。

学生：调息的时候，停止呼吸的时间长了，对其他的器官有没有什么坏处吗？

李老：不会！但方法不当，会头晕胸闷，而不会憋出病来。所以，调息的时候，你的思维需要配合，意想在下面，别想上面，想上面血压会升高，就会头晕胸闷的。

学生：止息之前，是呼气之后止好，还是吸气之后止好？

李老：刚开始炼丹的时候，要求我们最好是呼完气以后，然后止息（停）。如果是要防治癌症什么的，就是吸完停，"吸吸停呼"这样来。得慢慢来，别着急。我吸口气憋住，止息了，后来我根本就不吐气，我没有吐，但是你们不行，慢慢来。按照南怀瑾老先生的主张，你们现在先得呼气，呼出去止一阵儿，我觉得这个说法是真正对大家负责任的。为什么呢？现代的人心太切比较想速成，什么都想要，什么都要得，而环境污染又那么厉害，体内积累了那么多垃圾和毒素，先不舍出去，练什么都受影响。一上来先拼命吸，说是要把所有的好东西都吸进来，这个听上去很好，体内不好的那些东西怎么办？那些东西堵在里面，恐怕外面的好东西被挡了道也进不来呀！

那么先练呼出去这个方法就比较好。气脉通，刚开始打通的是肌肉的脉络，慢慢打通骨膜，再慢慢打通骨髓。要善用呼吸，因为它能帮助能量渗入到骨髓——开始是渗入肌肉表皮，然后是骨膜脏器，最后是深入骨髓。一般人脸色不好看，因为脸部微循环的气血供应不足，所以会利用呼吸的人，首先会改善气色。真能够让呼吸能量渗透骨髓，那什么骨质病都会变好的——我认识一个人从小生来一双腿残，脚掌为马蹄翻，不能走路，通过呼吸方法，三年以后她不用拐杖能够走路了，但走得远一点，就会有点吃力，但是毕竟她能走路了。我这辈子，通过教呼吸法门，很多人的骨质病都大有改善，有风湿性的，类风湿的，也有骨癌的，就是用呼吸，用这个呼吸来防病治病的，效果很好。

学生：有个病人是前列腺癌，现在做了手术，天天吃药，刚才听你讲那个"吸吸吸停"，像他这样做了手术的练练也没有什么不好吧？当年北京有两个肿瘤医院都提倡用吸吸呼停的方法来做术后术前防治癌症的辅助疗法。

李老：当然会有一定的帮助。像这个患者的情况，现在主要是要控制住，不要再扩散，练呼吸法门会有帮助。但老实说，大部分的癌症病人，都是疼死的、饿死的、吓死的，我以前兼任癌症医院的院长，我见过的癌症病人晚期是很痛苦的，临死的时候疼得要命，打杜冷丁都不管事，活活饿死了（不想吃东西了，丧失了生存的意志），自己把自己吓死了。

所以首先要解除害怕的问题。大部分癌症病人会觉得"我是被判死刑"了，其实癌症是可以防治的，完全有治的可能性；但他本人一害怕，完全放弃了，那即便是华佗再世，也很难办。先在思想上解除负担，然后得有人指导他练呼吸，慢慢地，通过呼吸把能量渗透进去，人的免疫系统能够逐渐修复，然后人体自身就能够对付癌细胞了。

学生：如果血压高，那么炼内丹的时候，是不是得先降血压，就跟"降阴符"一样操作？

李老：炼内丹以前确实要考虑到血压，我们的书里列了一个表，大家量量血压，对照那张表，就会知道自己炼内丹需要什么样的步骤程序，这也是道门正宗丹法和社会上所谓的"练气功"不一样的地方，而且要严谨和详细得多。如果你有高血压，那就要降血压，血压降了，达到表里列的这个标准，才能正式进入炼内丹的程序；至于说降血压跟降阴符一样，不是这样的，方法不一样。

学生：有时有点便秘，可能跟炼丹有关系吧？

李老：炼丹，最初往往会出现便秘或者拉稀，拉稀有的时候是排毒反应。便秘是你老意想上头，气就上行，下面干结，就会便秘；得把气引下来，可能引得猛了，老意想下头，你就可能拉稀。

那么，人到中年，血压往往偏高，所以最好是意想下面，脚平吸，气才沉得下去——脚站在这儿的时候，要把它吸在地上，脚趾要有个好像抓地的意思，你这个气就下去了，大便就正常了。

学生：我们炼丹要守窍，这和守穴位到底有什么区别啊？

李老：窍跟穴位是不一样的，这个你知道吗？穴位是指人体经络的结穴处，而窍更与人体激素有关系；那么这两者各在哪里？功夫深了，可以返观，就能内视得见。现在我们功夫太差，闭起眼睛一团黑，真是"无明"，能返观的人，这个功夫就有点意思了。真正能返观的人，真能看到经络，就是所谓"人体隧道"。李时珍说过："人体内景隧道，唯返观者，能察照之。"

守窍有一个方法，不是"严防死守"——它要求我们守窍呢，要若有若无、似守非守，这很难。如果你守得太执着了，会有弊病，窍位会守出一个疙瘩来，能量盘结，不是好事；但一说不要死守，大家又干脆守不住，拼命开小差，实际上守不住，一会儿就跑了。所以现代人炼丹，我主张不用守窍，用呼吸法门。守窍是意想，如果现在妄念纷飞的，守不住啊，古人主张似守非守、若有若无，这更难，还是呼吸法门方便和容易一点。就是从身体腔内想，窍位在用一开一合呼吸，带动中心进而带动全身，又叫"想一点在呼吸，照顾全身"。张三丰说，"守窍可以想如鸡孵卵，如龙养珠。"

学生：《黄帝内经》里面也应该有炼丹的窍吧？

李老：《黄帝内经》没有这个。

《黄帝内经》是讲中医用的穴位的，而我们炼内丹是讲窍，这个窍往往与人体激素密切相关，比如：这个地方是人体的性腺所在地，这里是向性腺激素所在地，这个是延髓，这个是肾上腺素……所以窍和这些地方大有关系，并且激素往往影响全身，而穴呢往往影响一条经络。

不过古人反对把各个窍点用具体的生理器官来比喻，比如，说泥丸宫就是脑垂体，命门就是肾上腺素所在地，精气就是肾藏之气，这种比拟是错误的。南宗初祖张伯端说："见者不可用，用者不可见。"如果用具体身体器官来说明、比喻窍位是错误的，是误导学人。虽然我想用生理实体解说，让读者易懂，但我还是做错了事，在此向大家道歉。窍和穴都是看不见的，二者是有区别的。我之所以用生理名词比喻窍点，实在是不得已，如果不这样比喻又无法说明道理。泥丸宫是不是就是脑垂体，可能是错误的，愿明者指点批评。我把肾前脐后叫做"太阳神经丛"，叫性腺所在地（也叫下丹田）；我把"肾上腺素"所在地比作命门窍，把玉枕窍比作延髓所在地，把胸腺比作中丹田，把松果体比作感情发生地。这种比喻我知道是不恰当的，古人的"窍"位怎么能用神经解剖学来比拟呢？我也寄望得到明人赐教。

第五编

修炼金丹大道

什么叫"金丹大道"

金丹大道即内丹，是一种修炼方法，在我国有文物可以考证的历史至少有六千年以上了，早在上古时轩辕黄帝就是炼大道的，他至少活了一百七十多岁。老子李聃、吕洞宾、邱处机、伍冲虚、张三丰一脉相传，后来被道教所用，作为成仙之路。其实与佛教修炼禅宗密宗的"无为法"以及儒家的"修心养性法"几乎异曲同工，不谋而合。

因修炼这种大道和修禅密佛法是有秘诀、秘法、秘境的，在传法过程中不是有德者、不是有慧根悟性者"不是真人不乱传"，所以收徒十分严谨，既怕失传，又怕误传，让失德之人骗钱、骗色。佛藏、道书万卷都是隐晦难懂，没有得真传实修过来人加以指点是学不到的，学成者，也隐而不宣。

这种金丹大道的方法其实至简至易，非常易学易懂，贵在坚持。其初级练法很快可以强身健体、防病治病；中级阶段可以修成长寿，延年益智，返老还童；高级阶段可帮助人们恢复自身先天本能，开发自己潜在功能。越早掌握这一真传就能越早得到真宝，到老不致后悔，它不是一般肢体的体育养生锻炼，是炼"精、气、神"的，是让我们"返还到先天，返朴归真"，恢复我们原有精神本能。

怎样认知"金丹大道"

　　道家内丹发源于我国，独具我民族特色。它自成体系，数千年来，一脉相承。现存的道家静修著作达数千卷，其精深、广博是世界上任何其他民族都无法与之媲美的。这些著作中，又独以修炼内丹的方法在历史上流传最为悠久，影响最为深广，被视为道家的玄典正宗。它是几千年来我国劳动人民在探索人体生命本质方面所积累的结晶，它完美地总结出一整套了解人体生命奥秘的理论知识，特别是对人和宇宙自然及人和社会发展应如何才能和谐相处的规律，有精辟的论述，它有着和马克思主义相一致的唯物哲学宇宙观、世界观。内丹静修对健身治病是有速效的，它对开发智慧、提高大脑的思维能力、提高人的道德文明水平，尤其是对研究人体和天体的关系方面所起的作用，和佛学、道学一样是极为重要的。

　　我们都听过或见过不少神童，他们生来就有超人的智慧，像孔子说的有人是"生而知之者"。其实，我们人人生来都带有先天的特异功能，这种功能叫"般若"大智慧功能，修炼内丹是返还我们自己本来就有的本能。特异功能在以精神为主的世界就叫五眼六通，在"无"的世界，后因学习适应于一切以物质为实的世界，就逐渐退化了。

　　一般人对物质世界的认识是靠科学家用外求法通过实验观察所获得的知识。但是，到目前为止，这些知识仍有局限性。作为互相补充，是不是还可以利用另外一种对世界的认识方法？这种方法就是丹道家所用的方法。当他们练到高级功夫，开发了本身的潜在能力以后，他们的理解力、洞察力、敏感性、预见性都是超凡的。这种达到"神通"和具有"大智慧"的人，是用内求法感知自然界，可能比我们用仪器设备观察到的自然界更具有根本性，更为丰富和完整。高级丹道家是通过超意识把握宇宙的，宇宙成了他的"身体"，而他的身体就是宇宙的体现。现代科学家用外求法，通过分析实验来探索事物的本质，当他越深入分割到精微物质世界的时候，就越会意识到所有事物之间的统一性，人和他的意识也是这种统一的一部分。

　　最终，科学家和高级丹道家在观察宇宙物质方面，可能会得出同样的结论。科学家是从外部世界出发观察的，丹道家是从内部世界出发观察的。将来，可能他们会惊奇地发现这两种观点的最终统一。科学家将不得不承认丹道家的超凡智慧。用科学研究内丹是利用理性的能力；用传统的丹道理论和方法研究科学是利用人的潜在功能，即所谓"自觉"的能力。

　　看起来这种结合似乎是荒谬的，好像不可能，其实，两者是互相补充的，无法用一种方法推理出另一种方法所获得的知识，也不可能通过一方理解另一方，两者都是需要的，谁也离不了谁。相信终有一天，人们会明白过来，丹道家懂得事物的根本而不知其末，科学家懂得其末而不知其根本；只有当他们互相理解，互相尊重的时候，才能更为完整、更为深刻地理解宇宙的本质。一旦科学界和静修界都理解了这点，那么，爆发科学革命就可能要实现了。现在还不得不经历一个长时期的争论、交流、从互相不理解到互相承认、互相理解和互相补充的过程。这是两条平行线，各搞各的。一旦达到真正高层次的有机结合，这个结合的统帅将是"人体科学"；而"人体科学"的突破点将是道家的丹道学（英国的李约瑟博士称之为"生理炼丹术"）和释家的禅修，到那时候，是不是就是新的科学革命的到来呢？

对 "金丹大道" 的认识

　　世间万物，无不具有阴阳两面，《易经》说："一阴一阳之谓道。"人的阴阳主要表现在任脉和督脉，因为任督二脉总领全身之气脉。督脉从上牙根起（叫上龈交穴），终于肛门的后口，属阳。任脉从肛门前口起上行，终于下牙根后（叫下龈交穴），属阴。任脉是人体藏纳气血之处，督脉是人体藏纳神炁之所。

　　胎儿在母体内，任督二脉本来是循环相通的，虽然胎儿骨弱，但筋柔，生机和免疫力非常强，出生以后，脐带一剪断，任督二脉中断了，上断于口，下断于肛门。胎儿本来是靠先天本能以元神主事，在 5 岁以前还各自不同程度地保留其先天本能，有潜在的功能，而父母并不知道，虽然身体日益健壮了，但其精神领域则日渐退化，失去了先天潜能。男子到 16 岁，女子到 14 岁后，渐渐地衰弱，由生、住、败、灭，而病而死亡，假使能够"知道"、"修道"，使任督接通，则百病自除，甚至能修得返回婴儿期，这叫"得道"，叫"返本还原"、"返璞归真"，也叫"逆取"。任脉本来是向上走，督脉本来自上向下走，练内丹是返先天：任下、督上。

　　这时得道者身体特别柔软，不用口鼻呼吸，用胎息法，用身体毛发呼吸，不感到憋气（也叫灭息定），任督通也就是周天通，就像母亲对胎儿，不断供给胎儿所需的氧气、自然之天地气，所以此时可以做到"神足不思睡；气足不思食；精足不思淫"（得了真气后可以泯欲。"泯"是渐渐地、一点点地使性欲减弱，而不是强行压制各种欲望，恢复其先天性。一切是自然，"道法自然"，压制是压不住的）。这时自然能祛病健身，长寿益智，精神愉快，神清气爽，有的可能恢复其先天潜能（又叫返回先天的潜在功能）。

一个得道者，即使贫穷，但身体、精神十分富足，虽被人瞧不起，地位卑贱，而其实高贵，知足常乐，含纯，守朴，无欲无忧，清静无为。但是一般人不明此道，盛不知养，衰不知救，爱听鼓噪之音，爱看艳丽景色，欢饮酒色无度，乱其性，恣意泄精伐其命。《黄帝内经素问·上古天真论》中说："以酒为浆，以妄为常，醉以入房，以欲竭其精，以耗散其真，不知持满，不知御神，务快其心，逆于生乐，起居无节制，故其半百而衰也。"虽然是亿万富翁，享尽一切物质文明的好处，拥有荣华富贵，仍逃不脱乐极必衰，盈满则亏，物去心悲，而病早亡。

谁先悟明此理，早修自己的"精、气、神"（也叫性命学、性命双修），谁就得了"国之珍宝"。因为修炼之道，有物证可查考的历史至少六千多年，比佛道以及孔孟之学都要早得多，古时叫修道、修大道，方法分为四个阶段，即："炼精化炁、炼炁化神、炼神还虚、炼虚还无"，因为"神炁"不是靠练出来的，是不想事，"养"出来的，所以，"炼神还虚"应该叫"无为还虚"，或叫"胎息还丹"。

"炼精化炁"是炼肾，又叫筑基阶段。要意守下宫的窍位，由守下丹田到守阴窍，最后守"玄关一窍"，目的是要做到全身发热，尤其是海底要生热，所以叫"生热安炉"。专业炼道人，至少要花费百日筑基，以达到男性"马阴藏相"，即"断白虎"，女性叫"斩赤龙"，以暂停月经为原则，先保证男不漏精，女不排液。

"炼炁化神"是为了炼心以达到打通小周天（使用"心肾相

交")之法，以心炁和肾炁相交媾，最后以产生"和气"为目的。"和气"就是"生气"，可以补全身，首先是补肾、补心、补五脏六腑。此时脏腑之病在"炼炁化神"阶段就能基本治好，同时，在这个阶段中，有一部分的生气自然会化为神气（又叫元气、真炁）去补脑。

第三阶段叫"无为还虚"，又叫"胎息还丹"，主要是以神气补脑，行"大周天"（又叫任督脉相交），逐渐成为"胎息"（以毛发呼吸）。在胎息中，三丹之气自然会聚集成金丹，再渐渐结成"玄珠"（又叫舍利子），方法其实一点不难，但对思想训练要求严格，要清心寡欲，要戒酒色财气。方法易，坚持难，不论男女老少只要坚持，必有效果。

练功夫就是练精、气、神。

第一、"精"是什么？精是产生于内肾（俗称两个腰子），藏于内肾，精气为先天与后天之精，先天精叫清精，是男性的性激素（荷尔蒙），浊精是存于精囊的生殖之精，浊精又称渣滓，由淫念而生。

第二是气和炁。"气"也有先天与后天之别，后天气包括呼吸之气和饮食营养而生之气（古人写作气）；先天气又叫"元气"，是人们出生以前就已生成之气，出生以后，由于宇宙天气化生补充之气，这种气是先天自然的，人体靠它禀行立命，是无火之气，被写作"炁"。经络气叫经气、营养气叫营气、荣气，走经络，润泽五脏，走血管之氧与心脏有关，我们称之为半先天气。炁是可以化为精的，而精又可以化为炁，所以，我们常说："精炁"本来是一个东西。精化为炁后藏于心，心脏造血，净血非靠精气引动不行，所以说"气为血帅，血为气母"，气属阳，血属阴，女人反之，男左女右。

第三是神，又叫"元神"，它是在人们安胎以前就存在的，叫"先天元神"，它不受人的思想意念支配。人们体内神经系统，内分泌系统，生长激素等都是自然生化的，人们不易感知，所以又叫"不神之神"、"心神"、"第七意识"，是人们的下意识、潜意识，生来就有的元神。另外还有一个叫后天识神，主营人们的思维和情感，是出生后发展起来的，受后天教育学习影响，被称为后天识神，又叫第六意识。元神藏于脑，识神藏于心（心不是心脏）。

元神（发生于人的下丘脑垂体，又叫泥丸宫）是主宰全身的，是人身体的最高统帅，它高于识神（后天的意念），养生的"养"字，就是养神，因为"神"是不能炼的，炼要用意念（识神），所以要养神，必须是"无念"、"无为"。如果用识神意念，元神必退位，如果用识神，元神必退位；如果进入无为境界，让元神主事，人身体内的各种气自然会正常，自动运行，发挥健康人的作用。所谓"无为而无不为"。因为胎儿和五六岁以下的婴儿，就是靠元神主事的，后来学了许多后天知识，习惯了用识神意念，于是每天不断地消耗脑电、脑功能、脑细胞，这是人衰老的重要原因，所以，练精补脑（又叫还精补脑）和养神、去杂念，就叫修内丹。"性"又叫元神，"命"又叫精炁，"性无命不立，命无性不存"，情藏于脑，命藏于脐，它们互相依存，又互相制约、转化、补充。但是精炁（也是肾气、性感之气）是不能直接补元神、补脑的，精炁（肾气）一定要和心炁结合（心肾交）之后产生"和气"，才能补脑。"心气"是人的情绪、心情，只有开心、舒心、愉快、乐观时的气才能与肾气结合，而产生"和气"（也叫一气，"先天一气"）。吕洞宾说："先天一炁号虚无，运转能使骨不枯。"所以练功人的性情一般都会变得温和、愉快、慈悲、自在，因为心肾总是在交泰中，总是产生一片和气（和气生财，和气谦虚），所以老子说："微妙玄通，深不可识。"但有规律可循。古人至少在六千年以前，就懂得了人体"精神"和"性情"（心肾）之间的相互影响，及其相互依存、相互制约、相互转化和发展的关系，这真了不起！古人为什么那么聪明、智慧，甚至"生而知之"？因为古人"述而不作"，凡是千古不灭的经典之作，无不是他们在功态修炼中的感发语言。《金刚经》第七品上说："一切圣贤皆以无为法而差别之。"圣贤之人不是因为他书读得多、有学问、人品好，而是他经过了一个"无为法"阶段，大智者若愚。有时他像小孩子似的无知、无欲，"糊涂难得"。

不论学佛修道，第一步最重要的就是先要正身、正心，因为几乎百分之九十九的人常年弯腰驼背，脊柱不正或半脱位，气不通，所以静坐养生主要先调整体姿的七个方面，否则意念不能静止。

第一：脚平吸

要点：脚心要像粘在地上、吸在地上一样，盘腿时候的感觉是脚掌向外膨胀，脚心虚空内吸（就像冒气一样，千万不要用力，只是意念感觉），像在抓一个气球，不是真抓，是用感觉、意念。这时脚心有一种发热感，病气就会从脚心排出，如果脚心发凉，说明他的静脉在脚心没有通。

第二：腰正，腰要松，拎起来要直

要点：身体放松，腰以下往下坐，腰以上往上提，小腹内收，腰有点像拎起来的感觉，然后放松，动作要领简单，难在坚持。如果以驼背等不良姿势静坐的话，会越坐越烦，身体不是这里疼就是那里疼。所以要养成"直腰"的习惯，因为脊柱的脊腔里有三十二对神经根、六十四根腺体来传递大脑的信息，一旦脊柱一弯一压气就不通了，所以腰是人身第一主宰，太极拳里也叫"松腰竖脊"。盘腿久则腿疼难忍，关键不在腿，在腰弯了，气不通。

第三：肱圆

要点：两个手臂叫"肱"，在静坐的时候手臂的要领是肱要圆，就是两臂往外好像撑开，不是用力，是用意念，好像中指尖与肩头之间有根弦把它拉直，两手臂弯曲肘部不要出尖，两手中指之间也好像有根弦拉紧，两个手臂之间形成一个圆形的气场。

肱圆的另一种感觉就是手往那儿一放有一种拉开、撑抱的感觉（撑中有抱，抱中有撑，像抱了一个气球，也像拉一张弓一样），这样就会产生气场了，太极拳里称为"沉肩包背"，并不是《道德经》讲到的"抱元守一"中的"抱元"——是道元，是"我"的本来；京剧演员出来亮相的姿势也是这样。这时背部就会形成似龟壳样的丰满苍圆（脊沟没有了）。如果不会做的话，最简单的办法就是盘起双臂，然后慢慢松开保持原状即可（本来叫"肩一支"，要撑肩）。

第四：藏喉（颈要拉直、要松）

要点：收下颌，藏住喉咙，好像不让人看到一样，要放松，不要紧；一收下颌，首先任脉就会通，任脉打通的反应就是想小便，有一种似尿非尿的感觉；第二后脑会胀开，也就是打开了玉枕窍，会有一种神光，这也是为何看寺庙里的佛像头后部会发出一种光的奥妙所在。如果不会做的话可以先低头，然后慢慢抬起来，调整好，放松、保持即可。所以"颈"称为人身的第二主宰，《黄帝内经》称之为"十二重楼"。

第五：嘴微笑、舌尖轻抵上颚

要点：下颚微收，嘴巴微笑（微张）、上下牙齿轻叩，舌头轻轻抵着上颚（上门牙根唾腺中点），静坐时口中会分泌很多唾液，等积攒到一定量时，再一口吞下。

第六：眼睛垂帘、内敛，展眉微笑

要点：要垂帘，内敛，平视。垂帘就是上眼皮保持最松弛的状态，自然下垂，不能闭死，如果闭死就将"心火"闭住了，眼角就会充血；之后要敛神，反观内照，张三丰说："神宜内敛，气宜鼓荡。"神要敛住、固住，气就会出现鼓荡；最后要平视，平视不是只看一点，而是看整个整体，又要全都不看，反观内照。展眉微笑也

称 "展慧中"（慧中，亦称缘中、慧目，位于两眉头上凹陷处，不是一个点，是个窝），是眉头舒展开，显露笑意。

第七：顶头悬

要点：耳朵对着肩膀，鼻子对着肚脐（就好像鼻尖与肚脐之间有根弓弦拉着），然后头往后缩，"顶头悬"（头顶青天，好像抓着小辫往上拽一样），也称为 "虚领顶劲"；后脑上下是平的，就像头顶与尾椎骨之间有根弦拉着。六祖慧能说的 "常御白牛车"，过玉枕关就叫爬牛车（走尾闾叫走羊车，走夹脊叫走鹿车），就像背着一个带子拉牛车上坡一样（本来应为 "手一支"，手要掐诀，或结手印）。

静功对身形姿势的要求

身形姿势的要求（静功）	（一）头部（头要正） （1）头顶要轻；（2）颈直要松；（3）眼皮垂帘；（4）含神正视； （5）闭口要轻；（6）舌卷而抵；（7）牙齿微叩；（8）收颔藏喉。
	（二）身躯（腰身要直） （1）松腰竖脊；（2）撑肩开腋；（3）舒胸松腹；（4）敛臀披胯。
	（三）下肢（脚平吸） （1）裆开撑圆；（2）膝曲想挺；（3）脚腕要提；（4）脚心平吸。
	（四）上肢（两臂要圆） （1）沉肩包背；（2）坠肘要合；（3）提腕要展；（4）指根要塌； （5）指尖要抠；（6）虎口要圆；（7）手心空含。

五对、三弓、一圆
（一）五对：鼻对脐；尾闾对脚跟；膝盖对脚尖；肘膝相合对丹田；中指意对。 （二）三弓：肱弓；身弓；腿弓。 （三）一圆：三弓相合，整体一致，全面平衡，圆满无亏。

注：并不是身体不动才叫静功。静功是指意念宁静，而内气动。静中有动（气动）；动中有静（意静）。有动作的功法称为动式功法，不动的叫做静式功法，而身形姿势要求是一致的。

对"气"的理解

我们刚开始修道，练的这个"气"叫什么气呢？这个气叫卫气，中医叫浮阳气，又叫意念气，因为我们后天的意念可以指挥它，这是我们现在可以练的气。为什么叫卫气呢？因为它是保卫我们人体的。它也叫皮毛气，因为它走人体的表皮，所以可以表现在人的体表之外，科学界又叫它"人体辉光"。现在香港、台湾地区和日本、美国都能买到专照人体辉光的机器，假如你身体四周围由淡蓝色，慢慢地进入深蓝色了，表明你在逐渐入静了；如果是粉红色，表明你在恋爱了。这种光有多少种呢？资料里说有六十多种，想杀人的人、很生气的人都会有不同的颜色。这种气是半先天的，一部分自饮食得来，一部分靠父母遗传而来，它也是我们劳动出力的那个"力气"的来源。

这个气，我们现在可以练。这个气也叫"水谷精微"，半先天的。为什么？因为它源于我们吃东西、喝水，也源于父母的遗传。这个卫气不走人体血管走组织液，所以会在皮肤的真皮层流动；还走肌肉，所以它是我们劳动的力气的来源。卫气在体表走真皮层，在体内走肌肉（肌肉在中医里叫"腠理之间"）。卫气有一大特点，就是它能被人的意念指挥，能够"意到气到"——刚开始我们的"意"还只能是后天的思维用意，谈不上是什么"神意"，所以初步练气时的这个气，就只是卫气。

练卫气的诀窍是身体要放松，再放松（至虚极，守静笃），在放松中要想身体是张开的，一点点张开（不用力），头、颈、腰、下肢都一点点长了，两肩、身体都宽了，好像面包一样发起来了，里面有空间，内气才能在身体内流动，慢慢它自己要紧（肌肉若一），像一个整体橡皮人似的，你松它紧，气在其中，勿忘，勿助。哪里不通，给它一点动作，如晃动、转动、摆动，这时要屏息闭气，全身气通，很舒服，疲劳立缓。卫气就是精气、肾气、水谷之气、半先天之气。

修道到中级阶段，调的这个气是"荣气"，是走经络的气，在经络和血管中流动。荣气又叫"命气"，存于脊柱腔内，走经络血管，所以又是管我们营养的，能够润泽我们的五脏六腑。荣气一天一夜在人身的经络里大约流通行走五十二圈左右，不是你能用后天的意念引导和指挥的。有人说我能够把你的经络"打通"，我能给你打通经气，我能让你经络里面的气让它走哪儿就走哪儿，这个不大可能。荣气是天然在经络里流通的，不听你的，因此荣气不能练，只能调，古人修道叫"调经顺气"，所以说，经气不能练，只能调，经气存于中丹田，也是水谷，半先天之气。

怎么调呢？比如双手捧起对着天灵盖这么灌一下，这个就是一种调经顺气方法。很多动态修炼的姿势只是为了调荣气，不是练卫气的。比如说我感冒了，影响到我的大肠经，影响了我的肺经，那么我这两条经络上的穴位的电场一定失衡，这时候，我就打坐修炼，或者针灸按摩，这也是调整经络里荣气的流通，以求得平衡。现代医学已经可以通过测量我们经络上特定穴位的电量来了解人体电场是否平衡，从而诊断人是否健康，所以荣气不能练，只能调。

修道到了高级阶段，"神意相会冲击泥丸"，就产生真气了。修道的"真元之炁"或者"先天一炁"能练吗？当然不能，你一动思维意念，真炁就"杳杳乎不知所踪"了。真炁不能练，能调吗？也无所谓调不调，因为这个炁并非指你我身体里面一圈一圈流通着的"气"，而是指宇宙造化万物的那个本体的功能。这个"炁"按孔子在《易经·系辞·乾卦》里的讲法："万物资始，乃统天。云行雨施，品物流形。大明始终，六位时成，时乘六龙以御天。"能够"统天"、"御天"，当然是"先天一炁"了，在天之先嘛！能够"万物资始"、"品物流形"、造化万物，当然是"生生不已"的，所以孔子说："大哉乾元。""乾"者动也，指本体造化的那个动能；"元"者，一切之始也。

既然为"元炁"，是"先天一炁"，自然就是《道德经》里讲的"无名天地之始，有名万物之母"里的那个"无名"了；我们的古人很勉强说它是"一"，这个"一"并不是道的本身，也就是说它不是宇宙本体本身，而是道的功能，是本体的功能，因此就"道生一，一生二，二生三，三生万物"。

修道的人真正明白并且掌握了行道，那就得道了，也就明白《易经》的精神究竟是什么了，所以孔子在《易传》里又说："《易》与天地准，故能弥纶天地之道。"这样的得道高人，自然就像庄子说的，可以"若夫乘天地之正，而御六气之辨，以游无穷者，彼且恶乎待哉！"——不用"待"，不靠任何外在的条件，潇洒地逍遥游去了。

可是麻烦在于，真炁这东西不能"练"，也不能"调"，只能"出"，只能"养"，只有修道的人"息停脉住"入了真正的定，一念不起的时候，它才"神意相会冲击泥丸"——"出"现，你稍一感知，它就没了，因为你又用了后天的感知。然后如果你还在入定当中，它才会"真气归中"，归的那个地方就叫"玄关一窍"。然后如果你继续入定的话，它才能够在那个"一窍"里"养"着，然后你神意用功夫（不是用意念，是神意），它才会结丹、结胎、脱胎、沐浴、出神。

不过这个才只是真正的金丹大道的入门功夫。为什么？因为还只是了解和运用那个"一"，不是那个"道"；只是本体的功能，不是本体本身。

道呢，只能悟，不能"出"，也不能"养"。老实说，道跟我们"出"的"养"的"真炁"也没什么关系，这跟佛家讲"禅定并非佛法"是一个道理。道不是修炼而得的，它一直在那里，只是需要你悟到它。怎么悟呢？首先得通过定慧、通过"真气"来了解和掌握它的功能；如果连它的功用你都没有体验过，那个道，你当然就"对面不识"了。德是行，得道，德行，蓄之，养之，才有道行。

所以，仅仅是为了"出真炁"，就需要我们"止息去妄念"一念不生，何况那些我呀、你呀、爱呀、恨呀的东西？所以庄子说："至人无己，神人无功，圣人无名。"真得道的人表面上跟我们一个样，但他的内在跟我们不一样，他不会"自己"啊，"功劳"啊，"名利"啊，天天想这些；更不会有"贪瞋痴"了，成天打打杀杀，那是小说家的事情。修大道的人不要说得道，如果真能修到"息停脉住"得定，那性情也是恬淡、平和得多。修炼之人不要和别人比高低，争高低，比和争是要对自己，争而不比，苦痛、烦恼也就大大减少了！

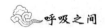

对生命的把握

　　我们先在理论上有个系统、有个认识，然后再来修道，就知道大体上是怎么一回事。那么修到"真炁归中（脉）"了，道门里就正式炼内丹了，一步一步，在无为法里往上走——胎息还丹、无为返虚、炼虚合道，这个比较笼统。佛家的就精密一些，色界四定、无色界四定、四禅八定，再往上又是练禅、熏禅、世出世间上上禅等，最后也是得道成佛。

　　要出真炁，需要后天返先天，那么人们后天的意念如何才能靠边站呢？只有让它靠边站了，"识神退位元神出"，才能返先天。所谓识神，就是我们大脑的思维活动；而元神，则指我们的本能功能，比如心跳、呼吸、内分泌、消化等，这些完全是由我们的本能来支配的，不是说我的大脑想到了，然后心脏才开始跳动，这个部分的管理与支配，也是一个庞大的系统工程。我们的身体那么多器官、生化活动等，那么精密的组织和活动，全部都是在自动地进行，那么管理和支配这一庞大系统的体系，真可谓是"神"了，这个神，就叫"元神"，大约就是我们的脑垂体，在丹经中叫"泥丸宫"，称为总窍，佛家叫"心地"，道家叫"心神"，为第七识，心性为第八识，也叫自性、本性，就是超出想象，不可思议。而"元"是指原始、开始，我们人一生下来，就有这些本能的活动，所以是"元"，不是后天的认识学习得来的那个"识"。

当我们能够后天返先天、"识神退位元神出"的时候，我们便可以自主地认识并且掌握自己的本能了。功夫深的瑜伽行者，可以控制自己的心跳、呼吸、体温、血压，可以控制自己的消化与内分泌系统，而且左眼往左转，右眼往右转，所以这是生命界的一次飞跃。人可以操控自己的本能，是在生命的认识与把握上升到了一个新的层面。

我们修道炼丹，肯定要在生命的本能这个层面上做功夫，那就"要健康得健康，要长寿得长寿"，"我命由我不由天"，就是"逆练成仙"。

现在我们知道了道家正宗、道门正脉，并不是说让我们认命顺天不作为，天让我们怎样我们就怎样。生命中有一个可以把握的绝对，我们通过返先天，把握住这个绝对，那么就可以实现绝对的自主、绝对的自由，达到所谓"逍遥游"的神圣境界。但在地球上这个绝对是没有的，绝对真理也是有条件的，所以一切都是相对待、相依存的，是相对中的绝对，只有法界、佛界才一切是绝对。

大道就这么简单，也这么神奇，可以化人体这个终归要烂掉的腐朽为神奇，这也是道家的真正秘密、真正核心！当然，道家的"术数学"我们觉得更亲切、更实用，可我们要知道，"术数学"并不是要你顺着你那个所谓的命运无所作为，不去发挥人在生命中的主动性和能动性，从而抱持宿命论、虚无主义，这是对真正道家的误会。术数学又称五术：山、星、相、卜、医，来源于《夏易》和《商易》，"山"人是仙人，就是练内丹。

佛家有所谓"八识"的说法。对应道家的讲法，佛家所说的"意识"，就相当于"识神"了，就是大脑的思维活动，是人的意念活动，这个被佛家称作第六识。前五识是什么呢？就是眼识、耳识、鼻识、舌识、身识。第一识指眼睛的功能，识在这里当"功能"讲，眼睛的功能就叫"眼识"，不是指眼睛本身。眼睛本身当器官来讲的时候，佛家叫"眼根"；相对于眼识这一功能，它对应的对象，佛家叫"眼尘"，又有人管它叫"色"。"意根"、"意识"是"想"的功能，想事的对象叫"法尘"，所以万事万物只要是我想的对象都叫"法"，也叫"法尘"，也叫"空"。所以"万法皆空"。

其他四种也类似：耳识、鼻识、舌识、身识是功能；耳根、鼻根、舌根、身根是器官；声、香、味、触是功能对应的对象。那么前五识——作为器官的眼根、耳根、鼻根、舌根、身根，发挥眼识、耳识、鼻识、舌识，身识的功能，对外界的色、声、香、味、触，去看、听、嗅、尝、受，最后这些信息要靠第六识（就是意识）来分别审量，进行分门别类的辨别区分，从而感知和思维。

但眼根、耳根、鼻根、舌根、身根，包括大脑思维的功能意根，并不是由大脑来支配和管理的，所以不是脑袋想一下，你才看到东西，而是一睁眼就看见，这些功能是由第七识（佛家叫"末那识"）来进行的。

所以有人的鼻子功能还在，但是大脑受伤了，伤损到某个特定区域，这个人就嗅不出味道了，并不是这个人鼻子的功能丧失了，是大脑受损，无法辨别区分，所以嗅不着了。现代有人就认为，这些感官的功能完全是由大脑支配和管理的，这是不对的。

禅宗六祖慧能大师曾作过一个比喻。他说，人体就是一座城池，开着四个城门，身根叫城墙，分别是眼、耳、鼻、舌、身；城里面坐了一个看城门的主管，这个主管就叫"意识"，就是人的第六识，总是忙着分别审量，总是分别、分析、辨别和选择，这个就是现在所讲的"理性认识"。而心性、本性、自性属于第八识，人死以后，所谓投胎转世的就是第八识，也叫"仓库意识"、"业库"、"种子识"等，其他七种识都随着身体消失了，只留下第八识。

但是完全的理性、完全的理性人生是不存在的。人总是有先天本能的东西，没什么道理，就是这样，包括感性、情绪、情感，还有心理学里说的潜意识、下意识，当这些出现的时候，理性（第六识）就不怎么管用了。而且真相是，人的理性往往受下意识的支配和领导，所以人这座城池里还有个管城门主管的，就是第七识，叫心地、心神，就是本能意识、先天功能。在这个主管之上，还坐着个皇帝——第八识，佛教称为"阿赖耶识"，即心性、自性、本性、业库、仓库意识、种子识、佛心等，有五十多个异名，人死什么都化为腐朽，"唯有业随身"，而转世者就是这第八识在投胎，转世期间就叫中阴身。

第七识在佛家唯识学中叫"末那识"，在禅宗里叫"心地"，所以它是管前六识的主宰。那么我们炼丹呢，首先要返先天，所以要闭目塞听，让前六识的功能暂时关闭，认识一下这个主宰。认识这个主宰，然后把握这个主宰，这个时候，对我们的生命活动、情绪情感、下意识活动等，我们都会有个认识和把握，而不是完全听凭摆布，摆脱一般人所谓的"造化之傀儡"的命运，实现"我命由我不由天"、"同与造化"的成道境界，达到生命界的最高存在和最高成就——第七识，就是元神。

南怀瑾先生就说过，人其实就是个被设定程序的机器人，还以为他自己很自主——佛家叫这个为"轮回"。其实老天有好生之德，也很残酷，同时有好杀之德：有生必有死，有始必有终，谁也逃不出这个规律。所以，人法地（无私养育我们）；地法天（天有好生之德，也有好杀之德）；天法道（含三归一的道）；道法自然（自然是象帝之先）。

这个认识和把握，是离不开我们这个城池里的这块地面的，（而第八识就是人的天性、自性、本性），第七识就像大地，是所有一切的基础，一切无不从它起，一切最后都归于它；这个心地，在佛家唯识学里，就叫第七识，"末那识"。至于第八识"阿赖耶识"，又叫自性，是我们后天所造的业；所有的一切忘不了的事，都会记录和保存在这个第八识里，人死了，什么都没带走，就带着这些记录。所以如果我们不能认识和把握这个第八识，生命就太无奈、太痛苦了，完全不由自主地到处流转，无法把握自己，这个太可怕了。所以，自古以来，一直有高人苦苦探寻、把握它的方法，能够成功的，道门里叫"成道"，佛门里叫"成佛"，儒家叫"成圣"。

那么方法呢，就是"无不心地用功夫"。从后天的六识返回到第七识，"识神退位元神出"，这个元神，在佛家就是这个心地第七识。它管什么呢？比如说你感觉冷了、热了，你长指甲了、长头发了，你血压高了、低了，这都是有一个"计算机"在大脑里，给你支配和管理，不是你的大脑在支配。这个是第七识，要进入心地里面，达到"无不心地用功夫"，就需要把意识活动这个干扰源、噪声源关闭，所以各家都有打坐、禅定等相似的方法，目的是进入它、认识它、把握它。把第六识关闭（识神不用就叫意静，气血动），第七识元神才能就位用事，后天返先天。

第一识	眼识　后天，人的感性功能
	眼的功能叫眼识，眼的器官叫眼根，眼的对象叫"眼尘"（又叫"色"觉）
第二识	耳识　后天，人的感性功能
	耳的功能叫耳识，耳的器官叫耳根，耳的对象叫耳尘（又叫"声"觉）
第三识	鼻识　后天，人的感性功能
	鼻的功能叫鼻识，鼻的器官叫鼻根，鼻的对象叫鼻尘（又叫"香"觉）
第四识	舌识　后天，人的感性功能
	舌的功能叫舌识，舌的器官叫舌根，舌的对象叫舌尘（又叫"味"觉）
第五识	身识　后天，人的感性功能
	身的功能叫身识，身的器官叫身根，身的对象叫身尘（又叫"触"觉）
第六识	意识　后天，人的理性功能
	意识（思想意识）表现于内的叫思想意识；表现于外的叫情绪、心情。意的功能叫意识；意的器官叫意根（藏于心）；意的对象叫"法尘"，后天

第六识	意识的功能如下： 了别（分辨功能） 想象幻想 判断、思考 记忆、动机 指挥行为输出 感受、接受 感想、反思、内省 一切后天思维活动 意识有四种： 明了意识； 独头意识；又叫独散意识（不对境而起的）； 梦中意识； 定中意识。 佛教对意识（意念）的别名。佛家认为： 是迷心，不算真心；真心是第八识，心性、自性、本性。 是"缘"，万缘俱下。 是"总门"：是指挥、控制前五门，眼、耳、鼻、舌、身。 是理性认识。 是一切境。 是色、受、想、行、识五蕴，又叫五阴。 道家认为：识神就位，元神退位；元神就位，识神退位。 当人们在这个世界诞生后，渐渐学会了运用"后天意识"，它的"先天元神"就隐匿起来了，人们就不断地消耗它，因为产生意识的能量是"精"和"神"，这是人们所以由幼小到衰老的原因，不论是养生或者修行都要节约"能源"，少想，以致不想，去掉妄想，才能提高心智能力。
第七识	潜意识，神识；心神；心田；心地；悟性认识，我执物执，名为末那识，又叫元神，先天元神。 下意识表现于内的叫神志，表现于外的叫灵感、先天、元神，来自泥丸宫。

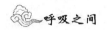

第八识	人的本性认识，名为阿赖耶识。它有三种功能：能藏，所藏，执藏。 此外它还有：人的本性，自性，天性，秉性，佛心。 能储藏前七识的"种子"，种子识； 藏有人一生所做的善业、恶业、无记业；（善行为，恶行为，不善不恶行为）其中自己永远不会忘的部分，被存储于"八识"，所以叫"业库"。国外叫仓库意识。 八识常被七识所利用和污染，所以叫"执藏"。 当人死以后，所有七种识都不存在了，唯有第八识携带着一生极深刻记忆的东西，像是个"软件"盒，储存人一生的记录，转给下一世，所以叫"业库"；民间说"人死万般空，只有业随身"，而八识转为下一世人的天性、本性、心性，等后世成熟了（遇到机缘）就要果报现前，如果能不受七识的污染，能"于相离相"，就能"转识成智"，为成佛的原因，能不染、不漏；因为它能储存一切善因恶因、善业恶业。为了再世的果报，记录下来，而人的"般若大智慧，也存储于此"，所以它被称为"宇宙万法，所依之体"。 "万法唯心造"，这个心包括心意、心地和心性，其关系为：心意为六识；心地为七识；心性为八识。

等这一步成功了，停下来不再前进，只是"用功夫"的，佛祖当年就叫"外道"，道家正宗就叫"旁门左道"。所以我们要知道真正的"外道"是很不简单的，戒守得比佛门更多，非常注意练功夫。外道，从研究角度，可以学，不能练，练了会影响社会和家庭。真正功夫的提升，六祖说得很清楚："无不心地用功夫。"不管你什么门什么宗，不修功夫就不用妄谈成佛成道，连功夫都是在心地下的，不是在大脑和嘴巴上的。所以不能"后天返先天"，不能"识神退位元神出"，都是口头禅。

那么继续前进的，就会有朝一日明见这个第八识阿赖耶识，亲身体认到这个"心性"，即所谓"明心见性，见性成佛"，这个才是"成佛得道"的正途。成佛、成仙其实就是两次否定，第一要否定我的六根清净，后得"五眼六通"，恢复到我们的"彼岸世界"，佛家叫空界，道家叫虚界，是以精神为主的世界，再要第二次否定我的特异功能"五眼六通"而不用，就能恢复进入神仙的世界吗？叫"无界"，也叫合界，这不就是"玄之又玄，众妙之门"吗，这是否定之否定呀！那么，这三界在哪里呢？就在眼前，是套叠的，可惜我们的左脑功能只有认识三维空间的本领，右脑功能认识六维空间和九维空间的能力已经退化了，修内丹、学佛就是恢复它。

今天，我们参考和比较了佛、道两门修行的方法，就是为了说清楚为什么返先天这么重要；结合前面我们讲过的具体练法，大家现在应该对真实成道的方法有个系统的认识了。

怎样修炼"金丹大道"

丹道周天的修炼方法，各门派入手各有不同，但万变不离其宗，不外乎是收心止念（后世也称炼己），即通过把意念集中在身体的一定部位上，然后慢慢地训练到入静的状态，在入静的状态下，返观内照下丹田。如此，则在下丹田慢慢聚集起精微的先天气来。

所谓先天之气，是在无念状态下所产生的一种内气，它无须外来。外来之气由于掺杂了过多的后天意念，所以大多是后天之气，气质不纯，不能用来结丹（外来之气即空气）。

随着静定功夫的增长，气在丹田中越聚越足，这时也可能会产生自发的气通周天的现象，对此应任其自然。还是要专注一念在下丹田上，久而久之，生殖器官以及下丹田会出现一种兴奋的状态，表现在男性是生殖器勃起，女性则是子宫与阴道的阵阵收缩，这种现象过去叫"活子时"。"活子时"的出现，表明人体内部先天元气发动起来了。若以现代医学而论，是性腺功能增强，性激素分泌增强。而性激素与人体抗衰老和恢复青春有密切关系，尤其对老年人来讲，此时有人还会出现头发由白变黑、落齿重生的奇迹。（对老年修炼者，全真派中还有一种"敲竹唤龟"的秘法，来帮助老年人练活子时。）

那么活子时出现了，是不是可以进入下一步采药了呢？不是！因为活子时必须无欲兴阳，这是个关窍的地方。一般的丹经里讲，要分清活子时的清浊，有念是浊，无念是清；有念不能采，无念可以采。其实即使无念，也不一定能采，因为这时的气还弱，而且不纯，里面还有"火气"，若这时就采，轻者炼成幻丹，水中捞月一场空；重者头晕目眩，甚至引发"喷顶"现象。所以对活子时一定要搞清楚，不可盲目自学，必须要经师承口授。

按全真派心法，必须到"正子时"方可采药（注意，"正子时"这个术语各门派的含义是不一样的，不要混用）。在全真派，所谓"正子时"是指出现酥、麻、胀、满的现象，即达兴奋状态（而不仅仅是生殖器勃起），呼吸也出现变化，有胎息的现象。当此之时才进行下一步采药。

所谓采药，是把下丹田先天之气采回来凝聚成丹。如何采呢？包括有采有还，有一套心法……如此练下去，不断出现正子时，不断采药，反复出现正子时，不断采药，反复地采，反复地练，最后在下丹田慢慢结成了一颗真正的"金丹"了。（"金丹"不是实物，而是精气神凝聚的能量体）

待金丹采足了，才能运转丹道周天。何时算是金丹采足了？必须采到马阴藏相，阳光三现。所谓马阴藏相，是指男性生殖器收缩变小，犹如孩童一样——这是精气内敛，精已炼化为气的现象。到此阶段，不会再出现后天欲念了，已断绝生育本能了（但还能用一定的方法返还到可以生育的状态）。对女性而言，修到这一阶段，会出现斩赤龙现象。

马阴藏相这一关是非常重要的，是入世法和出世法分界的地方。世界上无论哪一种修炼术，都必须先解决性欲问题，因为只有做到不漏精（经），才可以进入初禅。而初禅作为根本禅，是一切禅定的基础，也是一切高深功夫的基础。如果入不了禅，还老是在欲界里打转，还是个凡夫。

道家炼丹通过"采药"达到不漏精的法门，在诸多修炼术中可以说是最为精要和最为方便的。这里大致做一下比较：

佛家功：佛家的显宗，修不"漏"入禅定的方法是先斩"淫心"，即通过修习不净观（白骨观）的方法，把人体想成是污秽、肮脏、脓血与粪便的集合体，从而在心理上产生厌弃，不起淫欲。淫心断，淫根自然断除，可以不漏。但是食、色是人生大欲，人本由淫欲而生，想真正断除淫欲，实在是很难的事情。所以到了现代社会，显宗已经很少有人能进入根本禅了，更不要说究竟圆满的"灭尽定"了。练功应该心里欢喜，身体快乐，佛家叫"喜乐"，坐禅不能枯坐，要有快意，甚至自始至终要以"快乐为纲"，但不能胡思乱想，想入非非，想男女之事。既要"自身本自清净"，又要"见性"，内丹是属于人的体内阴阳气的相互交合，成为"坎离交"、"心肾交"，不论清修派（独自一人修炼）或双修派都必须会产生出一种类似男女交媾似的性感觉，有这种感觉也证明身体内部精足气满，阳气足，气血旺盛，所以内丹书上说："顺则排精而生人；逆取则成仙。"没有这种人性的感觉，只能算练练气功，要想达到无为境界，返还到先天地步，是不可能的。许多人打坐练禅定盘腿几十年一无所获，因为这种枯禅、死禅如同炒空锅一无所得，所以六祖慧能说："住心一处观静是病，非禅。""生来坐不卧，死去卧不坐，一具臭骨头，何谓立功课。"

密宗好一些，它不反对淫欲，而主张以欲制欲，借淫欲来修炼，进而达到不漏。这主要表现在拙火定的秘密修持上。拙火定的修法，目前流传于世的法本，实际上只是入手修炼的基本功。以白教、花教各派的实际传承来讲，在基本功有了一些证量之后，还要修"双定"，即通过男女双修的方法，借淫欲使红白明点融合，贯通中脉，固精不漏，永断淫根。

然而双定的法门，成道快，坠落也快。藏密历史上，因双修出了许多大成就者，如莲花生、玛尔巴等大师，但也出了不少佛门败类，借双定奸污不少妇女，堕落淫欲，弄得人们因此对密教失去信心。所以在宗喀巴大师整顿藏密创立黄教以后，黄教一派基本上就不搞实体上的男女双修了，代之以观想或者用显宗的不净观来替代。可见藏密双修断淫的方法虽然容易与快捷，但弊病很多，说易实难。

瑜伽的修炼，与藏密有着很深的渊源，方法上总也脱不出佛家显密的基本路数。

道家内功，早已认识到断淫对修持的重要意义，一直把这一点放在修炼的首位。道家功中断淫根的方法有两种：一是双修；一是清修。

双修的法门，大体上与藏密的双修接近。当然，道家功有他独特的地方，但不是借男女双修来炼的，效果和弊病与藏密相同。而清修的法门，就是我前面所阐述的借采药修到马阴藏相，断除淫心淫根。这个法门，由于不须男女双修，没有偏差与弊病，而从气脉修持入手，一步一步走下来，比单修"不净观"容易入手与掌握。因此说来，仅就断淫的方法而言，道家功中采药一法，可以说是非常精彩和方便的，是妙法中的妙法，法要中的法要！

金丹不是实物，是人身能量，精气神的凝结，表面为光辉，有许多种。还是回到丹道中来讲，采药采到马阴藏相、阳光三观（眉间三次特殊的闪光）时，下丹田中的丹已经凝结成一颗金丹（炁）。然而让这颗金丹再沿着督脉、任脉来运转，才叫丹道周天，也就是说——先结丹后转周天——如果不结丹就转周天，那还是"气丹"，还不是真正的丹道周天中的"金丹"。气丹在人死亡之后就散掉了，不管用了。气丹虽能消除一些疾病，但不能超脱生死，而真正的金丹可帮助超脱生死，金丹循着督脉上升的过程，丹道称为"肘后飞金晶"，丹气上来了，到了夹脊穴先不让它过去，气堵在这里越来越足，聚到差不多的时候，突然一下把它打开冲到头顶，也就是说这个丹要从丹田经过督脉，搬到头顶。这个搬的过程，也就是养的过程。因为这个丹虽然已是金丹，但还不是很纯的大丹，还有些杂质，需要进一步炼，按照道家功来讲是还有些阴气。怎样炼呢？循着督脉上来，在上升的过程中金丹就被五脏六腑吸收掉了。变成纯阳之气上到头顶，然后还要下到任脉。下的时候未再以气的形式下来，而是变了，变得像液体状态，过去称"玉液"（金液是更高层次的），是感觉有一种唾液似的东西下来，这就是金丹。也不用刻意去吞，它自己就咕咚咕咚地下来了，小的像水滴似的，一滴一滴地滴下来，大的就像鹌鹑蛋那么大，感觉是非常舒服的。过去丹经里称"甜如蜜"，但比蜜还好吃，还有叫人参果或长生酒的，反映的就是这个东西。它从颚掉下来，还伴有一种凉爽舒服的感觉，落到中丹田，再入下丹田，这才是整个丹道周天的过程，在道家功中叫大药服食。这个大药实际是丹田气凝结出来的精华，经过这样的炼化又回到下丹田中，这就是玉液还丹的过程（还丹是补还精气神足的现象）。

在走丹道周天的过程中会出现一些现象，如"两肾如汤煎"、"丹田如火炽"、"身涌鼻抽"、"两耳贯风"、"脑后鹫鸣"、"眼冒金星"等，也就是说两肾感到温温热热的很舒服，身体会不由自主地抽动、涌动；鼻子会自动抽搐；脑子后面好像有呼呼的风声；两耳有鹫鸟鸣叫之声；等等；有许多特殊的感觉，往往还伴有一些内景，如出现天宫、鼎炉、日月、龙虎等现象，这种现象的出现，叫"六根震动"。

丹道周天一通，通过慢慢的意念内守、温养，就会进入闭气胎息、八脉俱无的状态，实际上就是入定了。事实上，道家的闭气胎息阶段，相当于佛家功所讲的"初禅、二禅、三禅"。过去有句话叫"初禅念住，二禅息住，三禅脉住"，是进入初禅时后天的意念停止了，这时才能算入定。一般讲的修定，只能算是入静，因为只有到念住、息住、脉住的时候才能算是入定，真正的禅定。就是说通过丹道的修持，同样达到了佛家所讲的禅定状态，在这种禅定状态下，道家功还要进一步练下丹田中的金丹。十月怀胎，三年温养，不断地往下练，反复地练养，做到神气相抱，神和气能够紧密地团在一起，过去叫"婴儿显形"，现在有些功法中也有"婴儿显形"的内容，但只是借一个名词而已，大家不要混为一谈，练不到初禅以上，根本不可能有"婴儿显形"，只可能是幻丹显形，是后天识神的功用，不是金丹大道！只有在丹道周天修完后才有"婴儿显形"，下丹田会出现一个小人，实际上是由金丹凝结成的。慢慢练，使它越来越成熟。最后要修"出神"，把"婴儿"放出去，从顶门放出去，这是道家功里讲的出阴神，出神有出"身神"、"阴神"、"阳神"之分。所谓出阴神是一部分意识体出去了，过去叫灵魂出壳，是身体某一部分上的气在意识体的带领下出去了。最常见的是肝和肺的气：有时也可能是心气或某个关节、某个经脉上的气出去了，出阴神是没有危险的，也比较容易练到，意识体可以在外面转一转、看一看（甚至遨游山河大地）。因为出"阴神"丹道周天未通，出去的只是身体的一部分的气，所以不要紧。而出"阳神"就不能乱跑，再四处去看就出问题了，肉身就和阳神脱离回不来。出阳神开始一般出去一步马上回来，因为一出去后，就会有许多幻觉出现，周围阴气就变化出很多的幻景来，如果不懂得其中的诀窍，就容易坐化的，所以神出来以后，就得马上回来。这样反复练，就像小孩子学走路，先让他一点一点地走，最后能到处走，到没有妨碍时，道家功里的阳神出窍就练成了，这时候就到了"身外有身"的功境了，佛教称为"现法身"，除了肉体之外，还有另外一个身体，先天气带着神出来了。继续练到最后，这个肉身也要转化掉，转化成气身，它可以聚则成形，散则成风，藏密把这个境界叫"不死虹身"，指人可以化成光任意变幻（所谓虹化，则是指人临终时化光飞去）。肉身都没有了，实际相当于道家功中的阳神成就，像彩虹一样可以显现，也可以消失。到这一步就可以自由地主宰自己的命运了，生命就可以超越一般物质规律的限制，成为一种永恒的存在了（而不像肉体那样要消亡）。因为元神、先天气这个东西和虚空的物质是一样的，可以任意地散，任意地聚，可以长久存在，与天地同寿就是指的这一层。

在出神的基础上，还要继续往上练，前面这几个修炼阶段依次是：炼精化气，炼气化神，炼神还虚，炼虚合道，这些是道家丹鼎各派历代祖师总结出来的丹道修炼步骤。神炼完之后，进一步修心性，使之更加纯净，和虚空融为一体，即是炼神还虚。最后炼虚合道，只有合道，才能跳出三界外，不在五行中，超脱生死轮回。

这就是道家内功中金丹大道的修炼次第。在师承口授当中，一步有一步的方法，一步有一步的验证，非常科学，真正是一门生命修炼的至高科学，也是一门尖端的科学研究。

"丹道" 术语详解

丹道学至今有五六千年历史（有考古文物证明）。丹道修炼之学的创立，反映了我中华民族不屈不挠、征服自然、维护生命尊严的伟大精神。五千年的历史长河中，无数大德大智、高真大隐、贤哲圣者不计名利，不计得失，为征服自然、探索生命真谛付出了一生的精力。这一切奋斗之目的也只是为了我们人类能生活得更加美好，使我们人类不被天地自然所控制与摆弄。《金刚经》第七品说，自古一切圣贤之人，和凡人的差别就是圣贤人无不要经历"无为法"的过程。

丹道乃实人、实物、实证之事，丹道决非唯心之说，决非迷信，更不搞偶像崇拜，不信仰与崇拜"神权"。丹道修炼注重自我生命的存在与价值，是一种独立自主之精神支撑着修炼者。求神拜佛，祈求神灵大师保佑护持，是放弃自我依赖他物的一种消极逃避的人生态度。对此，丹道修炼者更是反感与厌恶。"人定胜天"、"我命由我不由天"才是修炼者的奋斗理念与人生观。全真派南宗初祖张伯端在《悟真篇》中说："我命由我不由天。"

丹道修炼是以自我生命体为实验品，并建立在天人合一的思想上，以期完善"我"这个有缺陷的肉体生命与人生，希望能达到与完满无缺的"天道"相融相生。故此又可以说，修炼者若无极大之毅力与实践精神，以及不计成败得失的忘我精神，是绝难全部成功的。故此也可以说丹道学就是我们中华民族与大自然作斗争，并改造自然，完满人生的终极学问，其积极向上的奋斗创造精神，更有甚于现代科学家们对于现代科学的积极追求。

若有人说，丹道修炼之学根本就是虚假、不切实际的，并以现代科技理论解释之。要知道，现代科技仅有数百年历史，而丹道科学已有五六千年历史。现代科技之发展以及它所带给我们的便利是举世公认、毋庸置疑的，但是也并没有达到万能之地步。现代科技并未达到能解释天地宇宙间一切是非真相、真理奥义的地步，现代科技仍在自我完善与进步。将来或者能与丹道不谋而合？因为他们所奋斗的目标是一致的，皆是使人类由自然王国向必然王国飞越。

世上只要有其事，必有其理，如未有者，在于我们学识不足；世上有其理者，当有其事，所以无者，在于我们经验不够；科学之所以称为科学而非迷信，就在于不断的自我否定与自我完善。

从某种意义上说，现代科技是人类对困难的一种变相逃避，一种变相消极。因此，曾有人戏称现代发明创造是懒人的结果。比如：一段遥远且崎岖的路途，以至于是我们这个肉体生命用双脚难以完成跋涉任务的，于是我们动脑子，发明创造出代步工具，如汽车、自行车，继而飞机等，以辅助工具代替人类完成跋涉的目的，如是形成了人对机械的依赖，人反而成了机械的奴隶。从另一个角度来说，人的尊严已经丧失。

但是丹道科学并非如此，它是迎难而上，想办法完善、完美自我之心灵以及肉体功能，使空间距离以至时间之箭皆不能成为我之障碍，不须借助外物，以期达到相同之结果。

现代科技是以外物作为实验对象，丹道科学乃是以自我身心作为实验对象。因此现代科技可以一代一代完善，一代一代发展，能保持其连续性。如果前人发明了某种机器，后人可以在前人的成功基础上完善发展，因此，现代科技之优点显而易见，可以说是一种接力赛。而丹道科学则不然，如果前贤从头开始，一步步验证，直至成功，并将其方法与详细过程记录下来，而后人也只能凭借此方法，但必定仍得从最初步开始，来实现自我之升华，再后来者，亦复如此。可以说，丹道科学是一种个人独立赛。因此，丹道科学虽有五六千年历史，但几乎仍停留在开始之阶段，只留有一大堆前贤高真大隐对此方面研究的大量文献而已。

正是由于上述之原因，现代科技逐渐占据了主导地位，凡是有才能、学识与智慧的人才，绝大多数都投入到了现代科技的研究中，并不断推动其进步。而丹道绝学，则少有人问津，正因为如此，使丹道科学日益为人不识。现代科技已得到人们的公认，凡研究现代科技者，即使终其一生亦未能攻克某一难关，但也会赢得绝大多数人的尊敬。可是，对丹道研究者，如能成功，固然能引起世人的广泛关注与崇敬，甚至被盲目神化，如魏伯阳、张紫阳、吕纯阳、张三丰、全真七子等，但也有终其一生，因条件不具备而未能成功者，此辈先贤莫不默默无闻，不但未能得到人们给予其应有的尊敬反而受到不断的抨击和嘲讽。因此说，研究实证丹道，非是有超凡之见识、超凡之毅力、圆融灵活应世之才干与不计名利得失、功过是非的大丈夫、大英雄、大豪杰而不可为。

金丹大道的基础

说一千道一万，不如具体练一回，我们现在回到金丹大道的
具体修行上来。我们大家都没有基础，而丹道的入门功夫就是
"百日筑基"，也就是男的要"马阴藏相"，女的要"斩赤龙"断
月经。

有人问了，我万一练成"马阴藏相"，可以"交而不泄不排
精"了，那我想要孩子，我该怎么办呢？我想继续排精，可以做
到吗？当然可以，要恢复排精，其实是很容易的，因为这个排精
不排精，关键是看你"安炉生热"了没有。如果你生热了，就是
你屁股底下发热，精囊里头就不生产元精子了。睾丸怕热，一热
它就会垂下来，以利生产（生产精子）。所以不会因为有人练得
"马阴藏相"了，就一辈子不能生孩子，不是；女性也是，女性
把月经斩断以后，如果还想来月经，也能恢复月经，不会是一辈
子不来月经的。

所以，"马阴藏相"是靠不断的练功、练精化气来保持的，
如果不练功，就恢复了本来的功能，自然就会排精，就能有孩
子；如果每天都练功，每天都让睾丸发热，它自然就不产精排精
了。如果你一个月两个月三个月长期不练功，它就又垂下来凉
了，就能产精排精了。有了大药出现，立刻采药，练精化气，但
是到后来会"精足不思淫"了。

　　但金丹大道的基础是"马阴藏相"，练不成"马阴藏相"，谈不上健康长寿；练不到返先天，出不来"先天一炁"，就谈不上开智。为什么呢？情气和性气结合产生的先天一炁，才能补脑，然后才能使脑子特别聪明，记忆力特别强。情气和性气不能直接补脑，必须经过"阴阳交媾"，心肾气相交。

　　"马阴藏相"以后就叫"闭关锁阳"，有的丹书上用"握固"两个字形容它。握固是什么意思？我们快到性高潮的时候，将要排精的时候，把手搁在这里攥紧了，咬牙，撮舌，提三阴，这个时候不射精，这就叫握固。达到了"马阴藏相"，才能叫"筑基"，这就是说你才打下了基础。

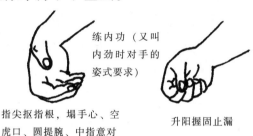

练内功（又叫内劲时对手的姿式要求）

指尖抠指根、塌手心、空虎口、圆提腕、中指意对

升阳握固止漏

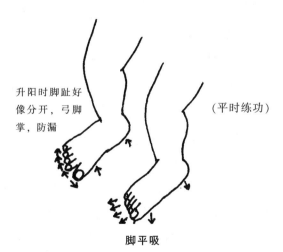

升阳时脚趾好像分开，弓脚掌，防漏

（平时练功）

脚平吸

　　女性修道练的是"斩赤龙"。女性乳房的乳头后面有两个窍，这两个窍就叫"左膏右肓"，左边是膏，右边是肓，也有丹书叫乳根穴的；这里分泌一种液体，叫"泥液"。这个泥液可以保护

心脏，每个女人都有这个，从后面乳根穴里分泌出保护心脏的泥液；泥液在男女性生活高潮的时候，就会往下排，排的时候就会通畅，并且保护心脏。如果它长时间不排，就堵塞住脉道了，这个女人就会老是病歪歪的。但是非常可惜，自宋以后，我们的文化出了问题，直到现在我们多数的中国妇女不懂这个。

性生活品质不好，或者长时间没有，不排液，女人就会心里烦躁，因为堵塞了气脉。正常的性生活，应该是男排精，女排液。但男人跟女人不同，男性高潮来得快，走得也快，女性是来得慢，走得也慢，所以没等女性达到性高潮排液，男人已经呼呼大睡了，这时女性的心里烦透了，久而久之，女性就会得病。

所以古代房中术的目的之一就是，要男女同时排，达到双赢。我们炼内丹，又要求男女都不能排。那么要采取一种什么方法呢？就要守乳根，守胸中的这条线。过去叫守膻中，那么她守的位置，应该是膻中窍，如果告诉你守膻中窍，结果守了半年、一年，她什么也没觉得——因为她守的是膻中穴，我们说要守膻中窍，这是两码事。如果找不到膻中窍，你可以守乳沟。（膻中窍在膻中穴下面三横指）

男性要做到"马阴藏相"。过去讲百日筑基，是一百天就可以做到的；但是现在是不可能的，他没法专心练，得上班，得工作，所以有的人两年，有的人三年才能做到"马阴藏相"。可是女性比男性要快，女性做到"斩赤龙"，几乎一半时间就够了，比如说男性要三年，女性要一年半；男性要一年，女性要半年；男性三个月，女性一个半月就行了。那么女性怎么练呢？女性练的时候，用两个指缝夹着乳头慢慢地揉，每揉一下，就呼一下，一次最多夹三百六十下，每呼吸一下，夹一下，一会儿就来快意了；有的人来得很快，有的人来得慢——这就是斩赤龙的方法。想哪儿呢？想乳沟这块。即使你不炼丹，平时也要揉。为什么呢？因为女性常常揉乳房的话，就可以抑制和防止乳腺癌和乳房肿块（即小叶增生）。

女性平时阴道潮湿，甚至流水，这个不是她的泥液，它只是一种润滑液，丹道家管这种水叫做"初潮水"。初潮水如果流下来，就算已经漏了；如果不流下来，可以湿润内部环境。所以女性的阴道应该老是湿润的。

女性往往在月经将要来的时候（比如说前三天），这个时候她就腰酸腿软，甚至肚子疼，不思饮食，这是月经将要来之前的信号，这个信号，就叫"月信"，这个时候女性要加紧练功。斩赤龙的关键时刻正是这三天，就是月经未来之前、月信来的时候；随后，女性的月经出现了，这几天不能练功，因为你一练功以后，血就会更多；等到月经将尽，这个时候血已经淡了、黄了，快停了，这个时候又重新练功。月经来的时候不要练，练了伤身体，这个要说清楚。

过了更年期的人，要想让月经来，也是这个方法，揉乳房三百六十下，一会儿快意就来了，然后呢，月经慢慢会恢复。女性年老以后阴道非常干，而且完全张开，只要她做这个揉乳房，就会重新封闭起来，还会总是湿润的，但不流，这个时候，她就会健康长寿。我把女子炼丹的方法简要说出供女性参考，在二十年前北京师范大学图书馆长等人（那时我是顾问之一）共同收集古代资料出了一本《女丹功》（现在买不到了），我把陶秉福馆长总结的《女丹功》录出供大家参考。

那么男性怎么办呢？女性可以揉乳房，男性就要搓睾丸，因为老年以后，你的睾丸越来越小。男性阳举，是阴茎里的海绵体里充血了，这个血来自哪儿呢？来自两肾。所以他要是性生活过分了，就会腰酸腰懒，甚至于腰疼，因为两肾供血太多了。你看一个十七八岁的年轻人，脸上发黑，脚发飘，他一定是手淫过度——这都很可惜，因为人的精血精华不能轻易给排出去，要利用它长生长寿，祛病延年。

现在有人说，阴茎里的血怎么会是两肾流过来的，明明是静脉血管流过来的嘛，所以就诋毁古人不懂科学，这个就叫"学问不精，妄加断言"。

这一点，在各宗教里都有精确的观察和体悟，这里就不详说了。

再说一下，道门正宗里的金丹大道，所要炼的"精"，并不是男女做爱或者手淫后强忍着不排的那种"精"，这种精叫"浊精"，是不能用的；当时不排，不过是改道进了膀胱，早晚随尿还得排出来。而且这种忍精不排，自以为金枪不倒，不过是增加了前列腺的负担，并且让血液里混进去一大堆没用的垃圾，实在也不是什么好事。所以，内丹要用的"精"，是无欲而举，单纯的性感产生的精，才是真正金丹大道要用的原材料——"药"，药有"外药"、"内药"、"大药"，这种精不能排，反而应该吸收进我们的身体里，变成长生药、不死丹。

我们前面讲过，不排精，就需要盘腿。盘腿种类很多，现在很多人盘不了，盘腿的关键不在腿，关键在腰——所以要伸直脊柱，逐渐逐渐你气通了，盘腿就很容易了。盘腿防漏，可以通关斩窍，达到气通、气脉通达的效果。

盘腿让你身体的养分、你的精华不外泄，就像葡萄的藤，都是卷起来埋在土里，到了冬天要截，让它短一点。怕什么呢？怕养分外散，所以我们人也一样，要盘起来。

女丹功的练法

　　修炼金丹大道，金丹者实际是先天一炁凝炼而成，它是纯阳一炁，所以女子练功与男子不同。女子已生阴体，练功是利用阴阳二炁合和而成，相互结合补充，《易经》上说："父母媾精之时，阳炁先为阴炁所包"，即阴血包阳精，外阴而内"阳"（兑，少女），因为形质不同，所以，男子初练要炼精化炁，女子要炼血化炁，要将一股热炁流投入血海才能化血炁，否则血不能化炁，而影响肝脏。如何加温生热，男子守"炁穴"（在下丹田），女子的下丹田在乳房下，所以，找到女子"丹田"的位置非常重要，两眼的神光要返观（想体内，照体内）乳房之下的"膻中窍"（不是"膻中穴"），久而久之，同时神照在两肾之下，自然河车会运转丹田以补破体，要坐到经血渐渐变成黄色，此时要净心练功直到血变白色，这就叫"斩赤龙"，女子回到处子之体了。"膻中窍"是与子宫相通的，炁到膻中，才会有温度下降到子宫，子宫血海生热，温度提高，血才能溶化而为炁，行经的时候流出的渐少，而回流的加多，使炁自然会返到肝和心脏而得温养，好炁上升，剩下的渣滓废物随月经排出，此时血变黑色，上身的血清纯，化成了炁，又上回到膻中回到肝脏造血，血足了再补心，心的功能强了自然有利于脾胃，就叫"炼气化炁"，元气足了可以补全身的亏损，这就是女子还阳之时的练法，即先降阴（象坐），子宫发热后，有性感，两条大腿根部发热，守牝门（阴窍穴）约 20 - 30 分钟，再盘腿、安坐、合手、全身放松、舌抵上颚（逐步用力咬牙、嘬舌、搭桥）、闭目收神（神不外弛），意守膻中窍，两手交叉，将右手劳宫穴（手心）对准左乳头，再将左手劳宫穴（手心）对准右乳头，此时以吸为主，吸长，不想吐（吐是自然吐气），吸后屏息，时间越来越长，也叫闭气，不想吐气，每一次的呼气双手手指（中指和食指）掐乳头一下，如此一次又一次，可以掐到有性感或者一直掐到体内会有炁动（性感更强烈了）。这时为了先打通带脉，腰围要采用"金木交"，金为后背，木为前腰，开始；也有的人从坚持掐开始，这时候，气会由海底渐渐升至中丹田，再由中丹田渐渐升至上丹田，当炁入上丹田时，同时"夹阴挽胯"，督脉之气自会上升，此时稍要意领，把意念领上头部（它自动会过三关，要展势、涨肩、包背、开心，开三关窍，尾闾、夹脊、玉枕），仍旧守住膻中窍，气自然会下降回到会阴之间。每一次练功，气循环五六次，经过一段时间自然会感到胸部和两上肢、两手两臂都有热麻感，身体的上部分都发热了，甚至出汗，气感自然会渐渐下降到血海子宫内，此时意念一定要轻，似守非守，似想非想，走小周天的路子，这样可以避免喉咙发干。没有口水了，容易热气上升，等丹炁练到此时，坐功的时间长短就可以不一样了，因人而异，有人练功一个月多一些就能达到"斩赤龙"，有的人要三四个月，甚至一年到两年，全凭你专心不专心，诚心、信心、恒心、决心多大而定，甚至年龄大小、体质强弱、练功环境、练功时间长短而不同，效果也不同。但在此期间，月经一定会有所变化，平时月经多的有可能减少，平时月经少的反会增多，再渐渐减少变淡，有人还会出现反常现象，白带增多（液多），这正是血海之中得炁后向外排的现象，这也是治病的过程，稍过一段时间就会恢复正常。之后，人会从阴道分泌出黄色的、带有臭味的黏液，证明子宫（血海）内不干净，有滴虫、白带病，先治滴虫病，十女九个有白带病，更要赶快修炼，可以排除干净，不要怕。如果乳房经常出现发胀、发热，不要怕，这不是病，是好事，是得炁的征兆，如果得炁以后或练小周天以后，一练功就会出现快感，出现快意（佛家叫喜乐，也叫性感、见性，道家叫"来药了"），等到快感渐渐发展到高潮（不是靠胡思乱想），是靠加强"风和火"（呼吸及守窍），高潮时也和男性一样，要采药，要"吸、提、撮、闭"，此时高潮会减轻下降，立刻用采药之法，小口吸，有意吸，无意吐，把"药"从血海（子宫）采到绛宫（心窝），吸气，搭桥，咬牙，吸气到不了二三十口，以后就又意守绛宫，行小周天、大周天（小周天叫"烹炼"，热气自转，大周天叫炼丹气）。如果是还没有形成大周天，炼通小周天，每次都可能通，尤其节气前后，大周天一年出现三四次就不错（多在阴历二八月），烹炼大小周天都是自然形成的，不是靠用意，不用意念领的，不要强求，一用意领就会调动后天识神干扰元神之炁，它是自然运行，所以"求不得"！烹炼以后，女子和男子的"玉液还丹"相同，等到月经停一段时间以后，当意守乳房窍快感很容易就来了的时候，则不必再继续捧乳房靠乳房吸气了，只要意守乳房窍就可以，可以不断地采药，自然烹炼久练以后，其阳气足采药后，就会出现一种由中丹田到全身都会有的清凉舒适感，"心中忻忻"，月经根本没有后，就是在不练功、不采药的时候，体内的热气也会不断地出现，面如桃花，红艳无比，体内一团清和之气，整天都有外气感觉。此时皮肤发胀，青春再现，"三十六宫皆是春"，五脏六腑无一处不适，"益寿延年不忘春"，那时不交而交，不想交，交而不排。练功得了丹气发热以后，毛孔皆开有如孕妇，所以一定要注意防寒、防风、防凉、防生气。练功前后，避风如避箭，不要急于揉乳房，要注意心理修养，避免一些家务琐事和业务的干扰，千万不要生气，否则会损伤身体，难以恢复，进步也慢。女性在月经来之前两三天会感到腰酸，小肚子疼，腿软，不想吃东西，这是受月亮影响，就叫"月信"，这是月经将要来的信号，这时要加紧练功，"化血为炁"，经血就会自然减少，这就叫"索龙头"。月经来了以后，要停止练功，过两三天以后，月经已经变少，变粉红色，月经似有似无时，就要抓紧练功，月经就能干净得快，这叫"擒龙尾"。这"索龙头"和"擒龙尾"的功夫是女性练女丹功极为重要的程序，决不可轻视。

女丹筑基"斩赤龙"，并不是一斩就成功，而是连续练功，不间断才慢慢成功，尤其在月经来一次就要如法"斩一次"，"索"和"擒"，每临期斩一次，功力就会提高一步，效果如何验证看月经的变化，月经由少而多，再由多而少，由少而无，不但干净，也没有排液、排白带，尽化为看不见的"炁"参加体内血液的循环，以补身体、补脑，但乳房会变得软稍扁小，有点如男子，这叫"有中还无"之妙，进入无为。

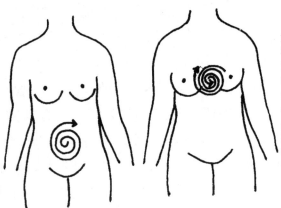

练完功在还原收功时（又叫引气归海）要将散布在全身的气用意念和两手按在气海处，将散发全身的真气收存到气海内，否则会疲乏。男子先右转36圈，左转24圈，女子先左转，将来它会自动转停，不需要数圈数

女子练功抚按两乳房，再稍用力，最好是螺旋式由小到大，再由大到小360到400圈，大约12分钟左右，要求要发热，发涨，有点性感，这是女子练丹必须的辅助功

女性练到这种程度才叫筑基任务基本完成，女子此时可以长寿，红颜不衰，非常美丽，尤其气质非凡，感人情深。筑基完成以后，即使不在座上练功时，也会出现下身发热、发胀的感觉，这就叫"生药"了，"见性"后应当马上练功采药，千万别当面错过，下一步"炁击尾闾"时，就要懂得秘诀，"抽坎添离"和

"饮刀圭"秘诀必须师传、秘传、亲授，女丹功和男子不同，斩完赤龙以后和男子练法相同。男子为阳体，男子不宜在酉时行功，"酉"为阴极，"酉"时有阴杂之气，对初练功者不利；女子为阴体，在"酉"时练功，可同气相求，有滋阴补阳的效果，女子最好不在"卯"时练功，但活子时、活午时练功对初练者无所谓。收功的方法非常重要，要是已进入无为的状态，呼吸自然收功，在有为状态下必须要引炁归海，不能离开意引，将全身炁回归气海，否则练后发懒、发困、面部发麻，要搓手，干洗脸，做头部按摩，不要急于上厕所小便和摸凉水，要等半小时后，但此时也可以按摩全身。以后斩完赤龙，和男子练功方法就一样了。

情性结合才成丹

现在，我们感觉气血鼓荡，这才能推动气血在周身运化。再来，已经有一点要射精的感觉（这时候有射精的感觉，还没有达到非射不可）；这时已经有汗了，但是汗还不是太多。我们仍然想会阴窍，跟刚才一样。现在这些想射的感觉，丹法里管这个阶段叫"调药"。调药是什么？是使我们这种性感更加兴奋，更有射精的感觉。接下来怎么办？用一个秘诀，叫做"吸提嗝闭"，这就是金丹大道里"采药"的秘诀。有人用"吸、提、舐、闭"，我想这样做怕采不到，会漏。

采的这个药有三种，一种叫外药。外药是什么呢？我们前面讲全身要有气感，这种气感就叫外药，即交感之精，呼吸之气、思感之神是后天的。有了气感再加上性感，这个是第二种，叫内药。单有性感不行，不能叫内药，所以性感必须和气感结合，这个叫内药，但仍属小药，还不是最大的兴奋，所以不是大药。小药也叫真种子，是炼精化炁阶段小周天所产生的丹母，小药是活子时的时候采，活子时来了，阳物勃起，精生气动，周身酥绵快乐，痒生毫窍，小药产生了。小药也叫外药，大药也叫丹母，是炼炁化神时在转换过程中仙药与外药的会合凝结，由外运周天积成的叫外药，再用神运下丹田促生内药，在下丹田（其实是玄关一窍）会合凝结成为大药。此时见阳光三现，纯阳真炁已凝聚于鼎中（男炉，女鼎，牝门为炉，丹田为鼎，丹田为炉，头为鼎）。特别兴奋的时候，将要射精了，怎么办呢？要用这个"升阳法"，配合呼吸，然后"吸提撮闭"，采到的这个药是第三种，才算是大药。内药是先天至精，虚无祖炁，不坏的元神。外药可以治病，积之可以长生久视；内药可以超越，练之可以"出有入无"，外药"有为有不为"；内药"无为而无不为"。内药、外药是表示精气神合凝的程度不同，内外药合凝后进入炼炁化神阶段就叫"大药"、"外药"，是身中真阳精炁（也叫先天祖炁）。外药指后天的精气神的运炼过程，在炼精化炁的阶段，初步运炼的叫外药，等到有性感出现叫内药，内外药凝合进入炼炁化神阶段，称为大药，外药生活子时即来，运用小周天火候，上摄泥丸，下入重楼（气管），过黄庭，储入丹田，为炼外药一次。历经三百次，可用丹功生内药，此时运炼元神，内观定视，使积蓄的外药（元气）在下丹田交媾，产生更为精纯的内药，即为结丹。

采药的秘诀中，"吸提撮闭"是金丹大道里采药重要的秘诀。就是舌头要撮紧，牙齿要用力咬，别害怕，有多大劲，就咬多大劲，然后只考虑吸，别考虑呼。这个时间有多长呢？如果你降阴是20分钟，这个就得40分钟；你降阴是半小时，这就得一小时。这时候不能松牙、不能松舌，如果你一松就漏了。所以一定是咬紧牙、撮紧舌头，往里吸，这个舌头已经不是舌舔上颚，不光是舔软颚，是舌头像吐入喉内。这时三阴自动上提、夹紧，五门紧闭。

呼吸要只管吸，不考虑呼。这个时候，有的人两三口气就阳倒了；但是有的人不是，会更兴奋了，但是五六口气、十来口气的时候，就好了，迟早要阳倒的，这是"吸"。那么"提"是什么呢？只要你腰一挺，小腹内收，三阴自然会提起，就是三阴都闭了，肛门也闭了，阴茎也闭了，会阴提起。

"撮"是什么？撮紧舌头。你越撮紧舌头，思想越集中，越能控制，嘬舌头可以防止射精，防漏。"闭"是什么呢？是五门紧闭——特别是呼吸紧闭，不喘气，比如说我吸完一口气，要忍，要闭气；眼睛也闭，眼上视，鼻子也闭，口也闭，五门紧闭。所以这就叫"吸提嘬闭"，是炼精化炁、采药的秘诀。

升阳采药"饮刀圭"，这时舌尖和整个舌头反贴在软颚，用喉咙紧紧地吸紧舌头，几乎是要把舌头吞入喉管内。其好处是：第一，可以射不出精；第二，口水多，以津补漏体；第三，可以非常专心一致；第四，可以搭上鹊桥，使任脉督脉相连通；第五，可以充当黄婆媒介，引情气与性气交合产生先天一炁；第六，可以防止中风和心脑血管疾病；第七，使老年味蕾不退化；第八，口水多利于消化，口水是长生酒；第九，可以使面色红润，保持青春；第十，可以益智。

慢慢地，你的会阴窍就会发热、发烫，丹田就会发热，两肾就会发烫，所以修丹道的时候，最好用被子捂住一点好，保持温度，效果会更好。炼内丹，先要降阴符，一直呼一直呼，这样一来就会产生"抽扁血管"的现象（这个时候血管抽扁了，人体就"欠氧债"）；随后，再来一个"升阳法"，比如你吸了十下……停……憋气……自动呼……然后吸，接着停。

在升阳的过程中，卷紧舌头，你口里就会有大量的口水出来，嘴里口水存满的时候，不能松开牙齿，咽口水的时候不能松齿。升阳法要求始终卷紧舌头，咬紧牙，那么到将来，你的舌头比同龄人长。因为我们老了以后，我们的舌头越来越短，味觉渐渐退化，吃东西不香；而修道炼丹的人不是，他们老了以后吃什么都香，味蕾不退化。

升阳憋气，不喘气，这时是闭息的。闭息几秒钟，或者一两分钟，我的师父最长的时候，能够自然闭息十九分钟。然后自然接着又吸，这个时候就会出汗，就有了口水。怎么办呢？有口水就咕嘟咽，像吞一个枣子似的，自动地、本能地用真意咽下去，这一咽，就把我们的"情"气带下去了。

这个时候，照道书上的说法，我们下面是"坎水"，上面是"离火"；也有丹书形容下面是"白虎"，上面是"赤龙"；还有个说法，是说下面是"坎男""坎水"，上面是"姹女""离火"——坎男与姹女相交，不能只是性，还必须要有情，这个情，就是人类的真情真意，是本能的、先天的，不是思想感情的后天情意，一定要分清先天之情，也叫"活午时"。后天之情是思想意念的外露，请千万分清，我们用的是先天真心、真情，自然流露的真情，来自中丹田的"向性腺激素"。

六祖慧能有个水平很高的弟子叫怀让，怀让有一个徒弟叫龙牙禅师，他说"人情浓厚道情微"，人情是很浓厚的，爱啊恨啊，要死要活的；修道之人呢，他这个情感好像是见了女人都要躲开的。但接下来，龙牙禅师说：

人情浓厚道情微，道用人情世岂知！

人情不为道所用，人情能留几多时？

"道用人情世岂知"，修道炼丹就要用这个人情啊。所以真正的金丹大道，不是只用性，用到性荷尔蒙，用到精，而且还得用情，真情来源于上丹田内的向性腺激素，是先天本能的，是离火、姹女，不是后天的，有思想感情的情，慈、悲、怜悯心、亲情、友情都是先天就有的，真正是情与性的结合。

现在，我们真正知道所谓"双修"是什么了，毋庸讳言，道门里有双修派；佛家也有，密宗把这个部分叫"无上瑜伽"。这个部分很难很难，绝对不是普通修行人有福分可以去修的。首先，这个修道者，如果是个男性，他得练到"马阴藏相"，要打下修道的基础才行；其次，他的双修伴侣得完成"斩赤龙"，也得打下修道的基础——这个部分是关于"性"的要求；这两个人还要情投意合、情真意切，这个是"情"的要求。活子时性来，活午时情来。这得多难哪！那么我们一般人修道呢，还是清修比

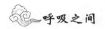

较行得通。

修道炼丹是要用情的。情的内容很广泛，我们人类本能的就有慈悲心、爱人之心，甚至于坏人，我们都愿意帮助他，愿意爱他，更不要说对于一个异性。喜欢，但是又没有其他想法，没有非分之想，天性本是无心、无贪、无求、无欲的，无性感追求的，有了人性人才有了贪欲追求，这个就是"道用人情"了，先天的真情，佛家叫慈悲心、同情心、爱人之心、悲天悯人之心，并无私心杂念。

道用人情，就是我喜欢你，可是我没有非分之想，就是那么单纯地祝福你，希望你好，没有利用，没有占有，没有控制，这个时候人情就升华成道情了。

老实说，我们这些凡人本来就有，人长大了，私心私情也就增多了，天真也越少了。要没有贪欲哪里做得到啊？一喜欢就想拿回家占为己有；不拿回去？那我也不理你了，也没什么喜欢了，所以并不那么容易真正做到。宗教为什么要求持戒啊，戒的什么？就是防止你有非分之想。所以要明心，明白自己这个爱人的心，天真纯净之心，性感是天性自然的，不是靠胡思乱想而产生的性欲；然后还要见性，就是性来了，天性，无欲而起性感了，并且要见到光透帘帷，这就是"活子时"来了。不要靠着想女人，一想就忍不住了，要漏，这样就太可惜了，全都流掉了。浪费精华不知痛惜，真叫"愚痴众生"；性来了把握住，修炼活子时，健康长寿成道，这才是聪明人的追求和作为。有的人梦遗，有的人精满自溢，有的盖被子太厚、太暖也会漏，爱手淫的人更是忍不住漏，这种人更该学会炼精化炁，学会内止精法和外止精法。有人说：情是后天的，当禅宗五祖弘忍护送六祖慧能趁天刚亮渡江临别时赠言一偈说："有情来下种（佛种），因地果还生；无情既无种，无性亦无生。"所以，不单要"明心见性"，还要有情与性的结合，才能成佛。

实际上修炼内丹，就是这样情与性的交合。刚才我们讲的"明心见性"，是修行功夫的另一种说法，当然不是六祖慧能指的"见性成佛"。佛经在这方面比较隐讳。佛教认为，情是性发展而来的，如果单有性，就是一般的畜牲了；其实畜牲也是有情者，也有爱子之心；人是"有情众生"，这个情不是什么好事也不是什么坏事，性也不是坏事，"不思善、不思恶"，修炼就是情与性的混合交融——这个交融用什么做媒介呢？就是用口水，用本能的真意，丹书上叫"黄婆"，又叫真意，是本能的、自动的，不是有意地咽口水，是黄婆、媒婆。这种情与性的交合叫"坎离交"，它和男女交是根本不同的，"顺成人，逆成仙"，"全在颠倒颠"。

丹书上把"性"叫坎男，用坎卦表示，坎卦正中是阳爻；把"情"叫姹女，用离卦表示，离卦正中是阴爻。把坎卦的阳爻抽出来，添进离卦正中的阴爻里，离卦阴爻变阳爻，就成了乾卦；三爻都是阳爻，所谓纯阳之体，就是这么来的。这一抽一添，就是丹书中所谓的"抽坎添离"，其实就是性与情的交融混合。"颠倒颠"，这一颠倒后天的坎离卦，就变成了先天乾坤卦，后天变先天，有为变无为。进入"无为还虚"阶段必须经过这一过程而入无为境界，这以后，法法自生，法法自灭。

混合在哪里呢？混合在黄庭。黄庭严格讲不是胃部，也不是什么太阳神经丛，就是胃后面的两根神经。古人把这个看得很重要，说是"成仙之要"，依我看保密的成分挺大。但这两根神经确实很重要，不懂这个"性情结合"，修丹道也就成了空谈，这个倒是真的。黄庭的位置在绛宫斜至两内肾的中间，是同身寸一寸二，离绛宫三寸六，离两肾中三寸六，又名"坤宫"，心下肾上，脐轮之后，也叫"规中"，其实即下丹田。

这个过程，也许在下面交，也许在上面交，就是丹书中所说的"也许是龙去就虎，也许是虎去就龙"，这个时候我们本能地

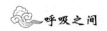

咽口水，就把我们的"真意"带下去了，这个真意就叫黄婆，也就是性与情交合的媒婆。

真意下去以后，就会听到我们小肚子里面（不是胃，是在胃下面，小肚子内）"咕噜咕噜"的声音。这就是你用你的黄婆把你的情和你的性混合了，这个就叫阴阳交、龙虎交、坎离交；交完以后出现的这种响声，丹书上就叫"交罢"，就是交完了。交完了会产生什么呢？对，就是内药，也许好一点，是大药，产生先天一炁，这才能补脑，它会自动去补脑的。这也叫"水火既济"，功夫完成了！往往这时小腿会有汗，不能分神去看钟表。小腿一出汗，升阳阶段完成，可以收功了。

情是离卦，内凉外热，内阴外阳，性是坎卦，内热外凉，内阳外阴，有时你用体感、手感都能感觉到这种凉与热，真实不虚。

单纯的性结合没有智慧，就只是强烈的冲动，不能扩大和升华，方向单一，就是要占有和控制，把这股冲动发泄出来了事——就像很多男人，活了大半辈子，对人生的理解不会比他的下半身升华多少，天天追逐色欲，忙得不亦乐乎，但是空虚得要命。这就是他的情被压抑，没有开发出来，没什么智慧和品质可言。

那么修道炼丹不一样，让真性与真情混合以后，就是道书里说的"抽坎添离颠倒颠"，这一颠倒，我们既有智慧又有力量，多好！后天功夫进入了先天阶段。《易经》里形容说"阴阳合其德"，这才是几千年以来真正聪明的人追求的，人高明就高明在这个地方。

性情结合，"抽坎添离颠倒颠"，由后天变先天。进入先天以后，所有的功法都是自动的，不用管，都是自发的，法法自生，法法自灭，一个法跟一个法，都是本能的、无为的——丹法的修炼，过程就是这样。无为还虚，这时一切都是本能的，一个练功阶段会出现一种景象，甚至结丹后会出现百种景象，这时要视而不理，但需要过来人、明师来帮助我们"证法"，看练的对不对。

交罢了，就会"咕噜咕噜"响，丹书中就叫"水火既济"。这时候你会发现你的小腿都会出汗，所以，一个完整的炼内丹的流程，就是降阴、升阳、交合，最后要还原。还原什么呢？因为气还分散，还原才能将气导归气海，而不是散布出去漏了。所以这个还原也叫"引气归海"，归到气海去，存起来，引气归元，否则不收功会感到疲乏。

还原的时候按老办法来做：人不动，不再盘腿，松开腿，象坐，用鼻子轻轻哼气。还原的时候，牙不碰牙，舌头自动摆在那儿，加快我们的回流。坐多长时间呢？一般能坐十分钟就够了，有人坐十五分钟就够了。但是古人温养还原时，太舒服了，有人能坐上四小时不想起来。还原完成的特点是什么呢？汗自动会被吸干，汗被吸收了——还原的时候，身上出的汗，一点一点都收回去了。古时候，这个还原，又称为"温养"或"沐浴"，因为这个时候，你就感觉自己像洗温水澡一样，身上是温热的。吕祖的"百字碑"上说："养气忘言守，降心为无为，动静知宗祖，无事又寻谁。"（降是降服，不要想）

我们一般还原，十分钟就够了，汗收下去就够了。但是古人不是，他们温养的时候太舒服了，根本就不愿意下座，他们温养的时间长达四个小时。我们太忙，只要坐十分钟，汗收下去，气收回来就可以了。想什么呢？想引气归气海，加快这个回收，用螺旋转的办法来加快。螺旋转，男子先向右转，逆时针；女子先向左转，顺时针。按古人的说法，这个逆时针转是三十六下，是九的倍数；顺时针转是六的倍数，四六二十四，六六三十六。将来你根本不需要自己转，它完全是本能的，自动转的，不用管它，它会自动地慢慢转，这都是人的本性。完成以后，因为做了一个小时的升阳盘腿，腿有点僵痛，不要急于下座，先抱着腿，

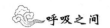

摇一摇，缓解一下腿的酸麻痛。

当然，也可以在还原之前做这个动作，因为腿麻、腿疼，所以就先做这个。也可以升阳完了再做，做十来下、七八下以后，好一点，这才下座。在庙里，和尚做完了以后，列队排成两行、四行，沿着大雄宝殿转二十分钟，一定要散步到腿脚完全不麻疼才可以，这一遍功才算练完，否则下次练加倍疼。

练完以后，特别要注意，这时候脸发红，最怕摸凉水、吹冷风，就像自己是一个"坐月子"的人，因为这个时候，骨头是软的，就像孕妇，所以你看孕妇生完孩子以后，戴帽子怕吹风，因为毛孔是张开的。坐完月子，像脱胎换骨，原有的老病根儿都好了！这时，要防风、防寒，不能摸凉水，不能干死用力的活儿。

所以，下功以后，你自我感觉好像孕妇生过孩子，不能摸凉水，不能洗衣服，可以看书，可以吃，可以喝。在半个小时之内，不能尿尿拉屎，甚至一个小时之内，都不能干这个。为什么呢？因为你练出来的精华，你的身体正在吸收呢，如果这时尿尿拉屎，把好东西都排出去了，可惜了。所以做完以后，最好休息半小时，一定要外出见风的，头上、身上都要包上围巾、戴上帽子才行。

等到大家"炼精化炁"筑基了，"马阴藏相"了，下一步练什么？就是"炼炁化神"。炼炁化神的时候，需要"闭关"。闭关的时候要找到一间房子，有一点亮光，或者背后有一盏小灯都可以。开始往往先闭三天，不要猛地来；三天完了一个礼拜，慢慢十天，慢慢四十天，慢慢七七四十九天。闭关的时候可以不吃东西只喝水——那时候一定要有人守关，护法，有人在外面守着，修道的人这个时候会出神，出阳神，又叫现"法身"、"见身外身"、"见性"。出现身外身有三种，出阳神、出阴神、出识神，只有"出阳神"才是真功夫，所以一定要有人守关。"出阴神"，不练功的人有时也会因病祸暂时昏死几天又复活。"出识神"的人，有时才练了几个月就能感觉到自己能看到自己的"身外身"了，这两种都不是真功夫。佛道修行，是不谋而合的，都会出现以上现象。以上说的都是"炼炁化神"阶段。

道家门里在台湾有一位萧天石大师，在修行界很有名，当年在川康一带，他曾经和南怀瑾先生结伴游历，遍访名僧高道，整理和写作了不少丹道以及养生方面的著作，《道海玄微》一书就是他整理并且补充写作出来的。此外，市面上也有很多关于丹道养生的书，但是说句实话一般人都看不懂，因为真正的秘诀很多都是保密的，书上并没有。

但是，如果大家像这样修炼过一遍内丹，再去看这些资料就会非常容易懂，像南怀瑾先生的书、佛道两家的书，以及最近出版的丹书，看看就明白了，起码能明白个八九分。如果没有具体学过内丹修炼之法，只是"自学成才"，坐在那里看书或看资料，然后跟着比划，那个太难了。所以修证更是无从谈起，语言、文字都是比喻，看书只是为证法和参考。

现在，你们还认为内丹就只是道家的修炼方法吗？不是的。不管你是学佛，还是修道，都是人在修嘛，所以学佛修道，自然而然，是不谋而合的。从利益众生的角度来看，大家不要死抱着门户之见，来为个人设限，"闭关锁国"。老实讲，搞这种门里门外的想法，贬低其他只是为了获得心理学所谓的"安全感"——我是门里的，你们是门外的，享受不到门里的好处，所以我就比你们高；我高人一等，有优越感啊，于是昂然立于众人之上，处处分道家的、佛家的，以为佛比道高，自我感觉良好，就觉得安全了。大家想想，这种境界，做人都欠缺起码的自信和谦卑，何况成仙成佛？另外一方面，大家也不要让宗教的外形外相给吓住了，宗教需要开门立户，所以有门有户，这是个组织经营的问题。既然如此，那么这必然是个相对的道理，大家大可不必将它看得那么严重。一旦看得太严重了，后果就很严重。比如基督教说"你要爱你的敌人",爱敌人都可以,境界多高啊;但一到异教徒就不行了,比如爱一下佛教徒行不行?这个就不行了,异教徒不信主,所以主就不喜欢,就得下地狱。这么一来,我们就可以理解在西方历史上,为什么会有那么多的宗教战争。征伐异教徒,是替主行道;抢劫有钱人,是替天行道——不管在西方,还是在我们东方,各有各的文化优势,也各有各的文化弊端。对于这些基本的问题,我们要深思之、明辨之,而后才能笃行之。不要稀里糊涂的,搞得迷信偏见盛行,乌烟瘴气。总之,要有智慧,佛家叫"要有见地",先做好人,再谈学佛修道,所以,要时常胸怀宽广,天大、地大,不如我心胸大;命好、运好,不如我心情好,知足常乐。如果你能对你恨的人、害你的仇人都心存感谢,因为他为你消了业,还了债——你就心无挂碍和烦恼了!

佛家修行,也有"采药炼丹",不过佛家不叫"采药",叫"采牟尼"。

菩提达摩讲:一候在彼,二候在我,三候四候采牟尼,五候六候完神功。这什么意思呢?一候在彼,就是在彼处,就是在学佛人的"密处",也就是道家讲产药的地方。二候在我,到了第二步,就要调药,所以在"我"嘛!"三候四候采牟尼",要盘腿升阳,什么意思呢?二候在我,调药降阴,在将射未射时,吸提撮闭采药啊,采牟尼,就是佛家的采药——你看,这和道家内丹修行的方法是多么一致啊。而且,三候采牟尼是讲给老修炼者的,四候采牟尼,是讲给初修行者的。道家的讲法,是初炼金丹大道,宁可趁着"药嫩"(还不到将射未射的时候)采了再说,因为初练者把握不好火候,不小心就会射了、漏了,这个就叫"炉崩火灭";那么成了老修行以后,时机、火候把握得比较好的时候、就可以在将射未射的时候、药完全调好的时候,再采,这也叫"三候四候采牟尼"。五候六候完神功,古人认为一候是二十分钟,六候就是一个时辰,即两个小时。不过"采药"过早不好，也是弊病。

当然，我们刚开始练的时候，肯定会漏，会有几次"炉崩火灭"，不要紧，重来，经过多次实践以后，我们就可以在将射未射、药已调好、在四候的时候采到药，采到牟尼。失败是成功之母，在练到"马阴藏相"之前失败几次也不要怕，不要失望，成功往往要经过多次失败后才算真的成功。

那么菩提达摩接着讲：五候练神功，六候神功毕。五候练什么神功呢？也就是抽坎添离（情性结合）；再然后，六候神功毕，就是温养、沐浴、收功了。一候呢，是二十分钟，六候是一百二十分钟，整两个小时，相当于古代的一个时辰，所以你看，佛家跟道家太相像了。我们刚开始练习，能每天坚持练一个小时或者一个半小时就很了不起了；慢慢地能坚持练两个小时，刚好和古人练功相同，正好一个时辰。

现在，跟大家讲一个历史上的修炼内丹的典故，希望你们能思考一下，或者当做一个传说也可以。

这天底下，最难当的就是老师了。教育别人，谈何容易啊——当老师，面对一大群学生，各种各样的脾气秉性，深不得浅不得，重不得轻不得，最后往往费力不讨好。凡人如此，神仙也难逃啊！《太乙金华宗旨》是吕洞宾吕真人著的，吕真人是神仙，他的《太乙金华宗旨》写出来以后，在《指玄篇》一书中，吕大师的一位徒弟就开始非议这部经了，当时吕洞宾就很生气，说了一段狠话："不是真人莫乱传，畜牲好度人难度，我宁度畜牲不度人。"所以后来他对世人宣称：我没有徒弟，根本没收过徒弟——当然刘海蟾说自己的师父是吕真人，这是徒弟认师父，另当别论了。佛家认为生命界有六道，有六种生命形式与生命依存的时空——老实说，鬼并不可怕，因为鬼都怕人，人才是最可怕的，不但鬼怕，连神仙也怕。所以吕祖才说"宁度畜牲不度人，不是真人莫乱传"（见吕祖《指玄篇》）。

　　一般说来，弟子跟师父修行，总会有人回头诽谤师父，放眼各门各家，历来如此。学生学了几天以后，就会瞧不起师父，"徒弟骂师父不正经"，大概是修行界的规律，导致所有的师父最担心、最苦恼的事情，就是如何找到一个真正的徒弟，比如达摩祖师花了九年时间才找到他的徒弟。达摩为什么要在少林寺面壁九年呢？就是为了等一个真正的接班人，真正的徒弟。说近一点，将形意拳改为意拳，大名鼎鼎的王芗斋、边洁清道长、刘汉文老师也都是被徒弟给气死的。无论古今，大约人性总是攀高附贵的，所以做弟子的总有人担心，一谈"我师某某某"，大家都找师父去了，没人理我了，所以干脆自称"自学成才"或者"虚空传承"，甚至是"得自天授"，这虽然都是鬼话，不过还算好点的，总比学一点功夫回头就诽谤师父强；学会了一点功夫，以为全懂了，就再也不理师父了，甚至恶毒辱骂师父没有全教会他。吕祖说："苦劝人修人不修，反将恩德化为仇！"所以不得不保密。

　　那么，怎么办呢？吕洞宾一生气，就说他没有徒弟，其实刘海蟾的确是吕洞宾的徒弟；而道家名人南宗张伯端，则是刘海蟾的徒弟。

　　可见，古代严谨而神圣的师承制度，在现代只不过是个商业性的包装手段，有利则徒弟、徒孙，无利则师父、师祖，想怎么来就怎么来，倒也算得上是"自由自在"了。达摩祖师等了九年，才有一个人拿着一把刀，砍断了自己的手臂来表示求法的诚心，以此感动了达摩，才正式收他为徒弟，这个人就是禅宗二祖慧可。

　　山西人胡耀贞，修行的功夫很深，北京市聘请他担任针灸医院的副院长。他是怎么学到一身功夫的呢？他的师父曾经收过很多徒弟，但当师父快离世的时候，徒弟们全跑了，没有人在师父身边尽孝。结果当师父的临死前想喝一碗酒，那个时候大家都很穷，想喝却喝不上。这时只有胡耀贞追随在身旁，二话不说，大冬天就把自己仅有的棉袄当了，买回了一碗酒给师父喝，师父这才告诉他，下丹田具体在什么位置，胡先生才得了真传。丹功的每一诀一法真是得来不易，古人明师，怕所传非人，所以留下来的宝典著作叫人看了实在难懂，就怕所传非人啊！

我个人觉得道理得分两面讲，古人讲：父不慈，子不孝，不可救药。当老子的"不慈"，很不讲理，一味强调儿女要去孝顺，也是于事无补，难道老子让杀人就去"孝顺"杀人？为人师的也要有师德，做弟子的要有感恩之心，这样才能发扬光大我们文化中优秀的一面。中国文化传统中，也不见得全都是好的，全都是精华。我愿意把我知道的都讲给大家，当然，有错也有对，人生有涯知无涯就在这里。有心来学的人都可以向我提问，尽管学，我不藏私，但我知道的一定很有限，难免有错误、胡解，尚望知者教我，因为这套东西本来就是度人的，我半点都没有像古代真人那么高明，畜牲的丹田在哪里我就不知道，我只懂这套度人的方法，所以度不了畜牲，只能度人。我没兴趣管师父徒弟这些，只要想学，我本人都愿意教给大家，所以我没有资格收徒弟，也从来没有徒弟。我们是弘扬祖国文化至宝内丹，是相互学习、研究、探讨，希望大家把各自的不同意见告诉我，以便我改正。

我手上现有的吕洞宾著的《太乙金华宗旨》，来之非常不易，里面还有一个曲折的历史故事。

《太乙金华宗旨》在中国已经几乎失传，是日本人在欧洲发现了失传的版本，然后由英文、德文、法文翻译成日文，在日本流传。北京师范大学的王魁溥教授在日文书中找到了这部经典，然后由日文翻译成中文，才使得这部经典得以在中华大地重现。现在，大家在国外稍大一点的书店都可以买到，而在我们国内已经很难见到这本书了。我们现在学习了金丹大道，哪怕大家只学了几个小时，拿起《太乙金华宗旨》一看，你不会跟以前一样云

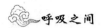

里雾里了，而你们也就会越来越清楚内丹体系是中华民族的无价之宝啊。

在修炼金丹大道的过程中，有两个特别的方法请大家记住：第一就是"鼻拉脐"——微收下巴，鼻子跟脐部垂成一条直线；第二就是"中指意对"——在任何时候，都不要忘记在意念当中，让两根中指间拉有一根意念之线。仅此而已吗？毫不夸张地说，我花了整整十年的时间才悟出"中指意对"的妙处。当年师父告诉我："你不要忘记，时时要想着中指意对。"可我真正理解是在十年后。"意对"是什么意思呢？就是在任何时候，都不要忘记，意念当中，两根中指间有一根线相对相连，总有这么一根意念之线把它们连着，然后，把这根线轻轻地"拉开"，这么一拉开，你的背就张开了，心也就开了。

开心，是学佛修道，乃至一切法门修行有成的基础。不管是成仙，还是成佛，都必须建立在当下身心充满喜悦的基础之上。即使成佛，也不能违背你当下的身心喜悦，这在道家就叫"以快意为纲"，佛家就叫"法喜充满，禅悦为食"。

什么叫神仙呢？简单，无烦无恼即成仙。我们这些俗世中人，也得想办法让自己开心，一个不开心的人，必然自闭，必然沉浸在自己的烦恼里觉得这些烦恼最重要，对外界也就谈不上有什么灵性与悟性，智慧也就封闭起来了，人会变得比较没有智慧，生活中当然也会有更多的障碍与痛苦。其实，让"我"最开心的事就是先让众人开心，帮助别人先排除烦恼，自己也就没烦恼了，"烦恼"是一所大学呀！"烦恼"即菩提，"菩提"是觉悟。

不管是做人，还是成仙，都得开心。所以，"中指意对"的作用非常大，两根指头这么一拉，好像紧锁的心门都拉开了，拉开了以后背部的气脉就展开来了。修行要注意背部，背部不能僵，但要张，向两边张开，气才能通过三关、尾闾、夹脊、玉枕，不然，气就过不去。所以，在任何时候，中指都要想到意对，忘了其他不要紧，记住这一点就行，慢慢你就会发现这里面的奥妙，中指意对，全身就张开、涨开。鼻尖对肚脐，轻轻拉直，成一条垂直线，你就在功态中了，别忘记！

现在，我完完全全把我的体会与大家分享，告诉大家，不做隐瞒。虽然各人情况不同，方法因人而异，但是在这里我要奉劝各位：不经过这些悟道的过程，是不可能理解我国古代宝贵的文化的。比如，张三丰说过"头顶青天"，怎么理解和领悟？其实就是用后脑头轻顶，一面收下巴，头轻轻地一顶，就这么一下，气就沉丹田了，贯通虚空。将下巴压喉，任脉、督脉才能通，玉枕窍才能开。说起来多容易，但张三丰这句话是总结了古人多少代的经验啊！

现在我们再炼一次内丹。有人问：炼内丹最佳的时机是什么时候？是活子时，或者活午时，就是古人称的"机"，也是《般若波罗蜜多心经》里边的"时"，其实就是无欲而阳举的时候，这是活的"时"，活的"机"。另外，古人炼内丹，讲究个"四正时"，就是子、午、卯、酉四个时辰。四正时是很好的炼内丹的时间——子时，是半夜11点到凌晨1点；午时，是上午11点到下午1点钟；卯时，是清晨5点到7点；酉时，是下午5点到7点。在四正时炼内丹，会事半功倍——当然，最好的时机，是活子时或者活午时。不过，男子练功最好不用酉时，阴气太重。将来，随时可练，就用正子时、正午时了。

现在，大家练习当中要注意几个关键的问题，我再重复一下：升阳，就是无欲而兴阳了，这时候身体发热，也发汗了，特别是臀部底下发热了；降阴，一般就是为了"息阳采药"，阳举而后降阴可以转化能量，这个过程叫"调药"。调药是什么意思呢？就是一开始阳举，还不是很兴奋，性快感还不强烈的时候就要调药，调药不是靠想入非非来加强性兴奋，而是靠呼吸——随着我的呼吸，随着我的发热，随着我出汗，丹田发热，或者是臀部底下发热了，这个性兴奋度就越来越强，就在这个时候要"调药"，是用风和火。调药的功夫叫"一二三"，按古人的说法，这"一"呢就太嫩了，这个"三"呢又太老了。什么叫太老了？就是马上要射精了，一个没忍住，漏了点，就叫太老了；这个嫩的呢？就是想射，离真正射其实还早，还不到时候，所以古人就在"二"的时候采药。但是这个火候非常难把握，稍有不慎就会失败，所以古人的经验是趁嫩的时候就采药。我们宁肯少采点，但是也比采老了强，所以宁肯在"一"的时候采。降阴以后，就产生了药，刚开始修道，就趁早先采，以后要在"二"的时候采药。药是什么？我讲过了，外带着气，内里有性感、先天精华，这个就叫"来药"了。带性感的叫"炁"，不带性感的叫"气"。

药分内外，外药是什么呢？是全身有气感。全身有气感，再加上有性兴奋，就叫内药，是精气神的合凝。但是刚开始阳举还很嫩，还不够，因此就要调药，调到将要射精而未射精的时候，不能有一点点水液出来，这时候就是"二"了，应该马上盘腿，马上卷舌升阳。有同学问升阳本身就是采药，这话对吗？对，是这样子的，我们没有先人的水平，所以我们宁肯早一点采，千万不要漏了。

我个人的经验，一个人在修炼的过程中，其实会经历多次的漏丹，其实就是多次的失败。如果我们漏丹了，这次漏了，别害怕，也别难受，这个漏叫"炉崩火灭"，不过没关系，重来；也别后悔，去受，因为没有什么意义——"曲则成"，人要做成一件事，总是曲折的，总有无数的失败，失败是成功之母嘛！慢慢地，失败多次以后，就会有所体会，就容易掌握这个火候，这个火候就是将射未射的"二"的时候，这个时候开始采药，刚刚好，不过很难掌握。

升阳的时候如何采药？方法就是"吸、提、撮、闭"。这个时候我们就通过"黄婆"，通过本能咽唾沫，把"情"带下去和"性"结合，这个过程叫"交"——丹经里面的阴阳交，铅汞交，龙虎交，坎离交，都指这个。交是混合，需要媒介。这个媒介就是"饮刀圭"（以真意咽唾沫），最后就"交罢"了，交罢，就叫"水火既济"。

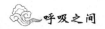

好好吃饭，好好睡觉

大家练过一遍丹了，现在好好温养、沐浴一下。

我们的女性要好好感谢孙不二孙真人，没有这位前辈，我们的女性修道就太难了，因为大部分丹经都在讲男性修道。邱处机邱真人，很有名的一位道士，没有他，元朝统治者只怕会杀更多的人吧。邱真人有一个师弟叫马丹阳，非常有钱，住在山东青州，马丹阳的妻子就是孙不二。孙不二以太阴炼形法、斩赤龙的方法炼丹而出名，内丹女子练功有五大派，孙不二是五派之一，她写了一本《元君坤元经》，是一本专门讲述修炼女丹的经典。她的丈夫马丹阳善行医道，他一生用的针灸之法跟十二个穴位有关，叫"马丹阳十二穴"；在十二个穴位中，凡是胃不好的，他都是找足三里。

下面是1989年，我们和北京师范大学图书馆馆长陶秉福先生一起收集女性炼丹的古籍编写的《女丹功》，其中总结的方法转录于此，以供女性炼丹功的参考。

这里所介绍的女功全程，目的在于给练功的女性提供一个练功的线索，扭转一下过去对女功难练的看法。过去有些人把女功功法说得很难、很繁杂，一些女丹书籍写得很隐晦，读起来如入云雾之中，找不着头绪，理不出层次，使人望而生畏。读了这篇文章以后，有志于练功的女性便可以了解女功并不复杂，也不神秘，只要刻苦练功，求得祛病健身是不困难的，开发智慧、激发某些潜在功能也是可能的。下面分为五个阶段加以介绍，供女性练功时参考。

第一阶段　女子筑基功

此为女子练功的入手功，可分为三步：

一、意守膻中窍：女子练功先从意守膻中窍开始。膻中在两乳的中间，向下三横指处，此为女子练功时的入手处。初练功时可以借助双手手指相接，轻轻点按膻中处，帮助意守。意守时似守非守，用意不可过紧，过紧反而不利。当感到双乳出现轻微的温热感或轻微的胀感时，即为得气，两种感觉出现任何一种即可，不必等到两种感觉全都出现。当双乳有了气感，即由意守膻中改为意守双乳。

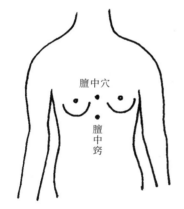

膻中窍所在位置为两乳中间下三横指处，不是两乳头中间的膻中穴。膻中窍是女子的丹田处，女子意守不要守膻中穴。女子练功在不同年龄和不同阶段，守窍的位置是不同的。第一是膻中窍；第二是脐内；第三是血海（子宫），如果长年意守膻中穴将一无所得

二、意守双乳：意守双乳时，双手可以轻轻地在双乳上捂一会儿，用双手做导引，用双手内劳宫穴，或用双手的手指在双乳的周围绕圈。绕圈时双手离开双乳，不用揉按双乳的动作（不采用按摩双乳的方法，而采用双手离开双乳的内气绕乳的方法，是为了避免用双手揉按双乳的动作容易引起性冲动影响入静），而是随着双手转圈的动作而体会体内与双手之间内气运行的感受。转圈时，从双乳的外侧向内侧旋转，所转的圈由大到小，共转三十六圈，最后一圈落在双乳中央。如图所示。意守一会儿，等气

感基本消失时再改为意守膻中。

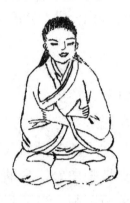

意守膻中窍时两手
捂乳房效果会快一
些，但也可以不捂
乳房，以舒适为度，
要入静自然

三、意守膻中窍：意守膻中即为收功。收功后即可自由活动。

有月经的女性练此功到一定时期会出现绝经现象，传统功法叫做"斩赤龙"，这是一种正常现象，不必害怕。已绝经的女性初练功时也要由此入手，但不必像有的功法书中所说的那样，还要把月经再练出来，然后再练回去以后才能转入"炼液化炁"阶段，不必走此过程。只要有产药的现象，即可转入炼液化炁，但有月经的妇女必待斩赤龙之后才能转入炼液化炁阶段。对不愿绝经的青年或女性以不练此功为好，可以选练一些不意守窍穴的行功或动功为宜，也可收到祛病健身的效果。

练女丹功出现斩赤龙以后，本应继续修炼，不再生育。如果生活条件发生了极大的变化，又需要继续生育时，此时可以改变练功方法，以求恢复月经。方法是：先意守双乳，当双乳有炁感后，将双乳的炁感从双乳垂直向下引至下丹田的两旁（与丹田同一水平），然后再引至丹田，意守丹田。炁感消失，即可收功做其他活动。这样练一个时期，当两乳出现胀感，下丹田及阴部出现微热感及胀感以后，月经即可逐渐恢复，并恢复生育能力。

第二阶段　炼液化炁

男子这个阶段的工夫叫做"炼精化炁"，女子则称之为"炼液化炁"。工夫分为六步：

一、调药及产药：女子练功在斩断赤龙之后，即可改为意守下丹田（下丹田的位置在脐内三寸，相当于本人四横指，将食指横放在肚脐部位，小指外缘所到之处，即为下丹田中心点。以此为中心点，以三横指的距离为直径作一圆，即为下丹田大小的范围）。意守下丹田为调药，阴部及会阴处出现微热感，或内阴唇有微胀感则为药生。

二、采药：当药生阴部出现胀感后，应及时进行采取，采药方法有二：

（一）以神驭药（炁）。将药摄归下丹田。神气相依，"神返身中气自回"，神意在下丹田，气亦随之而回至下丹田。

（二）配合呼吸。意在吸，呼随之，即默数吸气的次数。意念注意吸，而不注意呼。外气，即口鼻呼吸之气，与内气所行的路线是相反而行的。外气吸时，气从体外进入体内，是下行，是降。外气下降的同时内气却呈上升的趋势。配合外气吸的同时内气也就随之从阴部升入下丹田，即摄归至下丹田。一般进行十息即可，这就是采药。产药而不采，就好像耕种时有种而不收，虽运周天，徒劳而无益也。

三、炼药：运用采药之法将炁摄入下丹田后，再将所摄回至下丹田之炁摄入到脐下，即肚脐至下丹田之间这个部位，这叫做"归炉"，归炉后进行炼药。炼药时用文火，即呼吸要平稳，意守在炉，静候炉中火发之候。

四、运行周天：当脐下部有微热感时，即将气引至下丹田。从下丹田直过到尾闾处（本能地不经过会阴），从尾闾走督脉路线上至夹脊—玉枕—百会—山根（避开鼻窍，从山根返回绕耳后，再至承浆）—承浆—喉—膻中—脐—下丹田，从下丹田—尾闾，如此共运行十周，止于下丹田（不是靠意领，是集炁自领）。

五、循行带脉：运行周天之后，自将炁由下丹田升至脐，运行带脉。从脐中向右转再回到脐中，转十圈。再从脐中向左转，再回到脐中，转十圈。最后再收回至下丹田收功。（其实这些都是自动的，本能的，不是用意念故意的）

六、大周天运行：此处介绍的大周天功法与社会上流行的大周天功法运行路线略有不同。其运行路线为起自尾闾—绕环跳—大腿阳经—绕足—脚跟—走大腿阴经—会阴—下丹田—尾闾—督脉—夹脊—玉枕—百会—山根（返回绕耳后）—承浆（走任脉）—廉泉—喉—膻中—脐—下丹田—尾闾—绕环跳—走大腿阳经—绕足—走大腿阴经—会阴—下丹田。此为一周，如此运行十周，最后在下丹田收功。（这些都是集炁周天，不是故意用意念引领周天）

以上为女子筑基全法，亦称炼液化炁，即在下丹田结丹。丹者，即神与炁相抱相凝而产生的一种特殊物质，并不是什么特别神秘不可得、不可知的物质。经过周天运行，完成炼液化炁之工。

第三阶段　炼炁化神

完成炼液化炁之工后，身体即可获得健康长寿。如果进一步修炼，在任督二脉畅通的基础上，进一步运行中脉。炁在下丹田至百会之间上下运行。初练时，亦可配合呼吸，即吸升呼降，外气吸时内气上升，外气呼时内气下降。运行中脉时，意在呼，吸随之，即数呼的次数，数呼的次数时不要过重，似有意无意数，注意力放在体会内炁的上升和下降。数呼十次为一轮，连做三轮。也可以不计呼吸次数，只注意内炁运行的升降，最后收在下丹田。在下丹田处，从下向后、向上、向前转圈，共转三十六圈，从大到小，最后一圈几乎成为一点，落在下丹田的中心（男子与此同，从下向后、向上、向前，转三十六圈，由大到小，最后收在下丹田的中心）。以上都是本能自发的，不须故意领，男子的下丹田在脐内，女子丹田在膻中窍。

第四阶段　炼神还虚（也叫无为还虚，一切都是本能的，法法自生，法法自灭，不用后天意念）

此段工夫没有神秘，通过此段工夫，可以使人身体更好，脑子更灵活，智慧更高，工作效率更高。原因是，通过此段工夫，使人身体得到了先天元炁的滋补。具体方法是：体内的炁从下丹田上升至百会，冲出百会与太虚之元炁相接，并融为一体，然后意守此融为一体的先天元炁，在体外与体内相互交流。收在膻中，最后收在下丹田。大法从来都是很简单的，只是被后来的一些人故弄玄虚，把人们给搞糊涂了，把大法说得神秘高深莫测，可望而不可即，成为一种高不可攀的神秘功法，从而使许多人不得其门而入，影响了大法的传播与发展。

第五阶段　炼虚合道

道理与第四阶段的道理基本相同，这里只谈具体操练的方法。先天元炁从百会入，走中脉，合在慧命处。慧命的实处，在女子阴部上缘与会阴两点作为直径划一圆，这个圆在体外有一半，在体内也有一半，体内外两个半球合成一个完整的球体，这个球整体就是女子慧命所在的实处。

女子练功全程，至此可以说已经完了。如果有德高之女子，还可以进一步求真师指点更高一层的功夫，我这里只提一句忠告："高层次功法，可得而不可求。"为什么呢？高层次的功法，只能传给有大德的人，没有大德的人，想得到高层次的功法，是办不到的，是不会得到真师传授的，即使因巧遇而得了法，也是练不成的。而那些有了大德的人，在修炼过程中就会在不知不觉之中得到高层功夫。什么是大德呢？不是做一点日常生活或工作上的好事，这只是小德。真正的大德是要修炼到做好事根本不求有报，一心一意地为大家做好事，而且愿力很大，大到为谋求整个人类的幸福和为实现世界大同而献身。只有具有如此大的愿力的人，而且身体力行，才是真正有大德之人。只有这样大德之人，才能得到最高层次的大法。望德高的女子努力修持，不可自暴自弃而止步不前。在修持过程中，不以求法为目的，而要以积功累德为先务，如此行之，终必有成。做好事，修福德，不是施钱、修庙、救穷，而是无形施。

我们脸上长疙瘩，往往跟胃经有关系（消化不好，脸上就容易长一些疙瘩）。长疙瘩其中一个原因是内分泌旺盛，另一个就是消化不良。现代人营养过剩，但是消化不良，就是吃东西的时候没有细嚼慢咽。古代讲究"食不语"，就是吃饭时就不说话了，思想要集中；在西方，外国人吃饭以前祈祷，感谢上帝给予这么好的美食，应该很认真地享受食物，这是同样的道理。现在不是了，大家一面跟人聊天谈事脑子动得飞快，一面就这么吃下去，结果往往不大消化。

吃饭的时候，一定要细嚼慢咽，干、湿分吃。你想喝汤，先喝汤，或者吃完了以后再喝汤喝水——千万不要一口饭菜、一口水，这样子就冲淡了胃液，胃酸就会"咬"胃；而且胃病往往引发其他的病；吃不好，就睡不好，就精神焦虑。日本人生活保健有个好习惯，就是天天要掐"足三里"，或灸"足三里"。因为"足三里"是管胃的，通胃经，这借鉴了"马丹阳十二穴"。

"足三里"在身体什么位置？足三里穴位于膝眼下 10 厘米处，你可以用自己的掌心盖住自己的膝盖骨，五指朝下，中指尽头处便是此穴，足三里穴是胃经的要穴。胃是人体的一个"给养仓库"，胃部的食物只有及时地消化、分解、吸收，人体的其他脏器才可以得到充足的养分，人才能身体健康，精力充沛。所以，胃部消化情况的好坏，对身体的保养极为重要，而足三里穴则能保养胃，帮助胃担此重任。

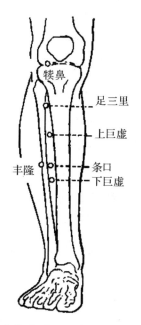

我们也可以经常用艾条灸足三里穴，不但能补脾健胃，促使饮食尽快消化吸收，增强人体免疫功能，扶正祛邪，而且还能消除疲劳，恢复体力，使人精神焕发。最好每月用艾灸此穴 10 次，每天一次，每次 20 分钟；也可以用指关节代替，按压足三里穴，亦可达到同等效果。

保护胃，也就是保护健康，如果喝水，千万别牛饮。茶道里有一个程序叫"漱饮"，喝茶以前要闻一闻，闻那个茶香，慢慢地，一点点地，这就对了；千万别牛饮，牛饮不消化，伤脾胃。而且不要一会儿喝一点，一会儿喝一点，因为这个样子饮水，胃就要不断地工作，不断地要消化水，所以要给胃一点休息时间。比如跟别人谈话，谈四个小时，如果头一个小时喝水，起码中间隔三个小时再喝水，不要这四个小时都喝水，会伤胃。

谈完了吃饭，我们再说说睡觉。现代人睡觉是个大麻烦，因为失眠的人太多了，要去花钱买觉睡（需要催眠才睡得着）。如何缓解失眠呢？失眠分两种：一种是根本睡不着，躺着也睡不着；另一种能睡着，但是睡不深沉，很快就醒了，睡的时候老做梦，脑子半醒半睡。为什么现代人睡觉总是做梦呢？有各种原因，多数的原因是看电视看得太晚，工作压力太大，晚饭吃得太多，吃饭后不到四个小时就睡觉，生活习惯不规律。

贪看电视，一直看很晚，血老涌到头上，就容易失眠，所以睡眠最重要的就是"头"的维护。睡觉有一个原则：头要凉贫血，脚心要热充血。头如要贫血，脚不要缺血贫血，喝多了白酒脚就会发凉。我们呢，最好晚上九点就睡觉，最迟不过十点，古人甚至天一黑就睡，醒来练功。可是我们恰恰相反，晚上看书啦、看电视啦，或者聊天、喝茶，睡得都很晚，脑部充血了，当然睡不好觉。还有一种是吃夜宵，还没等过三四个小时，就睡了，这都会影响睡眠。

另外，枕头的作用很关键，如果不用枕头，血液往头上流，这样是睡不好觉的。我们需要学习古人，枕头用硬的，为什么要硬的呢？因为我们睡觉的时候，"头"的穴位本能、自发地寻找硬物，帮助按摩恢复元气；不要睡棉花、鹅毛的软枕头，哪怕你用一个荞麦壳子做的枕头也好啊。古人都是用比较硬的枕头，瓷的、瓦的枕头，在家里你可以试试，用两条毛巾铺在一本厚字典上头枕着睡，开始不习惯，慢慢习惯以后没有它还真睡不好；出门在外住旅馆，可以用一本书垫在枕头下解决这个问题。年岁大的人，枕头要稍高一些，要比年轻人稍微高一些。

南方人喜欢在睡前用热水洗脚，为什么要拿热水洗脚呢？为了让脚部充血、活血。睡眠的重要原则，跟修道一样，就是脑部少血，脚部充血；但是南方人洗得太浅，大多数人用小盆。洗脚应该用桶，水一定要热，不管10分钟也好，20分钟也好，水要达到膝下，洗到头部出汗才算起作用；中途水凉了，要重新加一点热水；也可以淋浴，洗温水澡，洗完后搓脚心，揉脚活血。睡觉前散步也是一个解决失眠、有助于睡眠的好方法，脚是人体的第二心脏，所以要经常运动走路。

　　总之，修道也要休息好。进入睡眠状态，一定要做到脑部少血，脚部充血。但是早晨就不是了，早晨是头部要多血。我每天起床后，用凉水冲头，本来缺氧的脑部血管受到刺激，充血了，人就精神。有些女性头发长，洗头麻烦，可以戴浴帽，也能够起到同样的效果。

　　我们修炼金丹大道的人，有卧式炼丹法和平式炼丹法。平式炼丹法就是平躺在床上炼丹，也可以侧卧，这个炼丹的方法叫卧式炼丹法，也称狮子王卧法。为什么叫狮子王卧法？这样睡在枕头上，手肘在这里边，一条腿伸长，一条腿曲起来，从鼻尖到脚尖，好像有一根弦。意想什么呢？想着把它一点一点慢慢拉长，一点点长长，后背也一样，这个卧法，就是狮子睡觉的姿势，好处是不压迫睾丸，所以称为狮子王卧法。

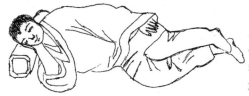

卧式练功的好处是容易放松得气，对体弱多病的人练方便、容易，但在软床上练容易压迫身体。面积大有时气难通，最好在褥子下放一平木板

狮子王卧法

　　修炼金丹大道的人，练到一定程度，有一个特点：不会做梦；还有一个特点：面部红润，精神好，不疲劳。如何做到不疲劳？古人讲，就叫"寤寐一如"——就是一个人在那儿打坐，像睡着了，又像醒着，所以叫"寤寐一如"——这是在修炼的过程中自然达到的境界。打着坐，像醒着，又像睡着，将睡不睡，俗称"不倒褡"。原佛教协会的秘书长曹云风，他的住处是没有床的，很多有道行的和尚也没有床，他们都是"不倒褡"的状态。但是刚开始炼丹还不行，还是需要睡眠的。不过我们一般人，不需要非学会"不倒褡"，以盘坐代替睡眠，做不好反伤身体。不过练功的人日久睡眠自然会减少。"神足不思睡"，能克服"睡魔"。

问　答

学生：我们讲义中讲的"抽扁血管，欠氧债"，我不明白是什么意思。

李老："欠氧债"和"抽扁血管"的意思是为下阶段做准备，否则你下一阶段炼丹的时候就很难了。那么什么是抽扁血管呢？在"降阴符"的时候，你不断地呼气吐气，一呼就呼20分钟半个小时，你的一部分血管就已经被抽扁了，因为呼长吸短，我们就人为地造成了体内的"负压现象"，部分血管就会扁，这叫"抽扁血管"。这个时候，一方面我们一部分的血管是扁的，另一方面，虽然大量吐出二氧化碳，但是也把一部分氧气吐出，造成血液里缺氧，所以就叫"欠氧债"了。到了炼丹的下一个阶段，主要要注意吸气，而且一直以吸气为主；但是，如果你不"欠氧债"，这种吸气很难吸长，也很难屏息，甚至止息。但如果你"欠氧债"，体内就急需供氧，所以就急需要吸气，这时候你长吸并且停息，血管就恢复了，这就是欲升先降、欲得先舍。所以要先搞明白呼气，再来吸气。

学生：李老，您说"修道始终以快意为纲"，又说这个快意和胡思乱想、男女色欲没关系，那么打坐过程当中如何意想这个"快意"呢？

李老：快意不是意想出来的。当你盘腿打坐时，上身的重心是压在会阴上的，不要压在臀尖上，自然立刻就有快意。上身腰要拔直，头轻顶，收下巴，收小腹，自然重心压在会阴，立刻有快意了。为什么我们要守下丹田？当你意守下丹田，只要年轻精满气足，下丹田是元精所在处，想它就是刺激它，当然有快意。漏体之人或中年人精气不足，不生快意，意想小腹内开合，如果这样也什么感觉没有，可以意想肛门前口的部位。如果低血压的人，那就意想上丹田窍。本书有一张血压对照表，大家根据那张表，就可以清楚地知道自己是应该降血压还是升血压。

炼丹，尤其不要急着升阳。假如说我们现在开始打坐炼内丹，要先做降阴，呼气，进行 30 分钟；而后升阳，升阳需要 60分钟。一般情况下，升阳需要的时间是降阴的一倍，降阴半小时，升阳一小时；中间交换时歇一会儿，歇的时候最好憋气，既不吸气，也不吐气。如果意想小腹或意想脊柱，什么变化也没有，就意想肛门前口，一般人的肛门前口都会一跳一跳的，这一来，快意就来了，性感就产生了。

这时候有的人会发热，甚至有汗。在家里练，披着被子，很快臀部底下就热了；在家里练的时候，屋子要暖一点，至少 23度以上，这样效果更快。所以，观想肛门前口牝门的时候，这个部位自己会跳动、会收缩，这个时候就会有快意了；时间一长，身上就发热，臀部底下也发热，一会儿甚至出现阳举，性来了。"炉底"是炼丹生热安炉的地方，还有一个"炉"就是下丹田。

那么打坐的时候，如果全身放松，眼睛放松下来，有时会有眼泪流出来；如果你见到光，见到各种颜色的光，或者有黑色的光，不要理会这个现象。你开始观想你的背后，或者观想你的丹田在轻轻动，慢慢地，柔和地，不要停顿，你会感觉有一股能量在微微涌动；要观想能量动态中有一股静态，这是我们要抓住的真正的静态。如果总是想着动态，死守它，一会儿就开小差了，思想就跑东跑西的，所以自然的、随着动的流淌，反而能守住。

这个自然的动的流淌可以是整体的动，可以转圈，可以是前后转，可以正转，可以反转，可以螺旋转——重要的是要"慢"，慢才能体验到"气"，身上放松，不要紧张。这时尽可能屏息。

学生：李老，这个过程中的"性来了"，是明心见性中的"见性"吗？

李老：我们现在讲的这个"性来了"，还是一种生理心理现象，是修道学佛的基础。而禅宗六祖慧能讲的"明心见性"，那是个修行的成果，明心见性、见性成佛嘛，显然，这两者不一样。禅宗讲的见性，如果用佛家唯识学的理论，就好解释了。见的这个"性"，是人的本性，也就是一切生命所本有的佛性、如来佛性，这个"性"，相当于唯识学里面讲的第八识阿赖耶识。亲见阿赖耶识的体、性、相，亲见第八识的运作，那这个人修行当真了不起，见性成佛了，最起码是真正开悟了。所以，我们现在讲的"性来了"的性是指快意；"明心见性"的性，是佛性。但是，此性亦彼性，彼性亦此性，二者本无别，这又是根本的道理。只是，我们现在没有证悟到那一步，都还是凡夫，所以"口头禅"可以这样讲，好让我们看看"地图"；讲真实修道，我们就不能"未悟言悟，未证言证"，假装自己已经按图走到那儿了。一个婴儿若睡足了觉，阳气足，小鸡鸡会挺起，难道他是想男女而阳举吗？年轻人不手淫、不性交，精足气满睡好觉，阳气足，无欲而兴阳，并不是想男女才有性感的。孔子说"饮食男女，人之大欲存焉"；《孟子》曰"食色性也"。人的天性是不想男女不贪不追求，而人性中才有了追求性欲、追求男女、贪欲男女。修道之人有精化气了，人之精足了反而不思淫了，自然有性感不等于故意去思淫，有性感要泯性感。如果习惯于性生活，精亏气不足，靠想男女而性感，此时已成浊气，水源不清，不能用之修道练功。有性感是表示此人精足气满，自然现象，想男女的性感是不能用的。"明白本心，见自本性"的"心"是本自清净，不想事的心，见自本性是现法身、出阳神，见身外身的第八识也叫自性、本性。既然男女的性也叫性，当然要包括在本性中，但不能想男女。

学生：自己在家练的时候，怎么掌握时间呢？比如，您讲降阴需要多少时间，升阳需要多少时间，这个时间怎么把握？

李老：这个问题提得好。我们修炼金丹大道，怎么掌握时间，怎么提醒自己呢？比如说，怎么知道降阴已经进行完成，无欲兴阳，调药到要排了，就要立刻盘腿升阳了？不管它什么时间，主要练到小腿出汗就算合格，不要看钟表，这个问题在初练阶段比较重要。要顺其自然，你往往会发现，自己的感觉很准：降阴刚好30分钟，升阳刚好60分钟——当然，差个几分钟也很正常！那么，到了后来，你一圈功夫做下来，时间刚刚好，这也是人体生物钟的妙处。所以，其实我们不需要时不时去看钟表的，不需要去看时间，顺其自然地炼丹就可以了，老看钟表就分心了！何况，一个人老是惦记着看表，那心思也基本上不在炼内丹了，只是机械地完成时间，练功夫反而成了形式。小腿出汗升阳成功；阳举将泄降阴成功，不看钟表。升阳时多采药，吸几口气，阳自然就倒了。

学生：李老，您能跟我们说说拍手功对养生有什么帮助，以及如何练习，好吗？

李老：拍手功是一个很简易的养生方法。早上去公园，经常可以看到一些个人在自发练习拍手，有双手拍的，也有拍身上各部位的。拍手为什么能起到养生保健、祛病强身的作用呢？因为我们的手上有很多个穴位，这些穴位是跟五脏六腑相连的，拍手时可以振荡气脉，带动经络和气血的循环，把身上阴湿和污寒之气由皮肤毛孔排出去。大部分的疾病都是气血失调造成的，气血主要靠气来引导，因此气是健康的关键；而气的顺畅与否，会影响生理机能、内外分泌、血液循环系统、呼吸系统、消化系统、

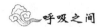

免疫系统等。拍手既然可以促进和改善气血的通畅，所以拍手对于改善身体状况是有相当的效果的。

拍手有几种方法：

第一种是实心法。十指张开，两手手掌对手掌，手指对手指用力拍。这种方法打击面最大，刺激穴位的力度也最大。尽最大的力气来拍，不要怕痛，这样的效果最好。

第二种是空心掌。将手掌弓起，手指依然张开，拍下去时，只拍到手指尖及手掌的边缘部分，这个第二、第三指节和手掌心接触不到。这样有一个好处，就是减少击打产生的噪声，但力道会减弱，要想达到效果，只能拍久一点。

第三种是局部拍手。即右手拍左手，然后左手拍右手。拍手心，拍手背，不断重复。

拍手可以随时随地练习，可以坐着拍，也可以站着拍；可以一面走一面拍，也可以原地踏步拍，根据不同的情况自己选择。练习拍手功最好选择在僻静、空气清新的山林之中，一边拍手，一边散步，对健康帮助很大。现代人工作比较繁忙，在家里、在办公室……只要是空气流通较好的地方都可以练习。

练习的时候要注意，第一不宜吃饱饭的时候拍，会妨碍消化，饭后过半个小时再拍。第二是拍手的时候选择无人或空旷的地方，避免噪声影响他人；或是选择用空心掌拍法，尽量降低声音。

学生：我有多年的胃病，经常胃泛酸、难受，应该怎么解决这个问题？

李老：我从18岁起就有胃病，而且闹得很厉害。开始的时候是胃下垂，引起这个症状的原因往往是东西吃得太快，或者是一边喝水，一边吃东西。如果一个人的脸发黄，没有光泽，中医师就知道，那一定是脾胃不良，因为人的上眼皮主胃，下眼皮主脾，脾和胃是表里关系。脾胃是一对姐妹，一个在表，一个在里；一个在腑，一个在脏，五脏六腑嘛！上眼皮有眼泡是胃虚，下眼皮有眼泡是脾虚，所以中医的望诊是望面部五官，望上下眼皮就知道脾胃有什么问题，面部暗黄无光泽者一定是脾胃有病。

胃的前口叫幽门，末端口叫贲门。胃分泌胃酸，一接触贲门，条件反射，贲门就收缩，这一收缩人体就会产生饥饿感。胃酸是腐蚀性特别强的液体，弄一条小鱼用线捆着，吞下去，一会儿拉出来，鱼都是烂的。胃酸太多，人体的反应是想喝水，冲淡胃酸；但水本身走水液代谢，并不能被人体消化。要中和胃酸，最起作用的应该是人的唾液，唾液是碱性的，含有多种酶，淀粉酶、脂肪酶……很多都是助消化的物质，道家称经过修炼的唾液为"长生酒"。为什么胃会得胃溃疡？是因为我们在吃饭的时候，往往狼吞虎咽，三口两口就把食物吃下去，没有足够的唾液中和胃酸，食物留在胃里面的时间很长，实际上是消化不良，久而久之胃酸越来越多，逐渐腐蚀胃的表里，就造成胃溃疡，经常口臭、肚子胀。

当年我患的是十二指肠溃疡，便血，很痛苦，很严重。当我得知这个方法后，就改变了自己的饮食习惯。比方说我现在吃一个烧饼，我吃一块到嘴里，这一小块烧饼，我要在嘴里嚼一百下；大家想想，你们吃一个烧饼咬一口要嚼多少下？嚼五六下就咽下去了。"文革"的时候，我住牛棚，一顿的伙食是两个窝窝头，其他的人饿极了，窝窝头一到手，两三口就吞下去，结果大便拉出来的还是窝头；我不是的，咬一口，含在嘴里嚼一百下，这样慢慢地嚼，混着足够多的唾液，咽下去中和胃酸，我拉出的大便量很少，只有很少的排浊物，十二指肠溃疡也没事了。

所以，我们在吃饭的时候，尤其是有胃病的人，一定要干、湿分吃：你要是想喝汤、想喝水，先喝，喝完了以后再慢慢吃干的；吃干的食物的时候，一定不要拿水或汤送。平时舌头卷着，饮"长生酒"——坚持以上的方法，就可以把胃病慢慢养好。

再讲喝水的问题。人有一个穴位在肚脐上一寸（两横指以上），有些按摩师把这个位置叫"阑门"，我们一般称作"水分"。"水分"按中医的说法，是管水的"消化"，如果喝太多水，就会造成消化不良；有经验的按摩师、行家里手，给你按摩之前，他不管别的，必定先按"水分"，帮助你消化堵在胃里的水。

该怎么正确喝水呢？古人喝水跟我们不一样：古人喝一口水，隔很久才咽下去；好比茶道，先要闻一闻，一点点地抿到嘴里，再慢慢一小口一小口地喝下去。现代人不是这样的哦，牛饮，咕咚咕咚下去了，伤胃啊。古人是漱饮，茶水先在口中漱，慢慢一点点咽下去。

还有一种人，不喜欢喝白开水，爱喝茶。如果喝了白开水，他会吐出一些白色透明的液体，这种液体叫做"饮"，中医叫"痰饮"——有这种症状的人脾虚，脾经是虚弱的。

所以日常生活中，喝水要慢慢喝，不要牛饮，吃饭要慢慢嚼，不要狼吞虎咽。举一个例子，有两位老农民，每天早晨起来两人都要干活，每人各给二两面粉，其中一个用二两面粉做一大碗糊糊；另外一个呢，就烤一个烧饼，烤出一个饼吃完下地了，这两个老农民哪个会先饿呀？

对！吃烧饼的会先饿。因为喝糊糊胀饱肚啊，胃液缺唾液，吸收慢，不容易消化；吃烧饼只能干嚼，吸收快，消化快，所以很快就饿了。吃白薯，口里为什么会冒酸水？因为白薯一到嘴里就化了，接着就吞下去，没有机会嚼很多次，唾液中和不够，当然胃里会冒酸水——记住！吃东西的时候，有胃病的人要细嚼慢咽，千万不要就一口汤（或一口水），下一口饭。

学生：李老，听说家具的摆设对人体也有一定的影响，对不对？

李老：对，特别是电器的电磁波对人体的影响很大，在卧室尽量不要用太多电器，不用的时候把插头拔下来。床不要对着反光的物件，像电视机、镜子、灯具或玻璃器皿等不要对着睡床。现代人很喜欢在卧室里放一台电视机，躺着看电视，觉得很舒服，其实这样不好，很容易患咽喉炎——实在不行，就用一块布盖上去。还有在卧室里不要放置人形的艺术品。什么叫人形的艺术品？像布娃娃啦、寿星老人、佛像啦等，千万不要放。

学生：李老，练功的时候我很容易口干舌燥，是不是上火了？有什么办法吗？

李老：对。我们说口干，主要是由于阴亏而引起的，唾沫少就是阴亏；阴亏是什么，就是肾亏。一个人要是忍不住尿，就会忍不住精。怎么办啊？咬紧牙尿尿，这样能固精强肾。今天我只是给大家讲讲健康的方法，其实每个人对于健康都有自己的见解和知识，我讲的也许是废话、错话、外行话，但我想对于大家的学习也许有一些好处，希望我们能继续交流讨论，你们也是我的老师，帮助我改错。其实大道是不能以语言文字来表达的，"大道无言，开口便错"，佛家叫"言语道断"，因为"法无定法，因人而异"，语言、文字都只能是比喻而已。

第六编　修炼与养生

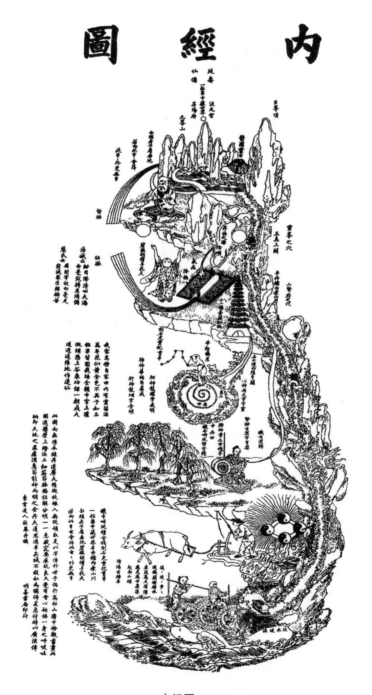

内经图

《内经图》术语解说

1. 内经图：炼内丹时，对自身的体验和感悟，又称内象。

2. 阴阳女儿车：又称"河车内转"，指丹气沿心肾、坎离任督内转。

3. 丹鼎：以海底为炉生热之处，身为鼎；双修时，男为炉，女为鼎。

4. 水火交接处：以水比喻元精，以火比喻元神，上交于心，下交于肾。

5. 坎水逆流：指男性肾精不外泄，返回丹鼎，炼精化炁，炼精补脑。

6. 尾闾下关：不是尾骨长强穴，而是在气海对面命门处，为后三关之一。尾骨第二节处也叫下尾闾；上尾闾应为气海对面，又叫"命门窍"。

7. 左右二肾府之穴：不是肾俞穴，而是位于肛门前面，称为牝门，牝门又称"阴跷窍"。后口称为玄门。

8. 夹脊中关：在背部第十四椎上，仰卧时，两肘角连线正中，两臂连接点。

9. 半升铛内煮山川：为鼎的一半，铛是平底锅，喻在中丹田处炼心肾。

10. 灵峰之穴：灵峰是指两枕骨脑后对称连接处突凸位，神灵所居之处。

11. 玉枕上关：指后脑玉枕窍，又名神窍，是颈椎连接颅骨处，后三关之一。

12. 巨峰顶：指后囟门，不是百会穴，而是百会穴前、囟门后，练功久，囟门开。此窍又叫"顶窍"、"阳窍"、"灵窍"，为阳神出窍之处。

13. 郁罗灵台：指"大罗天"，为元始天尊演法所居之台，为"灵台"，元神所居之所。佛家称灵关，人身一生之主宰，可能为脑垂体。

14. 泥丸宫：指人体各窍中的总窍门，左明堂，右洞房，九阴一阳，可能为松果体。

15. 一粒粟米藏世界：为练功之精气神合凝时，头顶上出一亮点，即金丹初现。

16. 升阳府：指纯阳之气上升集聚之地，为升阳火时，阳气停留处。

17. 九峰山：人脑骨第八块，年长后，囟门合拢，长出一块，故名九峰。

18. 白头老子眉垂地：为元精之别名，叫白头老子，指肺神白虎与肝神青龙间隔交并的过程。

19. 夹脊双关透顶门：河车运转时，元气积聚丹田，上无路可通，只得下撞尾闾，后冲开夹脊（分腰夹脊、脑夹脊，故称二关）两道关隘，再通玉枕到顶窍。

20. 紫虚之天：仙境也，指中央太虚仙境。紫，中央；虚，太虚指太空，外宇宙，天。

21. 督脉：人体阳脉之总纲，沿肛门后口，玄门上直达头部巅顶，下止上龈交。

22. 任脉：人体阴脉之海，总领阴经沿肛门前口直达下龈交，降阴府之道。

23. 碧眼胡僧手托天：指元神别名，舌顶上颚，双手接印、展眉、开玉枕窍，六神通。

24. 降桥：搭上鹊桥，用舌舔上颚；搭下鹊桥用内缩肛门前口使任督二脉通。上鹊桥在舌，下鹊桥在阴跷窍，肛门前口，又名牝门。

25. 气喉，饕咽：气喉为调息纳气之处，饕咽为"饮刀圭"之通道，咽口水处。

26. 升法之源：上鹊桥搭上后，阳气因吸、提、嘬、闭而从此处升发，口水由此下降。

27. 十二楼台藏秘诀：人之喉管十二节，为闭息、止息与通任脉开关处，人身之第二主宰。

28. 五十境内隐、玄关：人体经脉每昼夜自行运转五十周，经气润泽五脏、六腑，与血管并行，如果不知玄关一窍，无法调经顺气，开启三丹之气。

29. 刻石儿童把贯穿：儿童是指结圣胎后现婴儿，三家相见结婴儿，真炁也，先天一炁又叫金丹，海底又名"铁门"，极难打开，用真元之炁凿开"九重石鼓"贯通海底牝门，亦即用炁刻石贯通尾闾下关。

30. 牛郎桥星：此句与织女运转相对应，舌舔上颚后，沿督脉上升之气，化为津液下降于口，吞咽后入黄庭，织女运转为反复自然运转，达到炼精化炁。

31. "心神丹元字守灵，肺神皓华字虚成，肝神龙烟字含明，胆神龙曜字威明，肾神玄冥字育婴"均出自《黄庭内景经·心神经第二》。

32. 中丹田：又叫黄庭、玉房、金鼎、中宫、戊己门、神明舍、土釜，在心脏下，胃上。艮土，田者，《易经》解释为"止"，《说文解字》解释为"很"。精气神合凝后止于此处。《象辞》中解中丹田，是心气（又名营气、经气、荣气）集中藏储之地。

33. 正丹田：即下丹田，在脐内三横指处，为"子"位，为炼丹、命功基础之地，为藏先天精气之所（人体性激素集中地，产精气、肾气、性气之地），为生命之源，又名华池、玄谷、灵根、玉池，也是男子藏元精、女子养胎处所，又称为"众妙之门"、"性命之祖"，"生气之源"，"十二经之功"，"阴阳交会处"，"呼吸之门"，"水火交会之乡"，"心肾相交，下交之处"。（先天精气异名有四五十个，可参阅第 261 页）

34. 铁牛耕田种金钱：在第一步功夫"降阴符"时，为激发"阳气"，不能先盘腿跏趺坐，打开"铁门"，采取两腿前伸，如象坐，又称"铁牛耕田坐"，以达到降阴升阳之目的，金丹未炼成之前叫"金钱"。

35. 织女运转：与"牛郎桥星"相对应，任脉下行之气，又复上升，达下口中精液吞入下丹田，叫"牛郎桥星"；再用意火烹炼，使其化作精气上升，叫"心肾相交"，产生"和炁"，又叫"先天一炁"，以之与"神炁"合凝，叫织女运转。"织女房中一线牵，金针暗渡出天然，停梭不语情一处，一片春光满目前"。

36. 众妙之门：玄关一窍也，有上玄关与下玄关，"机至则显，机去则隐"。

37. 合和四象：四个太极图代表沐浴之时，子、午、卯、酉，代表四正时，"终脱胎，看四正"，大周天通后，自然每天四正时，进行自发的沐浴、温养，其余时间，不练功，无此感觉；合和四象为"含眼光，凝耳韵，调鼻息，缄舌气"。四象合和凭借土，三华聚顶返先天。三华指精、炁、神。

38. ∴：两眼，左日、右月，即"月窟"，也叫"天根"，"月窟常来往，三十六宫皆是春"（春意融融）。

《太乙金华宗旨》一书中讲，吕祖练性功时，先用一张白纸上面画上这三个黑点，接近自己黑眼珠大小，成"品"字形，距离与自己两个黑眼珠等同。上面一个"o"叫"天眼"，本来人人皆有，成年后皆闭上；右眼为"日"，左眼为"月"。要把纸贴在墙上，睁眼皮不眨眼，看三只眼的中心（天心）。可以闭眼看，换位，三只眼转动叫"魔镜"。这是吕祖练性功的方法。人的元神也叫"性"，功能发于目；眼是出神之所；元精又叫"命"，发于外肾、淫根。

精气与神气的别名

古人设置迷障，将修炼的精气与神气用几十个名字表达，以掩盖真诀，无明师指点不可明真相，因为"内丹"是内秘，选徒极严苛，恐所传非人。历史证明，历来明师被人苦苦哀求、发誓、跪拜，求师时至诚，一旦知道秘法秘诀，至简至易，又涉及男女，仅略知皮毛，就自认已得全奥，翻脸离开老师，自立自传，甚至到处诽谤老师，忘恩负义，所以吕祖说："不是真人莫乱传，畜牲好度人难度，我宁度畜牲不度人。"所以《指玄篇》写的用语非保留一些秘法不可。

张三丰道人有十个不传之说：

（1）不传不忠、不孝、不义之人；（2）不传品性根基不好之人；（3）不传忘恩负义之人；（4）不传目中无人之人；（5）不传背后说人坏话之人；（6）不传贪心献媚而尽说好话之人；（7）不传反复无常之人；（8）不传鲁莽好事之人；（9）不传闹分裂之人；（10）不传不守规矩之人。

为此古人故设迷障，非常谨慎，把诀窍的名称设为许多别名，无明师指点，根本看不懂，例如：精气的别名有：（1）坎；（2）庚；（3）四；（4）九；（5）金；（6）月魄；（7）兔脂；（8）老郎；（9）坎男；（10）真铅；（11）白雪；（12）金液；（13）水虎；（14）金华；（15）黑铅；（16）丹母；（17）玉蕊；

（18）虎弦气；（19）黄芽；（20）铅；（21）黑龟精；（22）潭底日红；（23）素练郎君；（24）白头老子；（25）黑中有白；（26）兔髓半斤；（27）生于壬癸；（28）九三郎君；（29）上弦金半斤；（30）药；（31）外药、内药、小药、大药；（32）坎水；（33）婴儿；（34）精气；（35）肾气；（36）性气；（37）机、天机；（38）丹；（39）浮阳气；（40）内气；（41）混元气；（42）皮毛气；（43）意念气；（44）卫气；（45）拙火（元精之气，实为性的激素）。以上是王沐老师总结。

"神气"的别名就有：（1）离火；（2）卯；（3）甲；（4）东；（5）三；（6）八；（7）木；（8）日魂；（9）乌髓；（10）姹女；（11）青蛾；（12）真汞；（13）木液；（14）火汞；（15）炉；（16）金乌；（17）雌母；（18）流珠；（19）红铅；（20）朱砂；（21）交梨；（22）玉芝；（23）真火；（24）水银；（25）日中乌；（26）龙弦气；（27）赤凤髓；（28）砂里汞；（29）虚无炁；（30）二八姹女；（31）离之已；（32）山头月白；（33）青衣女子；（34）碧眼胡儿；（35）乌肝八两；（36）生于丙丁；（37）祖炁；（38）朱砂鼎内；（39）下弦水半斤；（40）纯阳之气；（41）先天一炁；（42）元炁；（43）真元之炁（元神之炁，实为脑垂体功能）。以上都是王沐老师总结。

王沐老师是我的挚友，不幸于1993年去世。他对丹经修、研都有精深造诣和体会，著有《内丹养生功法指要》，由中国社会科学院哲学研究所胡孚琛研究员整编，内容翔实真切，望读者认真研读。

在《性命圭旨》一书中，上丹田、中丹田、下丹田同一窍位，各有异名五六十个，没有明白人师传根本看不懂，练不成，看不懂前文已列出精气与神炁各自的异名，望大家多看熟记。

关于修炼与养生

有为的功法，"了命"；无为的功法，"了性"。"明"传命功，"默"传性功。其实气功多是有为功法，气功也可算作炼内丹的前段。

我国古代除了东晋时许逊写的一本练武术的书中用了"气功"二字，此后再没有人用过。1953 年，河北省因病退伍的军人刘贵珍随刘渡舟习炼内丹治好了肺病，在胡耀邦、谢觉哉的帮助下，于 1956 年先后在唐山、北戴河成立气功疗养院，开始称内丹功为"气功"，又叫"内养保健功"。

一、气功与养生

上课之前征求了一下大家的意见，有的人提出，我们想听听形势，到底政府对气功发展或者对于今后我们这种功法的锻炼有什么政策没有？由于法轮功的干扰，很多人一听气功就害怕，还能不能练？怎么练？希望我讲一下；也有人希望我讲点练功秘诀，外边不能讲的，讲讲绝招。说实话，真是秘诀，一个是我也不敢讲，一个是我也讲不出来。那么大家都是练过气功十多年或更长的，每位都有各自健身的一套方法，例如每天早晨起来怎么按摩、散步，去公园打太极拳、跳交谊舞等等，所以我只能把我自己如何练功的体会说出来，供大家参考，谈不上教功，更不是在这里演讲。何况我们这种为了祛病健身而锻炼，在"有为"（故意的）阶段的功法，是法无定法，功法在初期有为阶段可以一法万人练，直到一定阶段，应该是因人而异的，实际上越到高级功法越只有一种功法，叫做"万法归一"、"没有功法的功法"，不是老师教，是本能的，没有千千万万的功法门派。佛门说佛有八万四千法门，道家有三千六百法门，还有七十二旁门，事实上是一人一法。一种功法让万人学，只能是最低级的。因为人的差异很大，有老有少、有男有女、有健康的、有患病的，怎么能一法万人学呢？一个功法人人都有效，这不科学，因为"法无定法，并无高下，法法平等"。怎样可能是千篇一律的呢？因为每个人的条件不同，老、少、强、弱、男、女都不一样。我练这法有效，但你练这法不一定有效。所以，我只能把我自己多年练功养生的体会提供给大家参考。

再有一点，"气功"这个名字，是在 1953 年时，有一位参军因病退伍的刘贵珍老师，在河北省卫生厅和唐山市政府领导的支持下，筹建了新中国的第一个气功医疗中心——唐山气功疗养所（院），气功这名字是刘贵珍起的，原来不叫气功。历史上从来不用气功两个字，只有在东晋时，有个叫许逊的人，他用过气功这个名字，古来是没有的。许逊当年取名的气功，并不是我们现在这个练法，他是指的武术，武术中要练内气，所以叫气功。直到刘贵珍叫了以后就流传下来了，大家也就叫气功了。后来把什么东西都归到气功，气功的范围越来越扩大，连预测学、看手相、看面相、测字、砸石头、金枪刺喉、硬功都叫气功。其实，我们看到的很多硬功，不应叫"硬气功"，应叫"硬功"。硬功也有真真假假，真硬功要练，假的要"托"。

现在我们政府的政策，第一是肯定练气功，认为它是祖国传统文化的瑰宝，和"法轮功"根本是两回事。政府的政策，特别是今年（2011 年）四月初，有的领导同志召集有关方面的人士开会，一再强调气功与法轮功是两回事。气功是祖国传统文化的瑰宝，但流传下来时，有许多迷信和不正确的东西夹杂在里面。因此，我们现在有一个任务就是"取其精华，去其糟粕"，对社会上各门各派的气功，要予以审查区别。"去其糟粕，取其精华，加强管理"，这就是我们政府的政策。今年6月5日，《人民日报》已公布了国家正式成立"健身气功管理中心"，并正式挂牌，由国家体育总局直接领导，管理什么？管理健身。

其次，是对气功的管理分为两部分：一部分是医疗气功，归卫生部中医药管理局管理；一部分是健身气功，归国家健身气功管理中心管理。但我们都知道，要将气功分为健身与医疗其实很难分，因为气功既能健身又能祛病。但现在只能这样做下去。某一个气功师要治病，根据卫生部的要求，必须先是合格的中医师；第二必须有三十例治好某一种病的病例；第三，用气功治病只能在指定的医院内治病，不能在社会上个人开门诊用气功治病。体育总局虽然挂了牌，开了会，并去一些省、市做了调查研究，据我所知，目前还没有出台具体的管理办法。前几天《人民日报》上登了一条消息，报导北京体育大学张广德教授创编的"导引养生功"的活动，可能这是第一个合法的功法。相信不久，管理中心会公布一些可以普及流传的好功法的，已公布的有"六字诀"、"五禽戏"、"易筋经"、"八段锦"。

当今我国老年人占全国人口近10%，约1.3亿。60岁以上的老人，看病现在太难了，一次感冒看下来也要百元以上；有病动手术，就要好几万元；人们看病负担重，何不让我们练练气功，可以不花钱或少花钱来祛病健身呢？这点，政府是知道的，也准备大力推广能祛病能健身的气功。相信政府通过这次清理整顿，能够把那些骗人、骗钱的功法清除掉，搞一个打假、打骗，当然做好这项工作还需要一段时间。

作为广大群众，要想分辨出气功哪是真、是假、是好、是坏是很难的，这中间就需要我们去进行科学研究，科学分析。第一是分析气功的真假、正邪、高低。我们以后不叫气功，有些人一听气功就怕了，"闻气色变"，它本来也不叫气功，只是刘贵珍同志取的名字，我们就叫传统的养生术。依我的看法，本来气功不应叫健身气功、医疗气功，我认为应该把气功用于健身、用于医疗，以及用于唱歌、游泳、抗癌、抗寒、射箭、书法等等，现在就叫养生。

养生是什么？平常我们叫修炼、修德、修行、修为、修真，为什么要用"修"字？修是错了改正，就是改正我们的错误行为。我们脑子里，有许多和实际不符合的东西，需要修改。修改就是一种养生的方法，现代人由于医学的发达，生活改善逐步走向现代化，于是带来了很多的疾病。人们的观点是有病就得吃药，再一个就是吃补品，吃人参、鹿茸、美颜品等等，每天吃一大把。防病也是吃滋补品，什么蜂王浆之类的，都是走的这种道路。是的，药能治病，可是都有毒副作用，有抗药性。一病就吃药，这个思维恐怕要改。现在美国已设立一百多所（包括大学在内）专门研究机构，专门研究中国的中医药、针灸、气功。美国政府拿钱培训医院护士，现在有75%的护士都会用外气为病人调理。他们不叫"外气"，而是叫"替代疗法"、"自然疗法"。可是，我们对外气疗法，还认为是迷信。其实，除去中医，古时有专门的气医。

怎么办？慢慢来，我非常有信心。为什么？刚解放时，中医是不许看病的，看病是非法的，不让注册登记，连北京四大名医之一的施今墨也是"地下"看病。直到1956年毛泽东主席讲了"中医是中国文化的宝藏，要认真加以发掘"，中医才开始合法起来。后来，毛主席提出一个政策，就是"中西医结合"。二十多年来培养了二十多万中西医结合医生，事实上是认为中医不科学，让西医来改造中医、中医学院、中医研究院。他们首先的治疗方法，还是照片子、照心电图，顶多给你开点中成药或针剂，仍然是西医的脑袋，中医的手段。再举一个例子，在《黄帝内经》中讲治病的手段有四种，首选的手段是"导引布气"。"导"是"导气令和"，"引"是"引体令柔"，"布气"就是首选治病的方法。第二是针熨。现代叫针灸，古代人不懂运气手法是不够格做针灸大夫的，针灸必须运气下针。古代医生还可隔衣下针治疗。现在国外许多想学针灸的人越来越明白，要想学针灸，不是到中国，而是到日本。中国的针灸师只知找穴位留针、深刺，因他不懂运气，不会运气。不懂运气，针力就不能渗透，故不能通经活络，效果就差。1984年联合国招标成立国际气功学院，中国未中标，日本人却中标了。1985年在日本召开全世界针灸协会大会，选的理事长不是中国人，而是日本人。第三种手段叫按矫。按是手按，矫是用脚踩。第四种手段是用药饵，膏丹丸散。过去中药店的抓药师抓药时就要运气抓着，不懂运气的是没有资格当药剂师的。可现在把这些都当成迷信了，把西方的物质科学才当科学。所以，我们现在确实要承担起一个重大的历史责任——恢复我国传统文化的精髓，就是要搞真正的挖掘继承。

接下来讲讲养生。生是什么？是生命，生命又叫性命。人有躯体，可怎么能说话、能活动、能想事，肯定其中有一种能量，看不见，但确实存在，生命是一种能量。当年马克思在《资本论》中讲到，机器是怎么构成的，是有三个组成部分：一是工作部分，二是传动部分，三是动力部分，三者缺一不可。现在机器又多了一个部分，就是自控电脑。假定拿人比作机器，那电脑就是人的神，也叫神气。我们饿了，血压高了或低了，是通过电脑自动控制的，不用人管。人的神包括元神与识神，是人类活动的控制者、指挥者；他的工作部分，好比身体；动力部分电动机，好比人体的精气与神气；还有传动部分搞联系的，在人体就是元气。所以，生命是精、气、神，练功养生就是练精气、练神气。

生命是精气神，精气神是练的，为什么又叫养？因为真气包括常用的气有卫气、营气、真炁（又叫元气）。卫气可以练，营气只能调。这个卫气是人体能感觉到的，可以由人的意念支配的，是可以练的。平时练功就是指练卫气。所谓气感、发功、发气就是这个卫气，卫气的一半是由父母给的、遗传的，另一半是靠后天营养、吃饭、喝水、空气等得来的，故它又是半先天半后天之气。还有大气从人的头上给的营养。

这个卫气产生于人的脊柱腔，气为血帅，血为气母，它存储在气海，行走于人的肌肉和体表、腠理（腠理就是人体内肌肉的缝）之间，不走经络。每个人的体表都有一层卫气保卫着人体，使外邪不干扰，中医就把它叫做浮阳之气。卫气是可以防病治病的。

其次是营气，它存储在胸窝中丹田的部位。营气走经络，是经络运行的气，血管内运行的气润泽我们的五脏六腑。这种气不可以感觉到，也不能练，练不了。因为营气有自己运行的规律，一般每24小时在人体内循环约五十圈，是不能用意念指挥它的。经络实质上是人体生物电的电网，穴位是电网上大小不同的发电站。生病就是人体阴阳对称各穴位发电量不平衡了，如感冒是先侵入表经大肠经，合谷穴左右发电量的不同，用普通电压表都可以测出。用针灸、按摩、拔火罐来调，或用气功来调，左右平衡了，病也就好了。因此，营气是不能练的，但可以调，叫"调经顺气"。我们看到许多功法都有动功，虽有动作，但不是体操动作。如晃海、太极拳不是柔软体操，也不是活动筋骨皮的。活动筋骨皮的叫外功，而我们练的是内在的功，我们修炼的是精气神，是生命力。唯独真炁不能练，也不能调，真炁只能"养"。一位知名医生，天天给人看病、开药，但他对人说，最好不吃药，顶多是三分吃药，七分养。有病，药力只起到三分作用，另外七分靠"养"。

什么是"养"呢？是不是整天睡在床上，不上班，只吃和睡，这能治病吗？有了病不吃药不对，但只靠吃药也不对。因为药有抗药性，也不能一辈子吃药，吃补品也不行。人本身就有自家药，就有免疫力，药吃多了，降低了免疫力，有副作用。所以，要三分药，七分养。"养"就是"不想事"，清静，无为，不耗神，养神。

二、练功与修持

"修持"就是把后天的"阴六根"（眼、耳、鼻、舌、身、意）使其退化，对事物视而不见，听而不闻，理都不理。《道德经》中说"道"是"视之不见，名曰夷；听之不闻，名曰希；搏之不得，名曰微"。就是说"道"是看不见，不分辨，根本不理，使后天的功能退化。等到你的后天功能越退越弱，先天功能就要显现了，这在道家叫做"识神退位"，就是后天意识退下去，"元神"就位。把"识神"不用，降到最低状态，就可以使"元神"增强。练功就是要退掉你的"阴六根"，使你暂时变成一个生活上的"傻子"，变得如醉、如痴，"大智若愚"。总之，不用"六根"，使脑子好像一片空白，但又清澈无比，什么都不想，又什么都清楚，无法形容，所以，老子称之为"妙"。所有有功能的人要显功能的时候，脑子就是一片空白，因为"意不静，则神不活"。练功可以练出人体潜功能，但必须要暂时退化"六根"，可现代人退化六根是很难的。人们每天得吃、喝、拉、撒、睡，得工作，得上公园，得管家，买菜、烧饭，能退吗？然而，起码可以在练功的两小时里退其六根。而退的方法实际上不是练的，是"养"的，是靠"养"出来的。为什么用"养"，养就是不想事。总之，要有眼不看，有嘴不说，用一个字表达，叫"静"。不是不动，是指"意静"，是动中有"静"。古代人称"静"，必须要"心地无私无垢"，佛家叫人做好事，让人心地干净，不想事才能元神出现，才能有超人的智慧。有了人体潜能，若想再提高，再发挥其功能，还要把已有的人体潜功能也否定掉。特异功能我们叫它为五眼六通，把阳六根再第二次否定掉，就可达到"般若"。这是一种超智慧、大智慧，佛教叫"圆满"，道教叫"圆觉"。这就是"佛"，有了"漏尽通"者，则可成佛。"漏尽"指上不溢，下不漏。一看，一听，一想，就叫漏。

1991 年，有一个欧洲的富翁捐资建了一个欧洲的"气功学院"，让我当他们的"荣誉院长"，每年去一次德国慕尼黑，让我介绍一位高级气功师去讲学。我介绍了一位很有学问的气功师叫陆锦川（音），是成都中医药大学教授王子平的徒弟，是太极武门的掌门人，著有很多书，我很佩服他。我带他去了后，说请他讲一点高级的内丹。我介绍之后，请他开始讲课，大家都洗耳恭听。可他瞪眼看了十几分钟没出一声，我急得满头大汗，可他还是不出声。我让他讲，他说："讲什么，我讲完了。"人家用的是"无为"的，已经在发动了，而我们搞不清楚。这是对的，高级的就是"无为"的，一说就是"有为"了。大道本来是无法用语言表达的，说了就是漏了！有为的功法是最基础的，而高级功法是无为的，因为"大道无言，开口便错"。一部《金刚经》它的核心只是八个字，"因无所住，而生其心"，是智慧法门的经典，读《金刚经》是先让你傻读，不去分辨意思。只傻读，脑子好像一片空白。一分辨就"有为"了。要的就是脑子好像一片空白，读完了一合书，满脑子空澈，元神出来了，就有功能了。这时候，脑子清澈无比，出现一种"会归自心"的感觉，老子称它为"妙"！是一种什么都没想，又什么都清澈的境界，但不是脑子空空。

释迦牟尼 19 岁出家，30 岁得道，出家讲经四十九年后，对弟子们说："我什么都没给你们说。"他的意思是让弟子们把他的话都忘了，方可进入另外一个时空界。让他把四十九年讲的东西用一句话表达，他说叫"去妄念，空"。佛经上说"开口便错"，也说"不可说"，因为一说就错；因为不得矣，只好用地球上的语言告诉徒众，那三千大千世界，域外、地球外无数高级生命，也就是外宇宙、外星球的情况，所以只能比喻。

接下来讲讲健身修炼，讲讲太极拳。太极拳是和中国文化分不开的，太极拳也是内丹的外架，也是可以养生治病的。总之一句话，我们的目的是养生，是健身祛病。前面讲养生就是养精气神，精气神就是精气和神气。现在先讲讲练精气。

第一步练精气。这个气是"卫气"，也叫"浮阳气"、"皮毛气"、"意念气"，它走皮毛。在人体的周围有一层卫气，它保护人体不受外邪干扰，所以叫皮毛气。这种气，经过训练，在光线暗的情况下，可以看得到，有颜色，颜色多达六十多种，是后来一个日本人奥拉发现的，叫奥拉气，也叫人体辉光。三十年前，苏联一个叫杰里安的发明了一种照相机，可以把辉光照出来，这种相机就叫杰里安照相机。我们练的是"卫气"，真炁是练不出来的，是养出来的。要"致虚极"、"守静笃"，才能出现真炁。不管哪种功法，不把卫气气脉打通，就不可能进入这个境界。养生的"养"，就是养真炁。养和练有什么区别呢？练是用后天意识，是故意的，用脑子想的，有为的；而真炁是养的，是无为的，不是靠老师教的，老师可以用秘诀帮助进入"无为"，以后全靠自己的本能。法法自生，一个阶段一个阶段自生法，法法自灭。此时，老师是可以"证法"的。

卫气有什么特点？怎么练呢？卫气是可以受意念指挥的。比如你身体有病，你身体周围的气是灰色的，或灰黑色；而在恋爱中的人，气是粉红色的；在静养时出现的是淡绿色；发脾气、大怒时出现的气是冒火的。用杰里安相机可以照出来，人经过训练也可以看到。太极拳练的也是这个气，也叫混元气。卫气怎么练？卫气是由脊柱制造，存储于气海，丹田能够用意念指挥，意到气到力到。气也是力量的源泉，力到病除。卫气有很多特点，我们练功要松静自然，而古代不用放松这个词，放松不是松懈，而是身体外面挺拔，里面虚空，像面包一样。放松不应有方向性，而是全方位的，是全面的、虚空的。卫气必须是在放松的情况下使人体各部位形成弧形、圆形，若是出现棱角，气就断了。发功的时候不能有尖角，必须要成弧形、球形，太极拳不是身体外形直来直去，都是弧形的，而不圆不弧就叫"出尖"。任何部位都不能出尖，一出尖，气就断了。一些老人在家没事，两手抱空球玩也可以健身，也可以练圆弧运动。佛家道家结手印打坐时，一定要把手翻起来，使臂肘成圆弧，而不翻起来则压迫胸腔，使呼吸不畅。所以，一定要把手翻开，要虚腋，像夹着个球似的。练功一定要腋半虚，臂半圆，气不断。人体只有在放松的情况下，任何地方只有形成圆形、弧形才有气感，这就是太极拳为什么要成弧形，使身体形成三十六个球，腋窝、腿裆、脚缝都要夹个球，一定要有圆的概念。若是练功时低头哈腰，就是"师傅不高，老师没教好"。

身体放松是要外挺拔，内虚空，这样才有气。既要圆，又要展，要舒展，要用意，不是用力。发气时是全身的每一个关节、每一个筋骨都要展开，都在发气，因为展开能开窍，窍开了，气才能发出。"展"很重要，练功时光松不行，还要展，松中有展。我们可能都接触过很多功法，可能都有一种感觉：开始练效果都不错，但练练以后，就上不去了；或者大多的病好了，但再提高就难了。都希望能继续提高，可是却很难。这个原因就是因为老师为了便于我们学习多种功法。其实，凡是学来的都叫"有为法"，又叫"有作法"，都是告诉你该怎么办，该怎么做，要故意地去这么做，所以就叫"有为"。而有为法是"法无定法，因人而异"的。比如练功，你的年岁比他大，你练功的方法就跟他有所不同。年岁大的，腰椎不好，就躺着练，为什么非要坐着、站着练呢？有的人年轻，站着练舒服，就练站功。所以是"法无定法"，不能一种功法万人学、万人练。如果万人学，万人都能用的，那是最初的基本功。共同的规律、共同的方法，可以练，但基本功不扎实，不懂得诀窍，怎么提高？佛家说，有为法八万四千门，实际上不只八万四千门，是一人一门。跟书法似的，开始临帖，熟练后就有了自己的笔体，一人一体，都不一样。所以说"法无定法"，因人而异。功法这个东西，是法法平等的，并无高下，不应该说你练的是低级的，我这个是高级的，它们都是祖国文化的瑰宝。但是越到高阶越是一致，叫做"万法归一"或"万法归宗"，目的就是达到不要法，都是为了最后进入无为。比如"养"，是无为才能养出真炁，所以叫"养生"，不叫"练生"，而叫养生。无为的功法是无法用语言传授的，一传就"有为"了，一讲就错。如何让人们学到呢？有一种方法叫做"半有为"。怎么叫"半有为""半无为"呢？怎么过渡呢？打个比方，有个县长问我这个问题，我问他，你最喜欢什么，他说最喜欢书法，我问你什么时候写的字你最满意？他说喝醉酒时，迷迷糊糊写的字我最满意。他喝醉酒时，随手写来，写完倒头便睡，一醒来看到桌上摆着一幅字，写得特别好，这就是在"半无为"状态下写的。李白总是在醉酒的情况下写诗，"李白醉酒诗百篇"就是在半无为状态下完成的。喝酒的好处就是忘事，忘事就进入"半有为半无为"，直到进入无为。无为是没有功法的，如果有法，就是不要功法的功法。到了无为阶段，脑子好像一片空白，但还是有法，这法不是人教的，是自生的，叫"法法自生，法法自灭"。进入这个境界并不难，大道至简嘛！进入之后，完全不用人教，都是自动的，本能的。《金刚经》中最后有四句话，叫："一切有为法，如梦幻泡影，如露亦如电，应作如是观。"当然《金刚经》里讲的心法不全是指的功，指的是"法尘"，指万事万物都是"法"。如眼睛叫"眼根"，其功能叫"眼识"。耳朵叫

"耳根"，功能叫"耳识"，是听觉，听的对象叫"耳尘"。脑子里想事，叫"意根"，能想事的这个功能叫做"意识"，想的形象都是空幻的，所以叫"法尘"。其实功法也是法尘，用功法就是为了扔掉功法，一辈子按照老师的功法练，进步不了的。功法就是桥梁，就是船，过了河就不用它了。道家的有为法第一步炼精化炁，第二步炼炁化神，第三步就进入无为法。炼精化炁一百天就可以了，第二步炼炁化神三个月就行了。可是我们多数人练了很久，有的也许练了十年了还在练有为法。我们应该尽快使自己进入无为法的层次。进入这个层次其实并不难，如在《内经知要》里说的"凡不根于虚静者即为邪术，凡不归于易简者即为旁门"，"大道至简"，越讲得方法复杂，越不是大道，越复杂越是邪门歪道。但是，方法容易，坚持难，因为要改正我们几十年的习惯，是很难的。大道全凭静中得，要心静、身静，心不静则身不正；要"虚"，不虚心则功上不去，一杯水满满的，怎么能加注新的水呢？所以大道教人"虚怀若谷"，小道是放松身体。

我们讲健身、防病治病，而很多病是来源于心病，往往是先有心病，所以说很多难治的病往往都是心病引起的，身病好治，心病难医。如果心病不除，那么身体虽然练好了，但是还会再出问题。所以，下面还要给大家讲《心经》。

当年毛主席曾经对学文科的大学生讲：你们有机会一定要好好看看《心经》。《心经》是佛教中的六百部"大般若经"浓缩的 260 个字。虽然只有 260 个字，但是它把佛教基本精义都浓缩在了里面，它是非常了不起的经典。这个《心经》不是迷信，唐三藏玄奘西天取经就是一路念着《心经》的。其实，毛主席每次出去视察、出差，他都要带一些书去，大部分都是些马列文史类的，唯独他一定要带一本名叫《六祖坛经》的书。根据毛主席自己说："我各方面的学问都想研究一下，也都研究了，唯独对佛学我研究得不够。"所以他每次出差都带上《六祖坛经》。我这里给大家讲的还是些最基本的东西，还得一步步提高，等将来到了高层次，还要进入无为，有很多东西还要自己去悟。举个例子：我是1947年在天津工作，那时候的工作太紧张了，后来我得了十二指肠溃疡出血，慢性胃炎，便血，吃什么流质的东西都会吐出来，瘦得皮包骨头，还长期失眠，经常是五六天睡不着觉，安眠药是一把一把吃也不管用。坐轮船去上海、天津时，我就叫人把我锁在船舱里，因为我见了海，都想跳海；我在高楼上，窗子开着我就想跳楼，因为烦躁极了，中西医不治。别人告诉我，说有一个从河北来的老中医，八十四岁了，逃难来到天津，在贫民窟住着，介绍我去他那里看病。他只是在墙上挂了一个小牌子，油漆都脱落了，上面写了四个字叫"导引布气"，其实就是中国最古老的治病方法，"导气令和，引体令柔"。我那时一点都不懂，躺在床上，他把手放在我腰部大脉上五分钟，然后就给别人去治病了。他一共放了三个五分钟，一天就算治好了，当然不是当时就好。每周四次，一个半月下来就好了，这就引起了我的兴趣，这是什么东西呢？我当时不知道。我的第一个老师叫蒋维乔，他的道号叫因是子，是常州武进人，但直到1958年才圆寂的，关于他我以后再给大家详细介绍。

　　我自己练功主要是从练卧功开始的，因为有病所以老是躺着练功。我练卧功的方法就是把两手对着胃部发功，因为他给我治病就是用的这种方法。老中医不在了，解放后他回去了，找不到了。我当时练功的时候，就模仿着他找感觉，所以我多年都是练卧功，那时我并不懂什么坐功、站功，后来遇到蒋维乔老师（他做过江苏省教育厅长、东南大学校长），我学功走的路是跟他学的。开始练的是内丹，是长寿的。48岁以后，没有名师指点了，改学密宗，所以我到后来一直是学的密宗，练的也是密宗，我曾经学过六年太极拳，但老师不允许我搞动作，只练站桩。我是靠站桩练出自己的东西的，不是靠动作练出来的。我练卧功的时候奇怪极了，我平躺在床上，我觉得脚自己起来了，我想把它放下来，它就是不下来。其实，我的脚根本就没动，是内气充盈后感觉脚抬起来了。有时感觉两只脚一起抬，而且抬得很高，可是我睁眼一看，它一点都没动，还是在原来的地方，只是我感觉脚抬起来了，以后就分开了，里面冲的力量恨不得把床板压塌，这就是内气充盈了。那时没有人教我，也没有人指点，我也不懂这是什么道理。在这种情况下造成了我的内力，是平常的情况下练的，很多东西是我自己在练功中悟出来的。后来又看书，听老师讲，才知道原来古人早就有了。所以，看书往往是证实我悟到的结果，看书练功是很难的，看书只是为了参考，要靠自己的悟和实修才能体会。那么躺着练功，有的人说我睡觉的习惯是侧着睡，其实我也是侧卧，睡着了是侧卧的。一般是往右侧卧，因为这样不压迫心脏，如果左侧卧就压迫心脏，有时会憋气。那么仰卧你尽管练，因为平躺着不影响呼吸，而侧卧总是压迫一侧的肺部，平躺是比较理想的。但是，一般的人习惯侧卧，没关系，侧卧也一样练功，方法一样。侧卧的方法叫狮子王卧法，一条腿弯得小一点，另一条腿弯得大一点。身体要感觉拉长了，只是肱圆不好（肱就是两手臂），平卧要好做些。当然，有的人趴着练卧功，有的人甚至让小孩趴着睡，尤其是外国人，当然它有它的好处，我们现在不讨论。

下面我讲一讲，当我们练功到了一定阶段，容易出现的一些现象，我尽量多讲一点，便于大家将来参考。

这个肱圆抱球，刚开始练的时候要放松，不过我们往往不容易做好。当年在北方有个很有名的武术老师叫郭云深，他收了很多徒弟，教形意拳，最小的一个徒弟叫王芗斋，曾教导过我。王芗斋发现老师给大家教拳，只教不练，自己不练，这是什么道理？你教我们形意拳，你自己为什么不练？他就开始注意老师的行止。他夜里不睡觉，看老师去哪，结果老师出去到树林里去了。他偷偷地跟着老师，到了树林里头，结果发现老师就练站桩，一站就站到天亮，然后回去睡两个小时。他当时就觉得奇怪，天天跟着去看。有一天老师发现了他，老师问他，你来干什么，想偷功。他说不是呀，我是想来学点东西。他当时就跪下求老师教他，于是老师就教给了他站桩。其实站桩的姿势不光是抱球一种，它有三十多种姿势，其中比较难的有童子拜佛站，最难的是降龙伏虎桩，这种桩得气快。过去老师给我治病时并不接触到我，就是用内气。上海的赵伟，他空抱着一棵树练，发起功来树直动，你不练出内气，内劲怎么可能呢？不接触树，树能动，就是光放松站着能练出功夫来吗？但是不能自己瞎练，得循序渐进，一步一步按次序练，不能没到那个层次硬绷着练，那就僵了。所以，太极拳里头也有个规律，一开始先让你练掉僵力，再从头开始练，那么练到一定阶段了，会出现一些现象。虽然现在讲早了点，但我还是要讲，便于大家以后参考。

两手抱球的要求，首先是沉肩坠肘，也是撑肩，也叫平肩，肘一定不要翻起来，要坠肘，肘与肘之间要有合力，肘还要与膝合，两膝之间也要有合力，好像夹着个球似的。过去那时候，教拳的都很穷，王芗斋也很穷。在抗战时期，有一个很富有的大学生，叫姚宗勋，他供养着王芗斋，那时候中南海是可以出租的，他们就住在里面。因为姚宗勋练功非常刻苦，深得王芗斋的信任，他得到了真传。有一次，从日本来了一个剑道七段的剑师，叫泽井健一，到了北京以后就打听谁的武功最高，人家说王芗斋，他就到中南海去求王芗斋，请王芗斋吃饭，然后说咱们较量较量。当时，王芗斋哪敢跟他比，伤着怎么办，打输了也不行，打赢了也不行，一再拒绝，还是不行，非较量不可。没办法，王芗斋就说，你用竹剑，王芗斋就拿了根竹手杖，两人就较量了。王芗斋用内力一抖，泽井的剑就握不住了。因为王芗斋的功力超群，这时泽井的手已经麻了，剑脱了。泽井不服，再比还是出去了，比了几次都是这样。最后泽井是真的服了，又是请吃饭，又是拜师，非把自己说成是王芗斋的徒弟不可，要王芗斋教他。没办法，王芗斋就教他站桩，手往前一抱，没教他关键的东西。王芗斋心想，我要把真东西教给你，我不成了卖国贼？我不能教你真的，只能教点皮毛。所以泽井学的站桩只是外形上的姿势，他学了以后回到日本开武馆，现在在日本还很有名，他后来改名为"大风拳"，收了很多徒弟，一看个个都是这姿势，这是最低级的了，不可能站出点气来，没有内力。

有的人练功的时候自己就动起来了，而且一动，病就好得快。因为一动就通关展窍，力量非常大，出现一种自发动的现象，是本能的，有的打滚，有的哭，有的笑，为什么会哭会笑呢？因为他常年受压抑，练出内气以后，他的怒气就解放了，这样就自然产生了哭笑，也是他自己为了解放他自己，本能的，无为的，所以效果非常好。但是也有它的缺点，因为自发动以后很伤气。所以，练完自发功以后需要养，站着、坐着养气，引气归元，引气归海，否则会很疲劳。所以当年王芗斋曾说："大动不如小动，小动不如不动，是体内生生不已之动。"大动到一定程度也就自然出现小动。大家以后如果出现自发动功不要害怕，很多练自发功出偏的是因为害怕，害怕什么呢？怕停不下来。实际上要停下来很简单，只要收颌藏喉就停下来了，所以不要担心停不下来。这里把大家以后练功可能会出现的现象给大家讲了一下，便于大家以后参改。真正进入无为时会产生自发动功，其实真正的太极拳是内丹外架，是自发动功，不是人为设套路的。

三、三调与开窍

前面我们讲了练内功就要养气、养生，而养生、养气的方法主要有三调：调身（形体）、调心（意识）、调息（呼吸）。

有些人练功往往难去杂念，认为不练功还好，一练功就想事。为什么难静下来？主要是因为窍没有开，窍不开就静不下来，身不正，气不通，意不静，神不活。所以练功一是要先正身，正身就是开窍，身正则气通，气通意能静，意静则神活。古代练功先要做到正身，也就是调身；内省也就是调心；第三是调息，古代叫吐纳术。三者统一不能偏废一方。佛教叫安那般那，简称安般。

古人认为正身有大道小道。其实练功也是修炼处世之道，《道德经》中认为，修心养性和待人接物、处世、治国、齐家、平天下及自然规律是一个道理。而马克思主义的理论把人与自然的关系叫做"自然辩证法"，对于人与人的关系的规律叫"历史唯物论"。我国古代认为人与人的关系和人与自然的关系是一个道理，是统一的。从大道来讲，练功就是做人，人就要正身，正身就要堂堂正正地做人。身、心不正直的人，他的功也一定练不好。从小道来讲，就要站、走、坐、卧都要有一定的规范姿势，要理顺，不顺，则气不通。古人认为每个人都要"吾日三省吾身"，要反思一下，每天做了哪些好事或不该做的事，用围棋子来计算自己每天做的好事坏事。做好事摆个白子，做错事摆个黑子，看自己是否一天比一天慈悲善良。北京有一种功法叫"先天自然功"，它的老师是位老太太，功力非常高，叫姜宗坤。她是道家的积善派，很多大学教授都喜欢她的功，没有什么功法，其功法就是每做一件好事，其功力就长一分，功法就叫"做好事"。古人教人，大道使人"凝神内省"，凝神就是止念，别胡思乱想，要内省。在《内经知要》里讲如何让人不得病，叫做："虚邪贼风，避之有时，恬淡虚无，真气从之，精神内守，病安从来。"诸葛亮曾挂一座右铭："淡泊以明志，宁静以致远。"什么叫恬淡，就是不追求名利，脑子里不想事；精神内守，就是练功要想身体里面，不要想身体外面，想里面的"玄关一窍"，也叫凝神内省。练功人，要过名利关、酒色关、富贵关、生死关，冲出这

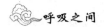

四关，把名利、地位、酒色、生死都看淡，不计较得失，才能大步提高。

调息就是怎么呼吸喘气，就是吐纳法。古人认为，吐纳的方法达一百三十六种之多，但我们现在用的六种就够了。呼吸的终极目的是使人达到停止口鼻呼吸，最后直到鸡毛放到鼻子前面都不动。但练功时的呼吸和平时自然呼吸是不一样的，练功时利用呼吸是要达到"灭息定"，呼吸和意念要配合一致。

现在讲具体的正身，怎么开窍？身不正，则气不通。身体一定要正，气才能通顺。第一，是用意念来调整形体的，叫做"以意调形"。以意开窍，窍开气才通。身正主要在四个部位，第一个部位是腰。多数人坐在椅子上时腰都不正，都是弯曲的，越老越弯。腰长期弯曲，脊柱部位就会产生一种沉积物叫气化钙，就是骨刺，使得腰弯不下来，很疼。怎么办？去医院看，就得开刀做手术，不然没办法。要治好病，第一步就得把腰直起来，这是关键的一招。告诉大家一个简单的方法，如果做到这个方法，你会一天比一天舒服。这就是要挺腰，不论行站坐卧，你的腰板要挺起来。腰是全身的第一主宰，腰不直，就像气管弯的一样不通，一拔直，气就通了。但要腰拔直，有人会很疼，疼也是治病。

为什么要调身（形）？主要是因为我们长年的习惯形成了不正确的姿势，比如喜欢坐沙发，喜欢靠背，姿势不正确，就像屋子里的水、气管子，弯弯扭扭，不顺、不正，则气不通，气不通，则意不静，所以就胡思乱想，杂念丛生，一坐下来脑子里就想事，好像这是自然的，其实是不对的，主要是我们违背了自然规律。功法都很简单，就是身要正。平时行走坐卧都要正身，不要坐着总想歪着靠着，那样气就断了。老年人平时出去散步，走得稍远一点，回不来，感到腿抬不起来，累得不得了。越到老，越感到行动困难，其实你把腰拔直（不要挺胸），只要把腰拔直了，背后像有根弦似的把背拉直了，你就越走越轻松。当然，要改变几十年弯腰驼背的习惯太难了，但是要坚持。要舒胸，松腹，不要鼓肚子。真正练功时，要把裤腰带全松开，连裤带、内裤的松紧带都影响气的畅通，可以把它们脱下来，用带子把裤子系上，让身体不受任何的拘束，这样气血就畅通了。比如唱戏，"打渔杀家"里的教师爷，他系的一条带子叫"腰里硬"，他把带子系得很下，走路都横着走，把气兜着。假如要爬山、走长路，就越走越轻松，越走越不累。走路时，一定不要弯腰，腰要挺直，身要正。《水浒传》里的神行太保戴宗，一天能走一二百里，其实他的窍门就是挺直腰背，好像后面有人推着，他的鼻子要拉往肚脐，并且放松，不绷劲，这样就越走越快，轻松不累。同样，打太极拳也是如此，如果低头哈腰，就是师传不高，老师没教好。打太极拳，必须鼻尖和肚脐在一条垂直线上，不然，气就断了。寺庙里的佛像，只要是专业的雕塑家塑的，没有一个是鼻子歪的，如果看看我们自己，基本上都是鼻子在身体外边，关键是腰。

正身的第二个部位是头颈。头经过颈椎连通了无数根神经和血管，我们常年看书坐办公室，弯腰低头，压迫神经，就会产生一种化学沉积物，叫骨刺，骨质增生。人越老，骨刺越严重，越是疼。一疼更不敢动，致使颈椎狭窄，气血不畅，供血不足，造成心脏缺血、缺氧。我们的脊柱椎管主要是造血、造精、造气的，脊柱里有三根套管，里面行走的是真气，叫"命气"，里面有六十二根腺体，若某些腺体老化了、干瘪了，就会造成很多疾病。所以，要把腺体打开，这是关键。平时，要把脊柱伸开，注意涮腰、涌、扭，都是为了恢复脊柱的原始状态。活动脊柱，把里边的腺体打开，可以治大病，这并不难，但是要坚持。西藏的喇嘛会练武功，他们的武功名字叫做金刚拳"陀罗尼"，就是把活动脊柱的方法综合起来，摆、晃、扭、涌动、转动，这就是西藏的太极拳，都是为了把干瘪了的腺体激活起来。这个陀罗尼传到浙江，就广泛传开了。这些动作，可以分开来练，比如平时坐在凳子上，腰要拔直，先扭腰，要慢，叫"晃海"，是晃海底轮，治病效果好。要晃，必须把腰椎拔直、颈椎拉直、收下颌。治三焦的病，下焦治病要晃得大，中焦治病晃得中等，上焦治病晃得小。不管怎么晃，都不能往后靠，一往后，气就散了，都是要平直地晃。没事坐着就晃，怎么坐都行，怎么逍遥怎么坐，总之，拉直，不能驼背。也可以外表不晃，里面在划圈圈，里面在晃。晃的目的是晃气，不是柔软体操，要晃着晃着晃出气来，最后成自动地晃了。

有人说，我们为什么不能双盘腿，一盘就疼，于是认为是腿的问题，就把腿又打又捶。其实盘不上去不怪腿，问题在腰上，在脊柱上。如果证明你是健康年龄，你可以把脊椎拉开，使头弯下去挨到腿上。脊柱没松开，双盘就上不去。

人有两个年龄，一个是自然年龄，一个是健康年龄。人老腿先老，腿老了，人的健康年龄就达不到了。平时一定要注意把腰挺直，但不要挺胸。最好平时睡木板床，不要睡席梦思。若一定要睡软床，可以把家里像切菜的案板包上垫在腰下，睡时可以把腰眼处垫上枕头，以利于腰部拔直。很可能由于长年的习惯使腰直不起来，如看电视时看着看着腰就自然弯下去了。怎么办呢？可以找一个茶叶罐顶在后腰，这要多练。京戏里的武生一出来亮相总是很有精神，就因为他挺着腰。去年我在慕尼黑时，天天下雨，我开着窗子睡着，双腿风湿痛得难受，我就是练脊柱拔直，到现在没事，所以说腿疼关键在腰椎。

呼吸一定要匀、细、深、长。

如果大家觉得站桩难练，也可以练呼吸。站着、坐着、躺着都可以练，只需要空气清新，随时随地都能练。怎么练呢？不能只想用鼻子呼吸，要用鼻腔呼吸，但也不能光注意这里来呼吸，不然时间长了血压会上来。呼吸时要意念想着下丹田，好像用丹田呼吸一样（注意，低血压的人要想口鼻以上，高血压的人要想胸腹以下）。我们开始练的时候，为了打通气脉，可以先练腹式呼吸。平常我们的呼吸下腹部是没有什么感觉的，如果气脉打通后，一呼一吸全身像水流，气一直能到脚底，这叫"凡人之息及喉，真人之息及踵"。因此，首先要打通气脉，气脉不通是因为横膈膜有很多微孔闭死了，所以呼吸时气下不去。先练腹式呼吸，在体内产生压力，慢慢把横膈膜上的微孔打开、打通。呼吸的时候，想下腹部，最好能想胃的部位，甚至想整个腰围。吸的时候肚子要放松地胀起来，呼的时候不管它，让它自己慢慢回去。因为吸时用的是中枢神经，呼时用的是自律神经，它是本能的。吸气时你的意识活动就增强了，静不下来，为了打通气脉，我们得专门来练呼吸，练时腰要直，腹部放松，这个方法是"吸维绵绵，吐维慢慢"，吸气时要绵绵的，要柔和，肚子胀；呼时不理它，它自然是慢慢的。吸气时也可以把肚子往里瘪，根据自己的习惯。总之呼吸要让身体内产生一种负压来打通气脉。这种方法实际上是一种均匀呼吸法，等到了一定程度，不是肚子的鼓瘪了，是全身的鼓瘪，也叫体呼吸、丹田呼吸、内呼吸，也叫毛孔呼吸，就是感觉全身都胀开了。到了更高级的层次要止息，口鼻不呼吸了，停了，鸡毛放在鼻子前都不动了，如果不这样就入不了大定，因为你一吸气中枢神经就活动了。在佛教里，初禅叫念住，二禅叫息住，三禅叫脉住，四禅叫灭尽息，又叫灭息定。胎息就达到了灭息定了，连内部都不呼吸了。当然，我们练腹部的呼吸是为了打通气脉，为了祛病健身。

练呼吸的姿势很灵活，站、坐、卧都可以。当然，坐着练要舒服些，躺着练也很好。练呼吸可以很快降血压，方法是想着脚心呼气，一般高压150～180呼气10分钟，高压180做15～20分钟，200以上做半小时。

再介绍一种古代很有名的呼吸方法，叫"十六锭金"，是张三丰总结的，也就是十六个字，即"一吸便提，一提便咽，息息归根，水火相见"。意思就是：一吸便提，即吸气时要提三阴（男想提精囊，女想提子宫）；一提便咽，即一提便咽口水，意想往密处里咽；息息归根，就是吸和呼都想肚脐，又叫根蒂，以后改想密处，再以后想玄关一窍；水火相见是指这样呼吸就做到了肾水和心火相合、相交，也就是心肾相交于丹田，相当于小周天。

　　现在，我们来讲穴和窍的区别，讲如何开窍。过去的师傅一般不肯轻易教你用"意"，因为用"意"的秘诀的确得来不易。他们说，哪怕给他十两黄金也不愿传你一口"意"，用意在太极拳里叫秘诀。我们用劳宫发功，实际上发功不是用的穴，而是用的窍。窍和穴有什么区别呢？穴是在经络上，十二正经好像十二条生物电网，在电网上的大小发电站是穴，穴的反应是局部的，而窍的感应是整体的。举个例子，我们常说的膻中在两乳连线的中点，这是膻中穴，而膻中窍在其下面寸半处，这个才叫膻中窍。不相信的话，你可以放松对着它发一发气，全身都有反应，而对着乳中，就没有整体反应，只有局部感觉。所以窍和穴有本质的不同。我们练功练的是窍，不是穴，说穴是外行话。内丹练的属内经，而穴属外经。

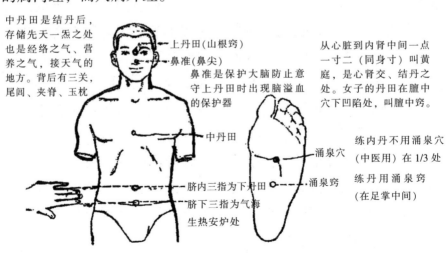

中丹田是结丹后，存储先天一炁之处，也是经络之气、营养之气，接天气的地方。背后有三关，尾闾、夹脊、玉枕

上丹田(山根窍)

鼻准(鼻尖)
鼻准是保护大脑防止意守上丹田时出现脑溢血的保护器

中丹田

涌泉穴

脐内三指为下丹田
脐下三指为气海
生热安炉处

涌泉窍

从心脏到内肾中间一点一寸二（同身寸）叫黄庭，是心肾交、结丹之处。女子的丹田在膻中穴下凹陷处，叫膻中窍。

练内丹不用涌泉穴（中医用）在 1/3 处

练丹用涌泉窍（在足掌中间）

练内功常用窍点位置图

我们全身的窍很多，它跟人体激素有关，但常用的只有九窍。劳宫窍是在手心最深的窝子里，前脚掌三分之一处是涌泉穴，而涌泉窍在脚心处，排病气是脚心，涌泉窍。练功首先要气脉通，要开窍。人体常用的九窍，指的是：前面有三丹，后面有三关，顶部有阳窍，顶窍也叫灵窍，下面有阴窍，也叫海底，脑中间泥丸宫（脑垂体部），加起来就是九窍。

前面的三丹是下丹田、中丹田、上丹田，后面的三关是尾闾、夹脊和玉枕。上丹是在两眼之间最凹处的里面，也叫山根窍、祖窍；中丹是在两腋窝连接一线的中间点，相当于心脏的部位；下丹是在肚脐内三横指处，肚皮最高的部位，也叫气海，不是下丹田。后三关，尾闾窍不是长强穴，而是在气海对面，也有把尾骨第三节叫下尾闾；夹脊窍在两手臂后边的连接点，同中丹相对；玉枕关非常狭窄，很不容易通过，有很多人得心脏病就是因为玉枕窍总是闭着，造成气血不通。玉枕窍最不容易开，也非常重要，它在两眼之间山根窍的对面，头后部玉枕骨下有个坑，接着的那个洞。玉枕不开气不通，容易造成颈椎长骨刺。由于颈椎狭窄，使心脏供血不足，极易造成心脏病。患心脏病的人，一定会是耳朵的耳垂部分有一条斜纹，斜纹越深，心脏病越厉害。

肛门是奇经八脉的总汇之处，是下鹊桥的部位。肛门前口处，叫牝门，就是海底，也叫阴跷窍。顶窍在百会穴前面一点，囟门后一点。最后一个总窍叫泥丸宫，在山根往里去，同身寸，三寸处。

上面讲的是主要用的九窍：上丹（山根、祖窍）又叫意窍，中丹又叫形窍，下丹又叫力窍，玉枕叫神窍，夹脊叫势窍，尾闾叫劲窍，泥丸宫叫空窍，阳窍（顶窍）叫灵窍，会阴（海底）叫阴窍，又叫虚窍。下面就来讲讲如何开窍。

前面讲过，人体的第一主宰是腰，第二主宰是头颈，头颈跟腰一样，应该拉直。可是我们多年的习惯造成了头颈的弯曲，要改变，就要做到鼻对肚脐，耳朵对肩膀，下巴内收，即收颌，收颌非常重要，因为一收颌，一吊顶，气沉丹田了，利于任脉打通。收颌时似有排尿的感觉，有些血压高的老年人，越是血压高，越是喜欢抬头，这不行，一定要注意收下颌。在佛教里，这种方法叫做"头正，颈直，鼻拉脐，收颌藏喉"。如果你心中有怒火要发作时，只要头正，颈直，收颌藏喉鼻拉脐，马上气沉丹田，肝火就下去了。这是平时去肝火的，肝火旺的人，一做这个动作，就可以平息。或者你刚生完气，心里的火气还没有消，很难受，就马上头正颈直，收颌藏喉鼻拉直，立即就可以平静下来。《金刚经五十六家解》里说："自古千佛万佛，无不顶天立地，两眼看两眼，鼻拉直，眼拉横。"顶天立地是什么意思呢！就是你要让气沉下来，只要头轻轻往上顶，一顶脖子也拉直了。要轻轻顶，不要用力，感觉气在周身都布开了，眼睛好像往两边拉开，鼻子上下拉直，上丹田就空了。闭眼也可以，睁眼也可以，但容易分神。这其实就是意守上丹田。为什么要藏喉，其用处多极了，它可以调整呼吸，打通任脉，有似尿非尿的感觉时，任脉就通了。收颌时，对应的玉枕窍那里有个洞，平常是关死的，而只要收颌藏喉，这个窍就打开了，就是神窍打开了。大家看那些佛像，头的后面会放光，这个光叫"觉明"，其实你只要打开神窍也能出光，只是光小一些。神窍是神气的进出点。如果头摔到了玉枕，很可能要命的。开神窍（玉枕）的秘诀就是一句话："收颌藏喉鼻拉脐。"

平常我们上楼梯，楼很高上着很累怎么办，要横着上，腰挺直，很轻松地就上去了。

意窍（上丹田）是在两眼间，不是两眉间。它对内是人的思维活动、意识、意念，一有意识活动，这里就冒气，动脑子意念多了，这里的消耗就多。意窍对外表现为人的情绪，所以说："达摩西来一字无，全凭心意用功夫。"情绪，喜怒哀乐，七情六欲都要耗气。古人说，这个窍是"出则死，入则生"，就是说，老是耗气就死，要经常往里收着，往里多进少出。这个窍开了，即使闭眼，也会使气出去。所以，平时眼睛要平观内视（不管睁眼闭眼），要返观，眼珠好像向后看，向体内中间看，气就不会从这里出去。这种往里撮的方法就叫"返观内照，长生久视"。练功时不要往外看，特别注意要内视内收。

先天的叫元神，后天的叫识神，意念是识神，是后天的。元神管什么呢？人体有很多活动，肚子饿了，怎么会饿呢？先天的本能；血压高，怎么控制高压低压？靠我们的元神。元神是人精神的主宰，它虽然看不见，但这个神消耗了，识神消耗了，带动元神也消耗了，识神用得多了会影响到元神，因而就体弱，会生病直到死亡。有的人神衰了，他要抽烟，要提神，但也有副作用。神的能量消耗光了，人就会死。神活动的中心，其关键就在这个洞里。我们练功时要气运周身，叫小周天、大周天，而大周天最难过关的就是这个玉枕关。怎么过呢？《六祖坛经》中讲，叫做"常驭白牛车"，其意思是要打开这个窍，就要像有个带子拉着白牛车上坡，这样慢慢往前拉，来开这个窍。开了意窍和神窍，就能刺激意气和神气，刺激中间的泥丸宫。泥丸宫可能就是人的松果体，一刺激就激发其能量。神意相会，泥丸宫就开了，泥丸宫一开就产生真炁，这时感觉到真炁归中脉，全面平衡，气运周身，神照全面，通体都感觉到舒适。这就叫开意窍和开神窍，也带动开了泥丸宫。真气自然会归入中脉，真炁出现有灵觉，但只要用后天意念一感想它，真炁就不显了！

对于窍的位置，认识不一定相同。有人认为在这里，有人认为在那里。这没关系，可以试。试的时候若只是局部有感觉，这是穴，若出现全身的感觉，这就是窍。这就需要大家一起多练多试。守窍，其实是想窍的感觉，不同的窍、不同阶段，窍产生的感觉是不同的，定下心体会窍的快感、喜乐感就叫守窍。

前面讲了三个窍：一是上丹田，意窍，在两眼间最低处，实际上中间有个像针尖样的小洞，七岁之前一般是开的，年龄大了就闭合了。这个窍是人体的主窍，人的意念就是它在起作用，它越放开人的能量越消耗，从而造成人的衰老。所以，练功的人总是在这里往里收，叫真气归中脉，气运周身，人在气中，气在人中，感觉舒服极了。二是神窍，在玉枕，神窍一开，人就有精神，气就下沉于丹田，开了可以放出神光来。要开意窍，就要眉开嘴笑，面带慈祥，眼拉横，鼻拉直，似笑非笑。如果绷着脸，面部肌肉不松开，全身肌肉就难松开了。放出神光，就要收，不要放。三是顶窍，开起来很容易，像太极拳里的向上顶着，诀窍就是虚领顶颈，轻轻顶着，不要头颈僵。顶窍是阳神出窍的地方，很重要。

窍还得靠自己体验。我曾经认真拜过老师，使我受益最大的有十二位。当年我向胡耀贞老师学，他一讲完大课就走。为了跟他当面请教，我天不亮就到北京针灸医院排队挂号（他是该院的院长）。挂完号，他的徒弟接待我，我第二次再挂，直到第七次才见到他。见他后，我就问："下丹田究竟在什么位置？"他说了句这样的话："你要是找不到下丹田的位置，那就连门都没进。"我又问他具体位置，他说你都知道嘛，在脐下一寸三分半，但我还是不得要领。直到他去世后，他的女儿才告诉我："脐下一寸三分半是躺着，不是站着。"我跟吕继唐老师学过功，他曾告诉我一个秘诀，就是任何时候都要想着一个"中指意对"，要用意念来想，我用了近十年时间才懂得这里边的真意。孔子有句话说："朝闻道，夕死可矣。"意思说，早上我听到道，理会了意思，到晚上死了我也愿意。可知，诀的奥妙多么难得、可贵。诀是古人艰苦练功得来的结果，都是用意悟出来的，有的几天、几年，有的几十年才悟到一个诀窍，太宝贵了。当你悟到了一个诀的妙处，全身感觉都舒服极了，这叫"气运周身"。有的诀窍关键在火候，讲的是一句话，但要理解就不是用语言可以传达的了，要自己在实践中去领悟、体察，所以叫"传功不传火"。

我在家里睡觉都用硬枕，出差在外就带个像饼干盒子似的东西，睡觉时顶着脑后的窍穴，这也是练功，有利于睡眠。

上面讲的意窍，其开窍很简单，就是眉开嘴笑，眼拉横，鼻拉直，好像眼皮往旁边拉开，鼻子好像要坠下来，以两眼间为中心形成一个十字架，使十字架张开。至于张开多大的力度，这是火候，要自己掌握。借此，我再讲一点个人的体会。

人老了，脸上要长一些黑斑和皱纹。能不能让它们消掉呢？我认为完全可以，不仅可以消掉，而且能让你的气色非常好。气色不好，主要在胃，消化不好，脸上就会有些不光洁，而要消掉皱纹，一般的方法是对面部的穴位按摩。不能像美容按摩师那样按摩，要由山根向外放射性地按摩，要把手搓热以后对脸部按摩，这也是开窍。我的家族有慢性鼻炎的病史，我开过三次刀，但还是不能彻底解决问题，一感冒就又复发。以后我总是按摩迎香，可是迎香穴的皮肤很薄，摩多了就破。于是，我采用了一种最简单的方法，叫"做怪脸"，使面部肌肉得到活动，时间一长面部的皱纹就少了，黑斑也消了。尤其是洗热水澡时做怪脸，鼻子也通了，这也是开窍。眼睛在练功时最好是垂帘状，不要完全闭死，如果长期练功把眼睛闭死，心火会上升，眼角就会充血。一些很有名的练功师经常眼角充血，就是由于长期闭眼练功所致。正确的方法就是垂帘放松，要放松得好，就会有泪花，有眼病的人，甚至泪花会滴答滴答地流半天。有泪花不要擦，眼珠要正视、内视，含神。嘴巴最好不要完全闭死，而是自然合拢，轻轻地合上，留一缝隙，这种方法最放松，最容易出口水，要似笑非笑，口微微张开一点，就有利于放松。耳朵，要静静地听"雨声"，似乎窗外有下雨的声音，这个声音可以由远到近，由近到远，别的都不想。观世音得道就是耳根得道的，她当年修炼就是在斯里兰卡外海的一个孤岛上，练的方法就是盘坐着听海潮、海浪的声音，觉得这个声音是从外面来的，由远到近，由近到远，慢慢就觉得声音是从里边来的，所以叫"返听"。实际上我们练功都是"返"，返听、返视、返舌、返呼吸等。为什么要返？因为要逆取，要反过来夺天地之造化（天地之道），慢慢发现声音是从心里出来的，"心潮澎湃"。这叫"颠倒颠"。之后达到"忘听"，最终进入"无为"境界。和尚念经开始用嘴念出声，之后默念、心念，最后由心念到忘念。不管哪种方法都是为了最后达到"忘念"，就是"物我两忘"。

人体的第三主宰是脚心。为什么是脚心呢？人的血液在血管里流动要靠三种动力：一是心脏，一开一合，相当于水泵，不停地收缩把血液输送到身体各部位的血管；第二是靠血管收缩；第三动力就是脚心——它是离心脏最远的部位，走路时脚一抬一落，也相当于水泵一样，所以脚是人的第二心脏。平常健身经常有足底按摩、足部健身、散步等，都是为了使脚底这个"泵"保持正常工作，能顺利地输送血液。足部应该怎么练？方法是"足平吸"。就是说练功坐椅子时，最好坐三分之一，不要坐满，坐满了压迫股骨神经，气血不通畅。坐少一点，只压住臀部尖尖的承扶穴，等于把孙悟空压在五指山下，才能排除杂念。坐软的，压不住，容易出杂念。脚心要空，吸住地面，当然这都是用意不用力，脚的四边部贴在地上，使阳气上升，浊气下降。如果是站着练功，也是脚平吸，想自己的双脚是内八字（不要去看脚），这就有了圆裆（裹裆）的力量。这实际上也是秘诀。不看脚，想"内八字"才自然会出现两脚平直向前，脚心像吸盘一般。

有些人认为我现在讲这么多，练起来太复杂了，能不能教再简单一点的方法。可以，就是把两手垂直，手心向后，两脚成丁字形，脚跟要对着另一只脚的中部，腿不要绷直，要自然松开，这样就行了，这就是练功，这是最简单的方法了。只要这样一站，就产生裹裆的力量，一曲膝裹裆，阴窍就开了。手心一向后，就自然地腋半虚、臂半圆，呼吸舒畅。站久了，就会晃，一晃，就得找平衡，找平衡就是排除杂念，就是静。再一个，就是曲膝，站久了，站不住，腿受不了，这里有个窍门，就是你不要想膝盖是曲的，不要想是在下蹲，反而要想是在"站"，这样就越站越轻松，站久了也不觉得累。总结起来，开阴窍的诀窍有四点：一是"曲膝裹裆"，想双脚成内八字；二是"足平吸"，想着脚四边吸地，脚心空；三是腿要"曲中有挺"，就是膝盖虽然是曲的，但要想着是挺直的；四是"提脚腕"，就是身体稍向前倾，但脚跟不要离地。做到以上四点，阴窍就开了。

太极拳的发明，经国家体委的调查，追溯要更远一些，是源于内家拳多种拳法的集合，离不开先炼内丹，而到了张三丰时代是划时代的顶峰。原来的太极拳是不允许有动作的，它的练功方法就是站桩，不许有动作。站桩的要领就是想象有一个球，在水中，球用双手扶着，你一用力，球就破了，而不用力，球就跑了。这样练久了，就产生很大的内气和内力，出现各种动作，这些动作都是自发的，不是人为的，这是内气促动的。后来张三丰认为，光站桩出现内气内力太难，于是就提出了太极十三式，有绷、将、挤、按、采、咧、肘、靠、左顾右盼、前进、后退、中定。现在的太极拳不叫太极拳、叫太极舞、太极操，练不出内力内劲来的。当然，也可以松松筋骨，活动活动身体，要真正参与搏击较量是不可能的。真正的练内家功都不能离开开窍，都是通过静功练出来的。

前面已经讲了四个窍。现在讲中丹田，也叫"形窍"。练功时，一定不能让形窍紧，不能挺胸，一挺胸，就紧了；腰直也要含胸，心窝要空含，不能挺胸，要扣胸和窝胸，要做到含胸拔背，其目的就是要打开心胸，让你觉得心窝是内收的。形窍是人的形体的中心，它藏的气叫经络气、营气、先天一炁、和气，也就是人的正阳气。这个气不能练，只能是"调经顺气"，是调的，得了这个气才有补脑、补神气的效果。这个窍十分重要，也是温养沐浴的地方。开这个窍的方法，也是一句话——"舒胸"，这就是诀。舒胸，要觉得胸开了、开心，要做到臂半圆，腋半虚。道家练功打坐时，双手心一定要翻上来，也就是要让腋半虚，臂半圆，中丹才能开。

有人问我，你讲的练功时全身肢体都要圆或半圆，不要出尖，而盘腿不就出尖了吗？我说是的，本来练盘腿不是一开始就盘上去的，要先坐着，先练"铁牛耕犁式"，就是把双腿弯成环形，脚掌心斜对，脚跟要碰上，里侧成圆的（其实，开始练时，双腿是相并伸直，脚跟相靠的，练功中逐渐双腿自然后收，但膝盖不上抬，经过一段时间修炼才形成"铁牛耕犁式"，也叫象坐）。以后慢慢练成散盘，再单盘左腿在上，叫"金刚坐"；然后也是单盘，一般是右腿在上，左腿在下，叫"如意坐"；双盘左腿在上叫"降魔坐"。最高级的是双盘右腿在上，叫"吉祥坐"。看盘腿，就可以知道他修炼的品位。为什么要盘坐？盘坐也是结印，叫结身印，其最大的好处是"防漏"。如练功后，很容易产生漏精、漏液、漏气现象，体内的精华能量丢失。而盘坐可以使你不漏，让你体内的精华不外散，盘久了，气往上走，可以通关展窍治病。盘坐的时候不用管它，自然越盘越紧。盘腿只是"升阳火"，采药时，五门紧闭时才用的，平时不一定练功都要盘腿。

开夹脊的方法也很简单，其方法也是两个字，叫做"包背"。就是腰要直，背要圆，叫"肱圆"（肱就是指臂膀），也叫抱球。抱球距胸的距离不要超过三拳，双手间的距离也不超过三拳，太宽了气就弱了。要沉肩坠肘，这样就产生气场，并可以固气，使内气增强。武术界练的是丁八字步，其站法和我们不一样，腿要前弓后绷，练的是内力，练到一定程度，发功时可以使一缸水沸动起来，还有的一发功可以使碗口粗的树都晃动起来。武术界、内家拳，为练出内劲、内功、暗劲、懂劲，要练站桩，站桩的姿式不是只有一种撑抱式，可以有几十种。

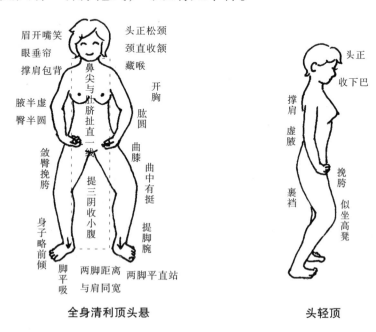

全身清利顶头悬　　　　　　　头轻顶

　　刚才讲的练功方法丁字步，不分男左女右，都行。佛家功一般不讲男左女右，道家功有的讲男左女右。因为男人是左脚主气，右脚主血，一般男同志走路都先迈左脚，气为血帅，气走血走。而女同志走路都是先迈右脚，因为她们是右脚主气，左脚主血，气为血帅，血为气母，故而讲究男左女右。咱们讲的丁字步不讲男左女右，只要注意挺直、放松就行。

　　开夹脊除了两臂肱圆外，肩既要沉又要撑，只有撑，肩胛骨处才能打开。夹脊窍又叫势窍，势就是孔子说的"中和"，就是想飞而未飞，引而未发，还没有发出来就产生一个势。比如，想用力推东西，还没有推先准备了姿势，就是"中和"。我们要练到中级功法，就一定要懂得势，还要懂得劲。不论武术、内功，没有劲是无法同别人决斗的，技击、搏斗用的是劲，而不是力。

力是直线的，比如接一个东西用的是力；劲是整体的，一用劲，就要用腰带动，力发于脊，所以尾闾窍又叫劲窍。为什么治不了病？因为你还没有练到中、高级功，用的是力不是劲。劲要整，势要展，这是中级以上必须要懂得的。我们现在练的主要是全身放松，松中有张，松静自然，这都是初级的，只讲放松，无法练出内力来通关展窍、治大病。只有到了中、高级，练出内力，练开了势窍和劲窍，才能达到那样的水平。开势窍的抱球要包背，一抱球，背后夹脊中间的一条沟就张开了，这时势窍打开。要展靠，才有气，要把手、筋骨，每个关节好像拉长，气感就越强，这就叫展。不展开，里面不松、不空。太紧叫僵，太松叫懈，只有自然伸展，里面就像面包一样空了，这样气就多了。要包背，肩不要太用力，而是整体地用劲。初学者可以把手往后一拧，自然就包背了。一定要体会展的感觉，一展，就想象自己可以把墙推倒，这产生的是势，有势展，内气才强，才能通关展窍，祛除疾病。

前面已讲过开意窍（上丹田）、神窍（玉枕）、顶窍（阳窍），又讲了开势窍（夹脊）、形窍（中丹田）和开阴窍（海底），开窍看起来很复杂，等讲完了九窍之后，我们只要进行练习，就能自己体会它的作用。

夹脊窍位于两个手臂在背后的连接点，平时它是关闭的，只有把手臂撑开才能打开。也只有打开了它之后，气血才通，所产生的能量才能通关展窍，治大病，开此窍的方法就是肱圆。在太极拳里，都是肱圆这个姿势。只有肱圆，才能开此窍。可是，我们在学太极拳时，做肱圆姿势时两手都是软条条的，手臂没有撑开，这是不正确的。怎样打开呢？如我们平时走路，只要把两手在后一翻，两臂就展开了，此窍就通了。所以，无论是打坐的佛像，还是修道的都是将两手翻过来，使手心朝上，腋窝处虚空，都是为了打开此窍。

在养生中，常说要松静自然。因为任何事物都相辅相成，即矛盾的统一，比如用劳宫发气，如何发呢？就是手心要空（松），为此，必须让它周围紧。如果你要上丹田空（松），就要让它周围的肌肉紧。如果胃疼，要让它疼痛处松开，就必须让它周围的肌肉略绷紧。

现在来讲开下丹田（气窍）。

下丹田是储存人体能量、性激素和太阳神经丛聚集地，所以很重要。如何打开此窍呢？其方法就是让它松，为此，应让它周围的肚皮撑开。当人低着头走路时，整个肚皮都是松的，因此，此窍是关闭的，这时，越走越感到脚发沉。如果把下丹田周围肌肉略绷紧，即腰背形成一个弓背，与脚成为一根弓弦，意想它轻轻拉直，这就造成生理上的拱桥，产生了张力，达到了周围绷紧中间松，丹田就开了，这时越走觉得越轻松。睡觉时也要成一张弓，"卧如弓"，如何卧呢？当人平躺在平板床上时，腰部是空的，这就形成了一个"弓"。为了保证人体卧如弓，可以在袜子里装上两个小球（或塑料小瓶），两头打上结，形成哑铃状，放在腰眼处，这样腰背就成了一个弓，下丹田就打开了，气海也就通了。同样，为了让颈部拉开，也可在风池穴处放两个小球或塑料小瓶。注意，千万不要用软枕头，因为它软绵绵的，颈是收缩的，使人越睡越昏沉。睡好觉的关键，一定要使脑部贫血，脚部充血。用硬枕头或采用上述方法就是为了开窍使脑部贫血，还可以用几本硬皮书垫上毛巾睡，总之，不要用棉毛之类的当枕头。脚部可以晚上用热水烫脚，热水最好淹到膝盖，或外出走走，使脚充血。

睡觉练功也要做到肱圆，比如平躺，两肘放床上，这样不累，两手对着中丹田或下丹田抱球，意想腰背后夹脊窍慢慢拉开，又长长了，形成了一个十字架，这样中丹田就拉开了。面部是鼻拉直，眼拉横，形成一个十字架，这样意窍也开了。躺在一个硬枕头上（或小瓶上），收颌藏喉，神窍也开了。睡着练功，就是把两个十字架拉开。

还有一个窍——尾闾窍，又叫劲窍，一般内丹功认为尾闾窍在尾骨长强穴处，又称下尾闾，将命门穴下面叫上尾闾，在气海对面。人体的劲是从腰肌发出的，劲与力不同，力是从下丹田发出的，也有人认为力是从气海发出的，所以下丹田也叫力窍。力是直线的，如果用力给人按摩，时间一长就感到很累。如果是用劲，就不会感到累，因为劲是整体的，来自腰部。开劲窍的方法，其诀就是"敛臀挽胯"。无论什么时候都不能撅着臀部，臀部要收敛，要包着臀部，同时用意挽胯，这样会阴就提起来了，此窍就开了，用不着提肛收肾。打太极拳的人讲提肛吊顶一条线，但真正的行家是要把鼻尖到脐一条线，并把它拉直，千万千万不要想把这个气往背后引，切忌提肛引气，导引周天。这样做了之后，上焦上火，牙痛眼发炎，心火上扬。所以，开此窍不让提肛收肾，而是挽胯包臀，这样三阴（前阴、后阴、全阴）就自然提了、封闭了，就自然搭了下鹊桥。

泥丸宫（空窍）只要意窍和神窍一开，就有两种功能即意气和神气会聚泥丸宫，冲击泥丸宫，泥丸窍就开了。泥丸宫一开，真炁归中，真炁出来，就有一股真炁往下走。

开窍很复杂，需要练习体会，但关键是四个：身正、颈直、肱圆、足平吸。正身就是身子要正，要挺拔起来。颈要直，都是在放松状态。肱圆，要撑肩。

脚要平吸。我们坐着的时候，好像想要站着似的，这就平吸了，气就往下沉了。

如果血压高，就想脚心（窍）空，排病气，同时，用嘴哈气。一般低压90，高压150，只要做10分钟，血压就降下来了；高压200的人，需做20分钟；高压200以上的人，需做半小时，但不要超过半小时。

经常失眠的人，白天要练转头颈，要轻，要慢，不能用力，一定要向右转，要转到发酸，次数要超过 100 次。临睡时想脚心，冒病气，口中哈气；再睡不着，可想脚心一开一合。用温水洗脚，散步都可以帮助睡眠。如果上述方法都记不住，都忘了，这条别忘：鼻拉脐。就是想象从鼻子尖与肚脐拉成一条垂直线，这样，自然就做到鼻拉直，收颔藏喉，耳朵与肩对齐。这是关键，别的都忘了，这不能忘，行、站、坐、卧都要这样。

我们已经讲了松和撑的关系，也讲了圆的重要性。当我们练功时，就与宇宙构成了一个大圆。圆的对立面是合（统一、一致、交合、混合、联系），它们也是矛盾的对立统一，练拳的人都懂得内三合、外三合。太极拳是通过站桩站出内气，产生内动。这个内动是自然的，是先天本能的表现，是不要后天意识，是自发的。当练站桩（太极）时，产生一股无穷力量，尤其是撑，合劲要整，好像要把山推倒，要把天顶一个窟窿似的。这个劲就要动，这个动作的姿势都是自发的，这个自发的动作一定是对称的、一致的，即肩动胯一定跟着动，肘动膝一定跟着动，手动脚一定跟着动，好像有根线连着。这就是外三合，即肩与胯合，肘与膝合，手与脚合，这样才能形成圆。待到高层次，对手臂也有几个要点：沉肩、坠肘，还要合抱。如抱球，一定是撑中有抱，抱中有撑，七分抱三分撑，也可以是三分抱七分撑。在撑与抱中，才可以锻炼出内力。肘不仅要坠肘，而且也要带点合力。手抱球叫六面争力，根据万有引力，抱球时是受到六个方向吸力影响而保持一种暂时的平衡，所以在练内力时，感觉到六个方向的力在争斗，在斗争中找平衡，找到了平衡就叫做"静"。

内三合就是形与意合，意与气合，气与神合。换句话说，它们是有联系的，不是孤立的。比如练站桩，膝与脚尖、尾闾与脚跟之间都形成两条弓弦，如果用意念把它们拉直，里面就产生张力，就有气了，这就是合，这就是膝与脚尖要合，尾闾与脚跟要合，全身都产生合力。不懂得合力，不练出合力，就不能进入无为状态。到高级阶段，要练出无为，脑子要一片空，泥丸宫要进入空境，为此，就必须懂得合。若要把虚窍（海底）打开，必须使势窍（夹脊）、形窍（中丹）同虚窍之间所构成的三角形产生合力，才能练神还虚，达到高层次。若要灵窍（头顶阳窍）开顶、出神，练到无为出阳神，必须使力窍（下丹）、劲窍（尾闾）和灵窍之间所构成的三角形产生合力，才能练炁化神。

下面我们把讲的九窍一起来体会一下，大家坐着、站着都可以，从头开始。

首先是吊顶，头要轻顶，不要用力，好像头顶青天似的。目似垂帘，上眼皮轻轻放下来，不要闭死，要留一线光。眼球要保持水平状，正视，放松内收，要想有气往里灌，这叫意气内收。然后眼拉横，鼻拉直，眼要向两边平拉，鼻子要上下直拉，要轻。舌尖可以先抵着上牙根部，血压高的人可以抵在下牙根部，上下唇齿轻轻合上，也可以似接非接。嘴角微上翘，整个脸部的肌肉放松，眉开嘴笑，收颌藏喉，收着下颌把头向后引，不要僵，颈部要放松拉直，下颌平收把喉放松压住。耳朵要垂直对着肩，鼻子尖对着肚脐，好像有一根线连着，要鼻拉脐。这是头部的要求，大家体会一下感觉。然后，肩要放松下沉，而且还要向两边撑开，肩要像弓一样张开。然后舒胸，胸部不要紧张，心窝要空含，胸要舒展开。臂不要压着腋窝，要腋半虚，臂半圆，不要僵直，不要出尖。肘要下坠，两肘之间要有合力，要做到合中有撑，撑中有合，这两种力量都要有。然后指尖抠，指尖有抠的意识，但不能用力，而是用意念想，一抠，气就到指尖了，意到气到。指根要塌，手心要空，手心周围的皮好像都绷开了。虎口要圆，舒展开。手腕要轻轻上提，而不是下坠。整个手臂要有抱的意思，肩要平、要沉、要撑，要沉肩包背，背圆了，夹脊窍让它开，放松不能用僵力。然后松腹，腹部不要鼓也不要瘪，要让它自然松开，好像腹的周围都放松地翻开。臀部要挽胯包臀，就像把臀部包起来了，往里收，要用意念好像把胯也卷起来了。这样就自然产生了提肛缩肾，好像小便缩起来了，肛门闭住了，尾闾窍就开了。要曲膝裹裆，两膝之间要有合力，好像夹了个球似的。用意念想两脚调整为内八字，这样就自然出现了裹裆，才能使下肢气整，才有固气。两膝要自然弯曲，不能超过脚尖，要曲中有挺，想象自己是站直的，这样就造成尾闾到两脚跟间像是有两根线连着一样，把它拉直了，这样气机就沉下来了，两腿就有内力了。脚要平吸，这非常重要，意想脚的周边都贴在了地面上，像吸住了似的，这样脚心就空了，最好是感觉脚趾是分开的。身体微向前倾，造成提脚腕，这样，全身的气就整了。想象自己站在一个大圆的中间，和宇宙融为一体，提携天地，把握阴阳。站久了要出汗，流口水，有时还会排气放屁，有时可能会觉得自己没有了，这都是好现象。现在收功，慢慢收功，搓手浴面，放松活动活动。

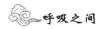

练功的最高境界——无为还虚

练功的"无为还虚"又叫"炼神还虚",这一阶段必须做到空窍（泥丸宫）、虚窍（海底、阴跷）和灵窍（顶窍、阳窍）三者用秘诀打开,三者的开窍又必须要练到前三丹、后三关都会用秘诀打通的基础上才能练,开空、虚、灵三个诀进入"无为阶段",否则不注意"阶段性的保密",提早暴露秘诀,容易被假象迷惑,误入歧途。所以我们先把空、虚、灵的"功境"告诉大家如下。

以下是开中脉三窍的境界、开窍方法,担心大家刻意追求,功不到不能传,故只能告诉大家其境界。将来如果大家已经开三丹、过三关,对怎样"无为还虚"的练法是有启发的。这一部分十分重要,请认真研读。

"空":不是混混沌沌,一无所知的,脑子空空如也（那叫顽空,又叫无记）,而是什么也没想,又什么都清清楚楚,"心无所著"。他无所不晓,无所不知,而不去晓,不去知;"意静不动,神明不用",不受主观意识的干扰,自然地进入一种不想事的境界,所以很难用后天意识、语言可以说得明白,所以"开口便错",只能心领神会,此时自然"心如明镜,性似太空"。其时对于客观的有关一切运动变化,有全面清楚、知晓,此时好像我即是太空宇宙,包容着万物,又深入到万物之中,无比的伟大，又无比的渺小，其大无外，其小无内，"我"就是宇宙万有，又融于万有之中，这时候，主观上反而产生出一种空空洞洞的、有感而无觉之灵感，有感即有应，形成一种精神意识活动的自然本能（返回自己生前原有的本能神识）。如果修炼到这种有意无意、似有似无的状态就叫"空境"，先天元神就会恢复（显现出）神（也叫心神、心地、后天元神、第七识），它是自会、自动的发挥，主宰全身运动的本能，调节和适应身体内外的平衡与生长，这就是所谓"真用不用"、"无为而治"。

性空，是思想高度的清静，清静必须有物质基础，如果首先身体和气血运动不平衡，思想就会受干扰。八脉气不通，九窍不开，神气（玉枕）不能与意气（上丹田）统一混化，就打不开泥丸宫（密中密），息不灭尽，不能在明心见性中，就无法进入空境，也无法开泥丸窍，使真炁归中。

"空"是精神意识的理性问题，理是不能用功法去说清和追求的，所以慧能说："万法唯心造"、"我没有传你一法，否则是骗你。"如果通过实修，明白它的义理，自然会懂得"了性"（精神对生命的作用）。

灵窍：灵窍就是顶窍，在头顶上又叫阳窍，是中脉上第一个窍，是出神的地方，又叫天门。既不是动作灵活，也不是思想灵敏，更不是神灵出现。它是气与劲运化达到平衡的体现，"气"是精气，存储于气海，是气运周身，是力量的源泉。卫气可以由人的意念指挥，意到气到，走直线，必须要练的；营气，有自己在体内自动运行的规律（大约每昼夜循环52圈），不受人们意念指挥，它润泽脏腑，走血管，不能练，只能调（调经顺气）；再有真元之气，更是不能练，只能"养"，"养"是心静不想。卫气要练，要固，要"气遍周身不少滞"，"劲"满整体，毫不僵持，劲是整体的力，它不同于力气，是走螺旋的。气中有劲，劲中有气，气（力）要能与劲统一于真元之炁，使真炁运化平衡，做到有感无觉自然活力。"寂然不动,感而遂通"就会有"灵"的感觉。真炁是无象的,只有在性空、体虚的情况下,才能似有似无地感到真炁的存在,稍微一着意,真炁即消失。老子说:"惚兮恍兮,其中有象,恍兮惚兮,其中有物,窈兮冥兮,其中有精……"这就是形容真元之炁,它是遍布周身的,无处不在。如果能保持体内外的平衡与统一,就会出于性空、体虚,真灵显现,此时勿忘勿助,任其自然运化,自有生机活泼,气恬神怡,有一种难以形容的舒适之感。如果我们能够须臾不离地经常保持这种灵的感觉,也就能把握了自己生命之根本,必然会体健、神旺,益寿延年。"百字碑"中提到的"白云朝升上,甘露洒须弥,自饮长生酒,逍遥谁得知",这就是对得到"灵(感)"后的形容。这第三层功法,从步骤来说,是神与空合(玉枕气与泥丸气合);空与虚合(泥丸气与阴跷气合);虚与灵合(阴跷气与顶窍气合)。因为此时神明(开玉枕)才能性空(开泥丸);性空才能体虚(开阴窍),体虚才能气灵,九归三,三归一,所以能有"空"感;必然要意静,意静才能神明,神明才有"虚"感,虚感必然要先从形正开始(开心),开心必势圆,势圆才有灵感。形正,气则顺,劲才整,劲整元炁真灵才体现。关尹喜说:"以神存炁,以炁存形。"自有神空、形虚、炁灵之感。这时一定要先练"意,形,气",开三丹懂得进入过三关。我们前三丹开窍是炼意、炼气、炼形,用意调整正身姿势和呼吸;中级工夫炼的是过三关,即上尾闾、夹脊窍和玉枕。所以没有命门尾闾窍和下丹田力窍的结合、平衡,并且它们同时都打开、使其运化平衡,是打不开灵窍的。这是极保密、极少人知道的秘法、秘诀。

"神,势,劲",在此基础上,才能达到"无为还虚",也叫"胎息还丹",三步功成才能自然浑然一体,感觉上确有似有似无、脱胎换骨、飘飘然似入于太虚之境。这个境界,道家也叫虚界，佛家叫空界。

虚窍：虚窍就是肛门前口的阴窍，要想打开虚窍，诀窍是"形松势展"，不然是进入不了无为还虚阶段的。形窍、势窍同时打开，撑肩、包背、开胸（中丹田开），才能打开虚窍，进入无为还虚阶段。虚窍不是虚无，而是"形松、势展"的统一，要能做到"形正"（开心）而松；势圆而展，要展中有松，松中有展，形与势相合，松展统一，气运平衡，自然会产生一种虚无缥缈的感觉。因于形体是生命的基础，神之所依，气之所寄，精、气、神本是一个整体，不是三种物质，是不可分的，为了在功法上分为主次先后，不得不分作五个阶段来论述，又不能不分主次。张紫阳在《青华秘文》中说："心为君，神为主，气为用，精从气，意为媒。"这是三者在筑基阶段的作用，实际上，心与神都属于元神，"意"叫心意，也是神的动态，"心为神之舍也"，心静则神全，神全则性现（"性"是第八识，叫自性、心性、本性），"寂然不动为心，感而遂通为神"。修炼性就叫修心（修性功），炼命即三宝合炼（修命功），无极是"空"。阳动阴静为神，神藏于心，而发于两眼，形体（躯壳）是生命的基础，神之所依，气之所寄。如果形体姿势紧张，不能松开，姿势萎缩，不能舒展开，原因主要在两眼还没有学会松开，两眼不松开则全身不能松开，虚实不平，气运受阻，必然就难以入静而无法进入虚境。真正的虚，不但所有筋骨、关节、脏腑、肌肉，甚至全身每个细胞都要做到舒展松开（松不是泄，不是瘫软，不是垂下），松开是全方位的。松开、舒展开，能做到这点，不是一说就会，有人学几年都没学会，所以学会松和张的统一，也是形窍要能和势窍的统一，才能有全身虚空之感，虚则通，虚才能证明气通了，虚是气通的体现。

初级功开三丹窍：形（中丹）、力（下丹）、意（上丹）；中级功通三关：神（玉枕）、劲（命门）、势（夹脊）；高级功展通中脉：空（泥丸）、灵（头顶）、虚（阴窍）。明白这些开窍的位置和方法，也就懂了炼内丹的秘诀，但是不实修、实练，还是无法懂的。这些是练内丹的总结，非常重要，也因为练过，所以知道很难看懂。一步一步，你开了三丹、过了三关，自然会懂。文字是无法真实描绘出个体感受的。

自然界的一切物体，无不是由"道"（看不见的冲气）组成，道即中气，即场。"场是世界的本源"，爱因斯坦说，"我们认为，物质是由强大的空间场所组成的"，在这种新物理学中，并非既有场又有物质，因为场才是实在的，爱因斯坦认为场是基本物理的实在，微粒子只是场在局部地区的凝聚，是能量的聚合体，一切有形物体只是场的暂时表现。爱氏最终目的是想找到一种统一场，以此来解释任何现象。这是一个伟大的发现，可是"道"就是爱氏想找求的统一场。"道"是能量的统一场，是虚空而实有，但又"万法皆空"，没有真正的实体，任何称之为实体的东西都是空虚的存在。只有无形的虚的元气才能渗透于一切物体之中，使宇宙才能联成真正的统一物质体。练功达到"虚"境的人，他的元气也自然能贯穿周身，使人的机体成为实中有虚，虚中有实，这个实就是"丹"，金丹，就是"胎"，它是精、气、神的合凝。练内丹功关键要从"正身"开始，身躯的姿式不正（脊柱不正），内气必不通，气脉不通，所以意念才无法安静下来，意不静，必然神不活，所以我反复强调身形的秘诀。关于调整身形姿势，为了便于读者理解，我不厌其烦地再把"二十四要"秘诀告诉大家，请珍惜，再珍惜。

正身的秘诀和方法

正身要先正头部，头不能低，不能仰，不能歪斜。如果不正，必将影响整体机制功能的失调和不平衡。

1. 头要轻顶（又叫"顶悬""虚领顶颈"）

"头顶青天心中悬，两膀轻松气自然。"头顶是指百会窍，有上顶青天虚空之势，头有在空中悬着的感觉。顶不能用力，一用力气血上冲，只要先注意一下百会穴处，轻轻上领，自然督脉之气上升，造成"神气贯顶"之势。任脉之气下降，自然"气沉丹田"，使周身气血运化自然。百会是统领百脉的，此处机能旺盛会感到精神饱满、全身舒适，"满身轻松，顶头悬"。

2. 颈要顶直而松

颈是头与身体连接的枢纽，是神经血管、经络等上下运行的通道。平时颈部往往萎缩不直，或低头看书，或仰头走路，压迫神经通道，影响机能正常活动，久之出现颈椎侧弯，机能不能正常活动，这是各种经络、血管、神经性疾病发生的原因。颈部顶直，不能僵直，不能用力，要虚领，筋骨要拉直，肌肉要放松。

3. 收颌藏喉

"颌"是下巴，"喉"是喉结，"收颌"是为了"藏喉"（下巴内收，压着喉结），头要向后引，使耳对肩，鼻尖对肚脐，颈部不能僵硬。

只有藏喉才能气固、颈正、头上顶，后颈才能平直，使玉枕窍开，使任脉开。藏喉能使颈椎骨拔开，使头、后颈、背部产生"绷劲"，自能使督脉和中枢神经机能旺盛，有开阳之功。

喉头是人身的第二主宰，至关重要。藏喉是将喉结上的凹陷处藏住，这样能使胸部舒松（藏喉也是开中丹田的秘诀）可以收心，使神显，使内气下降，增强任脉功能。胸腹为阴，有补阴之效。藏喉必须收颌（下巴），收颌自能头顶，藏喉能使头正不偏，使头与身躯上下一致，使任督二脉通顺，使玉枕窍开（收颌又是开玉枕窍的秘诀），在慧能《六祖坛经》中称为"常驭白牛车"。

4. 眼帘要松

"垂帘"是既不完全闭眼也不开眼，眼皮最放松的状态。垂帘会使面部肌肉自然放松，周身肌肉也会随之放松。垂帘可以使神敛，神宁意定，眼帘放松是做到整体松静的关键。千万不要闭眼练功！

5. 含神正视

眼是精神出入的门户，是机体活动的总体现，意识的一切活动和脏腑、气血功能的盛衰和病变都能通过眼神而形之于外。外界一切情景又通过眼神反映给大脑，影响整体。"正视"是指要定睛凝神，同时意识到左、右、前、后、上、下、整体、内外（不是故意看前方），而是内视敛神，只要"眼笑眉开"，自然就敛神内视了，自然就精神内守了，真炁就会洋溢于五脏六腑、四肢百骸，无所不到。能正视就能中空、不偏不倚，主宰不失正，能正视就能"意无所著"而又无所不晓，虚空灵活，反应敏捷。正视才能归窍，是调神养气平衡机能的关键，是进入无为的关键。所以有"机在目"之说。

6. 闭口要轻

口不要全开全闭，口开气散，闭口气固，要闭而未全闭，口放松会流口水。有口水，证明嘴已放松。

7. 舌卷而抵（又叫"卷舌抵喉"）

舌为肉梢，能藏喉，全身肌肉可松而不散，"搭上鹊桥"能接通任督二脉，舌卷能使气沉，有内气饱满之感，不能用力，用力气上冲。

8. 牙齿微着

上下牙要轻轻接触，似着非着，微微有颤动之感，能增津生液，使内气收敛，不可用力叩齿，会使骨僵。

9. 松腰竖脊

腰的位置不是在"命门穴"，更不是指腰围，而是在下丹田相对脊骨正中一点（腰四椎五椎之间）。松腰则气沉丹田，力达四梢，下盘稳固，上肢灵活。不能紧腰、弯腰、塌腰，会造成下重上轻，上下不能调和，所以松腰要竖脊。竖脊可不是把脊椎骨挺直，而是以头顶阳窍上领，尾闾窍下松，把脊椎骨拔开，使椎骨上下顺直，微有前合弧度，呈自然状态，不用力塌腰，丹田之气自能贴背，通过腰际产生内劲上贯头顶，达于手足，成为上下一体。手足的动作是靠腰、颈带动的，腰成为整体活动的轴心，所以不能僵，不能用力，"以腰为轴，以胯为轮"，来带动全身。"腰"为人身第一主宰。

10. 合肩开腋

练功要有个（架）势，没有势就没有劲，没有劲也就没有神，要有势，两肩必须微向前合，不合肩，形不能生势，腋不开，则憋气，不开腋，胸不能舒，合肩才能包背，包背，势窍开，才有外包、内撑、身圆满。

11. 舒胸松腹

胸不能内陷、扣胸；胸不能挺，是舒，要舒平，胸腹顺直就能有心旷神怡、舒展大方开心之感。腹不要故意凸凹，只要"直腰掖胯"，腹部自能放松；腹松，横膈膜自然下降，内气易沉丹田；舒胸松腹，才能上虚下实，自然神活、气固、身体轻灵而

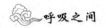

稳健。

12. 掖胯敛臀

掖胯是指髋关节前大腿与腹部交界处，严忌扬出（扬出则身仰），要掖住（藏掖不露），但不能为了掖胯，使臀部突出，要收敛臀部，不用力，敛臀自能有"神气贯顶"、"力达四梢"之感。能掖胯敛臀，才能保持尾闾中正，这是做到"身正"的关键，掖胯敛臀，自能做到"缩阴"。

13. 裆开要圆

足不平吸，则上歪，下肢不固，整体散乱。足能平吸，自能圆裆合膝，使两腿连成一线，成为弓形，下肢才能有圆绷劲，气下至足心，上达手指。什么叫开裆不要张开两股，裆自开，再合膝，裆自圆，裆圆两腿才能合成一线，产生绷劲。两足之力，下沉地心，下盘才能稳固，如树生根，但开裆不能造成敞裆，开裆为了"足平吸"。

14. 曲膝要挺

一切运动，都是"力由足发"，推动膝转；膝转，推动胯转，而带动全身，形成动作。膝是身形活动的关键，任何姿势中，膝转曲，不能挺直而僵硬，膝松开，又不能软而无力，须合住（膝内有贯满之意）。行站坐卧，都要屈膝，曲中有直，曲中想挺，不是僵挺，是意挺。松曲，动作才能上下相随，"一动无不动"。膝要曲，意要挺，精气达于四梢，挺膝能"气恬神怡"。

15. 脚腕要提

不论落脚、起脚，脚腕都要有上提的意识（注意解溪穴），就能使整体上下一致，有虚灵感。

16. 脚要平吸

脚心要有吸力感，自能"力达四梢，圆满轻灵"，支持八面。平吸不是五趾抓地，是如吸盘一样使足心空、足心松，只要能挺腰、提腕，足即产生吸力，自会感到一股吸力起自脚心深入地心，达于两股之中，至裆经会阴上贯头顶，这是做到"顶天立地"的要诀。再与两手心空的吸力合住，就有"力达四梢，整体圆满"之感。足心吸地，能降血压，"地心"为人身第三主宰，头正、身直、脚平吸、两肱圆（肱是手臂），在拔背、松肩、垂肘、展腕的条件下，两臂要形成一条弧线，要有抱圆的意识，在任何时候，最好要注意两中指是意念相对的，不管任何形势，都必须"中指意对"，两臂外撑，有内合之意，使两手之劲接牢，形成肱圆，上护头、下护足、后护背，自能圆满得气，有股绷劲。中指意对，气自回丹田，这是身形调整的四纲之一（即：头正、身直、脚平吸、肱圆）。

17. 拔背要圆

手臂始终要成弧形才能得气。手臂不能直，也不能弯成锐角或90度，否则成为"出尖"，"出尖"则"破体"失衡。拔背也叫"包背"，不管手臂是曲是伸，是开是合，都要保持脊背有向左右拔开与两中指有圆的感觉，才能使两臂连成一条线，动作一致，发挥绷劲。

18. 松肩要平

扛肩、抬肩则气浮，周身无力；压肩则劲回缩，不能达于手指。肩要松，不能用力压，要沉，要肩头向外撑，内包如能"垂肘"，肩关节自能松开。松肩不要只注意松两肩头的关节处，否则两肩头下塌腋不易开，两臂之劲反而回缩，手无力而空虚。松肩要平，注意"肩井穴"和"大椎穴"在一平线上，同时平着往下松（否则肩塌）不可用力，这样不但腋开、臂活，劲有上贯头顶、下沉足心和达于手的感觉，所以任何时候肩都要扛起。

19. 坠肘要合

能坠肘，肩自松，气力到手。坠肘、展腕是产生内劲的关键，不要肘尖用力，以免造成缩颈。

20. 提腕要展

腕展不开则劲回缩，腕不顺则劲受阻，不能贯于手指。用意舒展开，松开腕关节，掌外侧要成弧顺，不要折腕、塌腕、吊掌、勾手，要大指、小指微翘，中指内合，与小臂中线成圆弧顺，坠肘与展腕要同时用。

21. 指根要塌

掌骨和四指的指骨要平顺，才能使手背绷，手心空，（手心空）劲才能达于手指。

22. 指尖要抠

五指不能挺直，要自然分开而微扣，手心成自然弧度，劲自能达于指肚，劲能舒展，气能内含，如果让劲达于指尖，则产生回劲和气散。

23. 虎口要圆

大拇指、食指之间叫虎口，劲的变化主要在虎口，大拇指超出食指则劲柔，食指超出大拇指则劲刚；虎口敞开外撇，周身僵硬，劲散于外；虎口并拢劲散，气滞而无力。大拇指、食指各带弧形、合住，虎口圆开则产生刚柔相济之劲，劲不是力，力是直线，劲是整体。

24. 手心空含

手心空（手心松），则心胸开阔而不会有僵力，能含蓄则能发挥吸引力，手心微空，两手有遥遥相对、相互吸引之势，劲自蓄于内，再有意识地与两脚心、头顶心上下合住（五心相合），才能有整体圆满、气贯周身、循环不息的感觉。

以上身形要求既紧又严，如能体会理解，则既简又易。（"二十四要"不包括"听耳韵"和"鼻拉直"，共计二十六要，而最后两要，不是始终保持。）

第七编
关于气功科学性的探究

当前气功科学研究的一项任务——
建立唯象气功学

钱学森

（摘自一九八六年二月二十三日钱学森在中国气功科学研究
会召开的座谈会上的发言）

对于气功，我是完全外行，但我从科学技术发展的角度对气
功的研究工作很感兴趣。中国气功科学研究会刚筹建时，我就写
信给张震寰、李之楠（李谨伯）同志，同他们商量：研究气功科
学，是不是先从建立气功的唯象理论作为一个起点？这本来是给
他们两个人的信，但后来给大家看了，这就使我觉得有责任向同
志们讲清楚：我到底是怎么想的？这是一。第二，这封信上提到
了一个问题，就是建立气功的唯象理论，联系到什么是气功的最
早典籍？我也没有研究过，湖南湘潭师范学院的周士一同志认为
东汉魏伯阳的《周易参同契》是一部用炼外丹的语言文字写的，
内容却是讲炼内丹即气功的书。他最近才从英国回来，在英国他
花了一年多的时间向李约瑟请教讨论，改变了李约瑟博士三十年
前把此书作为外丹书籍的看法。最后，对周士一译作英语的《周
易参同契》，李约瑟写了一个序，讲到从前他认为这是炼外丹的
书，现在认为可以看做是炼内丹的书。我在去年十一月听了周士
一教授向我讲了这个情况，就想此书写于公元二世纪，大概是最

早的气功书，能不能以《周易参同契》为核心，结合众多的气功实践，总结并建立气功的唯象理论？李之楠同志看了这封信，他纠正了我的错误。他说，《周易参同契》只是重要气功典籍中的一部，不是唯一的，还有很多，并且把这些书都送到我手中。我很感谢李之楠同志，他纠正了我的错误。

正是基于这两点，就是：第一点，既然大家看了我的信，我就有责任进一步加以阐述；第二点，我的信中有错误，需要加以改正，应该说，研究唯象的气功学要参考所有练气功内丹的书，而不只是《周易参同契》一部，还有好多其他重要典籍；基于这两点，下边我想再谈一谈气功科学研究要从唯象气功学入手的问题。

总的题目是：当前气功科学研究的一项任务——建立唯象气功学。

一、基本观点

第一个问题：研究唯象气功学，有几个基本观点必须加以明确，这是个出发点，非常重要。

一个观点涉及什么叫科学？什么叫现代科学？对于什么叫科学，有各种各样的说法，有人认为：只要是根据实际存在的事物总结出来的东西都可以叫科学。比如，中医理论，究竟叫不叫科学？中医理论是经过几千年的实践而概括上升到理论的，这样总结出来的理论对于中医的实践是能起指导作用的。但这样的中医理论能不能叫科学？能不能叫现代科学？

我的一个基本看法是：现代科学所指的，已经不再是能够独立存在的个别知识，而是整个形成一门现代科学的体系，在这个体系中，各个部门能够互相沟通，而它的最高概括，则是马克思主义的哲学。现代科学的一切成果，必然反馈到马克思主义哲学中来，使马克思主义哲学不断得以发展。那么，是不是所有从实际存在的事物中所总结出来的东西都能纳入到这个科学体系中去呢？看来并不是。目前除了这个庞大的现代科学体系的结构之外，还存在有很多很多实践经验的总结。例如在火箭发射场，总工程师根据他的经验在现场就可以拍板，他的一些决定，他的助手可以不理解。如果发射成功，实践表明他的决定是对的。但为什么对？就连和他亲密合作的工程师都不见得理解。又如在战场上，指挥员临阵下决定，有时连参谋也不一定能理解，这就是凭经验。这种说不清道理的学问是非常之多的。在日常的生活和工作中，这种经验多得不可胜数。比如在工厂一个老师傅干活会干得很好，他的徒弟就不行。徒弟问师傅："你能干好，究竟是怎么干好的？"老师傅常常会说："你就跟着干，到时候就会了。"这种没法用语言说明的东西实在是太多了。中医里类似的情况也屡见不鲜，中医实践中所蕴含的道理也是很珍贵的，但是这些东西还不能纳入现代科学体系中去，可以说，这些宝贵的实践经验的总结，构成了现代科学体系这个辉煌结构的外围，我给它起了个名字，叫"前科学"。"前科学"是科学发展所必要的营养、素材。这样提，并没有小看它，无非是要说明它和科学体系之间的关系而已。这些还没能纳入现代科学体系而又自成体系的学问只能叫前科学。从这点上看，中医理论是前科学，不是现代意义上的科学。中医还不能用物理学、化学等现代科学体系中的东西来阐明，中医自成体系，是前科学，不是现代科学体系中的现代科学。

现在，中国气功科学研究会成立了，既然有科学二字，责任重大，任务也很艰巨，我们要有步骤地来实现，先把大量的、分散的实践经验系统化，建立唯象气功学，就是第一步。

这就涉及第二个基本观点：什么叫唯象的学问？它也是前科学的性质，但是唯象的学问又比经验的学问向前走了一步，它比较系统。举个例子：我们在初中时都学过气体定律，气体加热，压力升高；或维持一定压力，体积就增加；或者压力加大，气体体积就缩小。总结起来，就可以上升到唯象的理论，就是气体定律：压力×容积；常数×绝对温度。为什么说它是唯象的呢？因为它没有说清楚为什么有个常数。再问老师，老师也答不出。一直到后来，当我攻读研究生时，才真正明白了为什么气体定律就是这样。从统计物理学的角度才能解决这个问题，原来温度是代表分子运动的。从理论上推导出来，气体定律必然是如此，而且不但如此，还可以说明这个定律适用的范围，是在一定的温度和压力范围内才适用。这就叫现代科学了。而在初中时，只要把气体定律背下来就行。

从这个例子就可以说明：什么叫唯象科学？就是只知其然，还不知其所以然。一旦从整个现代科学体系的大道理知其所以然，就上升到现代科学了，但唯象科学是第一步，必不可少了。

基本观点中的第三个，是对人的特点应该怎样认识？人是一个系统。在这一点上，过去几百年发展起来的西医有不完整的地方。西医过去是从分解的角度或还原论的角度来研究人体，把系统分解为器官，器官再分解为细胞，一直追到构成细胞的分子。这种方法，一直到现在还是起很大作用的。去年十月号的《科技美国人》杂志整整一期讲现代生物学的成就，就是专讲分子生物学。分子生物学把一切生命现象最终都归结为化学作用，其中有三类分子是主角：一个是蛋白质，包括酶；一个是核糖核酸；一个是脱氧核糖核酸。认为这些生物大分子体现了生命的奥秘，这未免太简单化了，难道没有电磁场，电磁场的作用？而且分子加电磁场都还是不够的。事实上，生命现象比这要复杂得多。分子生物学者们的主要缺点是没有从整个系统来观察问题。人这个系统不但是大系统，而实质上是个巨系统，极其复杂。这个巨系统可以有简单系统所不具备的功能，光从分子生物学的角度不能认识它的全貌。当然，在研究人体时，还原论需要不需要？恩格斯早在一百年前就说过了，不追根到底不行，所以分解还原的方法还是需要的。但光有还原论是不行的，还必须加进去把人当做一个整体，从总的方面来观察，只有如此，才能解决西方医学和生物学所碰到的一些困难。

人这个巨系统，又是个开放的系统，人和环境有着极为密切的关系。人存在于整个宇宙之中，宇宙是一个超巨系统，人又受这个超巨系统的制约。这样看，研究人这个巨系统就非常复杂了。和气功研究有关的，就是精神和物质的关系这个问题。在这个问题上，西方科学是唯物主义的，但有点过头，转到机械唯物论上去了，不承认大脑的反作用。事实上，大脑是可以反作用于它以下的层次的，包括各个器官和器官的组成部分。就是说，精神是物质（大脑）的运动，精神又可以反作用于物质（人体的器官），这样一个观点才是辩证唯物主义的，才真正符合马克思主义的哲学。在这一点上，国外却是众说纷纭，其中说对了的比较少，多数仍是唯心论和机械唯物论。前年获得诺贝尔奖的斯派瑞（K. Sperry），已经八十多岁了，他的观点是对的，符合马克思主义哲学的原理，但他本人却口口声声说他是反对马克思主义的。国外在这些事情上确实有点混乱。在这一点上，我们有着优越性，因为我们有正确的马克思主义哲学为指导。抓住这一点，我们就可以比外国人略高一筹。这里边有好多例子，美国有个学物理的奥地利人，叫 Fritjof Capra，四十来岁，他看到西方科学碰到了一些难关，解决不了，偶然间他看到了一些中国的书，如《道藏》，感到有启发，就跑到我们国家来了。有一次他观看戏曲，看到姜子牙手里拿一面旗，上面有一个字，他一问，是个"无"字，意思就是"空"。他很惊讶，认为解决了他科学上所碰到的问题，于是就写了一本书：*The Tao of physics*，即《物理学之道》。有人把它编译成中文，书名改为《现代物理学与东方神秘主义》。看起来，这个人是走歪了，他发现西方的还原论有缺

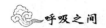

点，但是他一下又跳到神秘主义的路上去了，这肯定也是解决不了问题的。

对于我们来说，除了哲学之外，还有没有在现代科学之中可以为我们所用的东西？比如，现代科学中的系统科学是最近二十年发展起来的，可以为我们所用，是解决问题的科学方法。我们运用系统科学来研究问题，看起来很有希望。我们的航天医学工程研究所，研究的课题是把人送上天，运用了系统科学的一些观点，得到了很大的突破。今年一月他们到美国去，向美国的同行提出了这些观点，开始时美国人没有听懂，后来把论文一讲，美国人佩服得五体投地。讲这些观点，不是空谈，而是有实实在在的工作，外国人一听，就觉得比他们的观点高明。可见中国人也并不是都不行，真正把马克思主义的优势发挥出来，我们可以创造一些世界第一流的东西。

再讲一点：在气功过程中，对人这个系统的变化到底怎么个看法？我觉得李约瑟在给周士一翻译的《周易参同契》这本书所写的序言中有这样几句话，可以参考：气功即生理炼丹学，是想用人体本来就有的各种体液、器官和身体产生出的东西来炼就长生不老的"丹"。我认为李约瑟所说的这样几句话，用我现在的概念概括起来是这样一个意思：利用人体内固有的东西，把它调顺了，产生人体的系统的一种功能状态，这种状态是健康的，是能够抵抗疾病的。也就是说，结合系统科学的观点，练功（练内丹）无非是让人的身体进入一种特别健康的功能态。

我要讲的基本观点就是以上这样三点：科学发展到今天，已经形成为一门现代科学的体系；第二：研究气功的途径，先建立唯象气功学，作为气功真正成为科学的第一步；第三，怎么个做法？要用马克思主义为指导，运用系统科学。以上这些基本观点是非常重要的，我认为只有这样，才能同资本主义和封建主义的流毒划清界限，才能同封建迷信和封建宗法划清界限。但究竟对不对。需要大家认真讨论，统一认识。在基本观点上统一了认识以后，才能进一步做好研究工作，所以说这是一个基础。

二、用系统科学方法

第二个问题：有了这种基础以后，就可以形成我们的战略，它的基本方法就是实事求是，这里可以提出一些轮廓。

第一，研究气功的出发点，要立足于练功人的实践。对这种练功的实践，一直到现在也没有什么科学仪器能加以显示，主要是靠练功人的内省。我看到的一些练功过程的记载，都是练功人内省的结果。同时，气功可以治病，而治病是客观的东西，对病情的发展可以作客观的观察。因此，研究气功的出发点，一个是靠练功实践中的内省，再一个是立足于气功治病过程中病情的客观变化。这是最最基本的一个层面。

第二，再提高一个层次，由气功师总结练功实践的经验，写成教功法的书。这方面的材料已经非常之多，功法方面有几百种。这是对实践的初步加工。

第三，更上升一个层次，是气功的理论书籍，比如《周易参同契》。这些书由于时代的限制，写得很古奥，对它的内容是很不容易理解的。它表达的方法有一定的模糊性，古代人善于用模糊的语言来表达自己的思想，中国的文论就喜欢讲高山流水，讲究意境。气功理论的书也有这种情况，而且免不了有各种个人的看法加上去，最高级的层次就是虚玄，最不好理解。

怎么办？办法就是建立唯象气功学，像是前面举过的例子，先不讲统计物理学，而是先找一找气体的温度、压力与体积之间可以总结出什么规律来？做这项工作，我有个建议，叫做"中间突破"，就是从上述第二个层次出发，用初步总结出来的东西，利用各种功法的书，把它汇集起来，这是必要的素材。对这些素材，首先还要找第一层次即气功实践的材料来核对，看它是不是经过实践检验过的？采用实事求是的方法来进行这件工作。这样收集起来的材料，恐怕有不少矛盾的地方，不一定完全一致。怎么办？这就需要进一步研究，怎样把这些材料的相互关系理清，建立一个模型，比原来各种功法书上考虑的因素还要周到。这种建立模型的方法，就是系统科学中经常用的方法。

对建立起来的这个模型，还要用气功理论的书籍来衡量看对不对？这样，就会带着问题去看这些书，也就容易理解这些理论书的内容，看这些书也就有了实际意义了。再提高一步看，这样一个模型和马克思主义哲学的原理违背不违背？和系统科学的理论违背不违背？同时，也还需要看和一些基础知识，包括生理学的基础知识是不是合拍？经过这样反复推敲，再找搞系统、搞模型的专家一起来参谋，就有可能把这个模型建立起来。

总之，中间突破的方法，就是先把各种功法的书整理并系统化，建立起一个模型；再考核这个模型和气功理论，和哲学、和系统科学、和生理学等等是否能对得上号。我想，工作就应该是这么个做法。

至于具体的工作方法，整理、收集资料的步骤，有可能，就利用现代化的方法。对于实践的记录、功法的收集，可以利用电子计算机的档案库，利用电子计算机检索。

在以上工作中涉及的技术性问题很多，我们都可以找各方面的专家来帮助。例如，关于系统模型就有系统辨识的专家。

还有个具体问题，现在气功功法的书中，对于练功的对象讲的比较少。对于不同的人，应该用不同的功法。我是个老年人，用少林寺的功法恐怕就不行吧！对于练功对象的年龄、性别、生活方式乃至不同的地理环境等，都应该分门别类地加以研究，以求取得更好的效果。

三、结语

至于研究气功的意义，就不必多讲了，这确实是很了不起的事情。中国气功科学研究会成立了，这的确是一件大事。我国有十亿人口，如果一百个当中有一人练功就是一千万，每百个练功的人有一个人去教，就需要十万个气功师。把这十万个气功师提高提高，这就是一件大事。现在一般讲练功，还只是说要保持健康、长寿，但还有另外一点，过去佛教书上讲"定能生慧"，就是说气功练到静定程度，可以提高智慧。去年我曾接到安徽省宿松县中学一位吴老师来信，说是教学生练气功，可以增加他们的智慧。前几天又接到另一个材料，说兰州市安宁区第二人民医院杨运良医师在小学生、中学生中间教他们练气功，结果是数学课、语文课的成绩都提高了，经统计学处理，确凿无误。这件事可是太重要了。21 世纪将是世界范围内的智力战，如果气功能提高人的智力，那对我们将有何等的意义！最后，还有一个尖锐的问题，就是实践表明，练气功有助于开发人的潜能。把这几个方面的事情综合起来看，气功可以提高健康水平，这是肯定的；它又可以提高智力，这也有数据作证；最后，气功可以调动人的先天潜能。如果我们推动气功研究使之变成科学，就可以大大提高人的能力，提高人改造自身的有效性。这是一件影响深远的工作，我们要奋力去做，由整理材料入手，建立起唯象气功学，有了这个体系，然后再变为真正的科学，那就是科学革命了。到那时，我们这些炎黄子孙也将无愧于自己的祖先，应该闻名于世了。

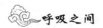

中国的传统文化——丹道文化

中国的传统文化——丹道文化是高科技、是超常科技，而文化是包含于科学而高于科学的。恩格斯说（《马恩选集》卷3第557页）："我们对自然科学研究的极限，直到今天，仍然未超出这个宇宙，而我们所处的宇宙以外，还有无限多的宇宙，是我们认识自然界时，暂时还用不着的。此外，只有几百万个太阳系中的一个太阳和这个太阳系，才是我们天文学研究的主要基础。对地球上的力学、物理学、化学来说，我们也是或多或少地局限在这个小小的地球上，而对有机科学来讲，更完全是这样。"这段话告诉我们，数百年来，西方的科学技术的发展，尽管已经取得了辉煌的成就，创造了相当伟大的物质文明世界，但仍然局限在这个有限太阳系以内。现代的科学技术是适应于地球条件上的科学，包括社会科学也是以物质为基础的，是"唯物观"的科学技术。在这个地球上，"精神意识是物质的反映"，"存在决定意识"，也是正确的，是马克思主义的哲学观。但是哲学、科学都是在不断发展的，随着时代的前进马克思主义也是在不断深化、不断发展的，否则就不是科学，就不是马克思主义科学、哲学观。有物质为主的世界（宇宙），必有反物质、以精神为主的世界，和半精神、半物质"合"的世界，我们人类是生存在三个不同时空区（宇宙）套叠之中的，因此现代的科学、哲学，只不过是以物质为主的世界的规律，如要想真正了解三界不同时空的规律，只有修炼丹道，进入无为，才有可能。

既然"宇宙"不是一个（独一无二），那么还有无数个的"宇宙"，它们又在哪里呢？宇宙和其他宇宙，各有什么区别，它们和我们人类又各有什么关系呢？其实在两千五百多年前，我国在造"字"时，就知道，不同的"宇宙"，是不同的时间和空间区，"宇宙"包括"时间""空间"和"能量力"，这三者是不可分的。早在两千五百多年前，佛教和释迦牟尼就已认识到"时空不二"；战国时期淮南子就写道"上下四方谓之'宇'，古往今来谓之'宙'"。宇宙者，时空也，其实"世界"二字，也指的是不同区域，"过去"、"现在"、"未来"叫"三世"，线、面和立体叫"界"。我国早在创造"宇宙"、"世界"这两个词时，就知道"宇宙"和"世界"是"时空"，不同的时空和不同能量区叫不同的宇宙，古代对不同的宇宙称之为"天"，"天外有天"九重天、十八重天、二十八重天、三十六重天，"天"是不同的宇宙时空区。

古典物理学派的鼻祖牛顿，他认为时间和空间是两回事，它们之间没有关系。到了1905年爱因斯坦提出了时间和空间分不开，他把时间称为"四维"，其实时间不该叫四维。

直到1907年，俄罗斯科学家闵考夫斯基用几何坐标的理论证实时空不可分的道理，这一观点才被科学界所承认，现代科学家认识时空关系，比起佛祖和淮南子，整整晚了两千五百多年。

那么，时空又是什么东西呢？

爱因斯坦在1916年研究重力本质的新理论——广义相对论后，想把宇宙间四种力（强核、弱核、电磁力、引力）统一用一个数学公式表达出来，并提出了质能互换的公式理论，可惜他生前未能完成这一理想，因为用三维空间理论，解决不了电磁力的关系。后来到1921年被德国数学家卡鲁沙和物理学家克来恩用多维空间的理论解决了。现代科学家的"超弦理论"就是在承认有多宇宙、外宇宙理论基础上来研究的，爱因斯坦已经认识到物质的本质是能量场和力的转换。

美国太空署科学家证实宇宙是由"能"构成的，宇宙和一切物质，都是由不同波长和不同频率组成的"能量场"，是"力"的转换。但不同宇宙，不是像星球一样，各自独立，而是相互重叠的，换言之，我们的宇宙内，同时还存在有另外的宇宙。我们的空间中还同时存在着另外的空间和不同的时间。它们之间，好像电视台发射不同波长、频率一样，在空中互不干扰，可以分别被人用不同方法分别接收。

一个重要的概念是我们看不见另外的时空区内的东西，但它却存在，至少是肉眼看不见。所以我们常谈，必须"眼见为实"，只有我看得见、摸得着的，我们才相信，这是不对的。

恩格斯曾谈到（《马恩选集》卷3第560页）：物质有三态，固态、液态、气态。这是指三维空间是如此的。现代科学已经证明，物质有六态，还有"能量态"、"离子态"和"生物微波态"；其实在九维空间中，物质是有九态的。"人类的感觉器官有很大的局限性，是有限的，蚂蚁具有和我们不同的眼睛，它们能看到化学物质上的光线，而我们人眼是看不见的，人眼的特殊构造并不是人们认识的绝对界限"。可见恩格斯早就说过"人眼看不见的东西不等于它不存在"。有人以为能用仪器验证实验的，才叫"科学"，这是片面的。

那么既然人类不能用后天的感官感知外宇宙的存在，又怎么能认可它的存在和研究它呢？

瑞士的荣格教授是本世纪（20世纪）著名的哲学家、心理学家，他提出了"无意识心理学"的概念，无为，而无不为，而无可不为，观点恰是中国传统生命学理论的核心。荣格在吕祖著的《太乙金华宗旨与分析心理学》一书中回忆说："1913年以来，我一直埋头于研究'无意识'的过程，也得了一些结论，但其中很多地方让我不能肯定……因为没有可能的旁证，我十五年努力研究的成果似乎还不能作为定论。以前我根本不知道还有一个人类体验的王国（修炼内丹），凭藉它，我多多少少可以自信地坚持自己的发现……就在这时候，卫礼贤给我寄来这部著作（吕洞宾著《太乙金华宗旨》），后来由德国法兰克福大学威廉海姆教授就是卫礼贤译成德文后又被许多国家译成英、法、日等文字，在欧洲书店很容易买到，这是一部练'内丹生命学'的书，使我从困境中摆脱出来了。它正好包含了我在诺斯替教中，费尽心机也找不到的东西，这部文献使我有可能发表一些基本的研究成果。"他又说，"我当时开始对生命科学研究时，我对于中国哲学是一无所知的，只是后来，我的职业经验告诉我，我在技术方法上已经被'无意识'地引向了一条神秘的道路。这条道路，其实早已被东方的贤哲捷足先登了达几个世纪之久了。这些炼丹术士们的自身体验也曾经是我的体验，而他们的世界，在一个特定意义上，也就是我的世界。我找到了'无意识心理学'的历史对称物了，'无意识心理学'从此建立在一个历史基础上了。"荣格认为中国"内丹"思想不仅对他学术思想是有力的旁证，简直就是他坚实的"历史基础"。

"心智"的修炼，事实上是为了将我们出生后所学到的"感知功能"暂时停止活动，进入定静状态，这时，我们先天（生前的）"超本能意识"才能显现而发挥作用，"无意识"才能激活"超意识"，"超意识"就是人们大脑功能产生的异因。道家称之为"识神退位，元神就位，元神就位，识神退位"。《金刚经》上讲的"应无所住，而生其心"和"缘起，性空"、"性空缘起"种种观点，都是证明早在数千年前，人类通过修炼心性就能体验到还有宇宙外的另外宇宙空间，佛家称这种宇宙世界（"世"是时间，"界"是空间）叫"空界"和"无界"；道家称之为"虚界"和"无界"。"心性"的修炼到高层次称为：炼神还虚，炼虚还无。这都是为了使人们能感知另一个精神宇宙的存在，如果有物质世界和反物质世界，必还有一个"合"的世界，这个合的世界就叫"无界"，佛家又称为"真如一界"，道家又称之为"大罗金天"。这些道理，我们的祖先早在几千年前就感知了，历史的循环圈却给人类开了一个小小的玩笑。这就是现代科技的发展，如尖端的科学，如"超弦理论"，怎么突然暗合或反证了古代神秘王国里得到过的启示，西方最著名的科学家都在纷纷研究《易经》、《道德经》、《佛经》，这不是偶然的，现在东方的哲理学、道学、佛学日益为西方文明所崇信，可是东方的一些人却还在看不起自己祖先的成就，总是步西方的后尘，真叫人不是滋味。科学固然应当学，中国的传统文化中的"性命学"和修证，更应该学和练，因为它们是尖端的科学。科学包容在文化中，文化是高于科学的。

英国的李约瑟博士说："当现在科学时代来临的时候，人们发现，早已有一系列哲人已经为他们铺平了道路，从怀德海上溯到恩格斯、黑格尔到莱布尼兹，他们的这种灵感，也许完全不是欧洲人的，这种最现代的欧洲科学理论基础是中国的儒家思想，庄周、朱熹和周敦颐这类人物的恩惠，他们的认识，要比世界上现在已经认识到的多得多。"（李约瑟《中国科技史》，英文版第2卷505页），可惜多年来在我国的黄老道学、孔、孟、周、朱儒理学，是处于被批判地位的。

恩格斯说（《马恩选集》第三卷561页）：就归纳、演绎以及抽象对未知对象的分析、综合，以及作为两者综合实验，所有这些对科学实验的方法（形式逻辑推理的方法）是我们和动物所共有的，只是在程度上不同而已。相反地，辩证的思维——正因为它是以概念本性的研究为前提——所以只对于"人"，才有可能，但这只对于那些有高级发展阶段上的人才可能有，例如佛教徒和希腊人，才是可能有的，而且其充分发展（这种辩证思维的能力），还要晚的多，在现代哲学中，才能达到（其实那时恩格斯还不知道有中国道教徒也是一样）。20世纪有另一位伟大的科学家丹麦物理学家玻尔提出量子力学理论，他认为爱因斯坦对中国传统文化（在这里就认识方法论而言）、对中国对自然界的认识高度是高于西方的。美国的卡普拉引用玻尔的话说："为了与原子理论的教程做一类比，我的认识必须转向，这样一些方法论的问题，如来佛和中国的老子，像他们这样的一些思想家，早就遇到这类问题，就'存在'在这幕壮观的戏剧中，我们是观众、还是演员的身份？也许都不是，但他们已经能够协调起来了！"（卡普拉《物理学之道》第5页）

量子力学的提出者玻尔教授，他在1937年访问过中国，中国文化给他留下了终生难忘的印象。当他的国家为表彰他的贡献，决定为他立纪念碑时，他选择了中国太极八卦图作为碑上的图案，在碑上他写了"对立即互补"的铭文。

现代科技物质文明的发展和进步已经远远超过了精神文明的发展，特别是我国现在一条腿长、一条腿短，当我们要建立一个社会主义的和谐社会时，只有全社会都重视中国传统文化，共同学习和继承中国传统文化的核心——"心性"文化（人类对"心性"文化的研究是打开中华文化传统的一把钥匙），有了心性文化的基础，和谐社会才有了坚实的基础。训练和认识心性的方法就是要了解和学练"内丹"，也叫"性命之学"。

减压。通过"抱元守一"、"意守丹田"或"化万念为一念"的静坐修炼让人快速进入"虚静"状态，撇弃纷争，忘我归零，让身心回归到最健康、最自然、最松静的状态，心如流水，超脱自在。

内省。企业要发展一定是企业家心智的再开发，一定是本我智慧的再显现。通过修炼静坐将身心放下，不执著方法、进境，进步反而越大；从身体因真炁而震动，又因真炁均衡细密散布全身以致实动而不动，内悟"无为而治"、"静极生动"、"真空实有"的和谐经营之道。

解惑。我们常被现象迷惑，被内在的妄想、执著及"贪瞋痴"所蒙蔽，心灵无法自拔超脱。通过静坐修炼，让妄心渐息，看清"森罗万象实是各种因缘结合而生、分散而灭，以及因变化而变幻"的本质，领悟"诸相非相"的大道，让本具智慧的"心性"脱颖而出，以使待人处世更加圆融无碍。

益智。"能观心性，方为上智"。通过静坐中忘我、无我、忘物、无物的修炼，超越后天行为意识，激发最根本的先天智慧（第八识"深层潜意识"），在"归根曰静，静曰复命"的身心与宇宙合而为一的和谐中达到"静定安虑得"的境界。

养生。通过静坐以澄心见性，使散乱的心念，逐步归于凝定，心定而后气和，气和而后血道通畅，从而精气内充，正气强盛，达到经络疏通、阴阳平衡、益寿延年之养生功效。

（本文写于 1989 年）

养生之道"气功"是科学的

一九九三年,李谨伯应《环球百岁养生中心》的要求,写过一篇《养生之道"气功"是科学的》的文章。后来科普出版社出版的《活到 100 岁——当代名医谈养生》一书中收录了此文。现将其中一部分刊出供参考指正。

(一)气功究竟是什么?

近十年来,随着改革开放热潮,人们生活水平提高了,普遍希望找到一种简易的方法,既能祛病健身,又能使精神有所寄托。于是现代气功热潮应运而生了,几千万人在练功,举国上下在议论气功效果的真假。

这股热潮,会不会一阵风过去也就烟消云散了?

首先要问气功是什么?

著名科学家钱学森认为:"有人问我,当今世界上,最尖端的科学技术是什么? 我说就是中国气功科学研究会研究的气功!"

国家体委主任、国际气功联合会主席伍绍祖认为:"气功是一种文化形态,是一种高层次的体育活动,具有深刻的内涵,气功研究是一项科学事业。"

卫生部副部长、原国家中医药管理总局局长、中国气功科学研究会副理事长胡熙明认为:"气功是中医医疗保健方法中一个

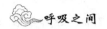

重要的组成部分，作用是肯定的。"

中国佛教协会主席、中国气功科学研究会名誉副理事长赵朴初认为："静坐气功，只是修禅的形式和基础，祛病延年也不过是修习禅观中的副产品，佛教并不专门提倡这些，并以之为目的，佛教修习禅观的目的是为了制心一处，参究真理，以期显发智慧，彻见法性，此即明心见性，解脱自己。"

我们国家有关部门认为："人体科学，包括气功是个潜在的、有重要意义的新学科，需要认真对待，它的发展可能对经济、国防、安全等各方面产生深远影响，甚至影响未来的科学革命。"

气功既然是尖端科学、医学、佛学的基础，甚至能影响未来科学的革命，那么气功的命运，肯定不会像流行、时髦的健身法一样，一阵风兴起，又一阵风熄灭、消沉。

但当今社会，对气功的理解不一，因为它包括的范围太广了，几乎传统文化中，各方面都和传统气功有关。所以只能就养生气功的范围，谈谈养生气功是什么？它的来源何在？

（二）养生气功怎么来的？

当代印度密宗瑜伽上师、著名国际组织"阿南达玛伽"创始人阿南达幕堤吉（AnandaMurTiji）有一段历史上考证气功来源的说法，可供参考。简要介绍如下：

大约在七千年以前，中国喜马拉雅山区，因为地处高原雪域，生存条件极为严酷，度过寒冬而能生存的人数不多，当地居住的民族领袖萨达希瓦（Sadashiva）通过观察研究各种雪山动物，发现它们可以在室外过冬，发现如果人能做到心、身清静，不要妄动，减少自身能量消耗，静坐忘我，冥思默想，制心一处，进入冬眠状态，积蓄能量，就能生存、健康、长寿。

这种方法曾长期盛行于喜马拉雅山区（现称珠穆朗玛山），后来南传到印度，几乎为各时代印度宗教所采用，包括佛教和婆罗门教，都用以为修炼的基础方法；后又北传到西藏、汉族地区和西伯利亚、蒙古等地。

这种方法当时被称为 Tan-Tra（藏音，也是梵音），Tan 是动词字根加字尾 Tra 音 Da（达）。

Tan 的意思是："延长生命。"它是一种特殊的科学，"认为经过自身努力，人们可以扩展自己，强化自己的精神力，为从所有束缚中得到解脱，最后达到欲求自由的目的"。

这种科学的名字就是 Tan-Tra，既称之为密，又叫瑜伽，它百分之九十是实用的科学，很少部分是理论，印度密宗，称为 ViraCafa；中国密宗称为 China-Cara，或称 Cina-Cafa，禅那，即是密，即是瑜伽。

五千年前，在古印度时候，一位伟大的印度瑜伽密行者，叫瓦希斯塔（Vasista）曾来中国学习中国密宗。

一千五百年前，孟加拉曾聘请中国人、伟大密行者大塔哈乌江（TaHawuJan）去孟传授中国密宗。

中国密宗由七千年前的 Tan-tra，后来渐渐变音为 Tao-ta "道大"，即 "大道"，又演变成 Tao——道，近代语音就是 Tao——道，道家为 Taoism（字根为 Tan-tra）。在印度，梵文由 Cina-Cara 禅那，演变为 Dhyana 禅定，"禅"字是 "来自中国"（China）。"那"字（na），是寂默静虑而入定的意思。"禅"是音译中国，"那"是意译为定，就是 "中国的入定法"。现在国外将禅改变写成 Chan 或 chen，这就是为什么印度的禅定和道家的盘坐是如此一致。

这一段由印度学者考证的历史，说明禅发源于中国，道、密、瑜伽是同源同根的，其根源于中国（不过禅宗是源于印度）。

道家有句名言说明 "道" 是什么！（也就是禅是什么？）"大道全凭静中得。""人能常清静，天地悉皆归。"道是养生之道，也是万物生长萌发之道，因为万物是在动中消耗，静中生长发育。所以道是由静中得，用一个字说明什么是气功，那么就是这个"静"字，不过静不是不动，而是意静、气动、一心不乱。

我国古代认为："心静，则天机自动；身静，则人气自动。""天机动，则大道生；而神通现（即特异功能）；人气动，则真阳生，而功夫成。"（真阳是指人体健康、精气旺盛，出现无念而性兴奋）气功就是"身、心两静"，也叫性命双修之学。

（三）气功源流的概述

台湾的丹道气功专家余雪鸿先生于一九八八年率团来京，交流丹道，有幸相识。他对气功和中医、武术的关系，有一段说法，很为精辟，特引述如下，可供参考：

气功在中国历史上，出现时间相当早，古代的原始人，静坐冥思、追求天人合一的心灵境界时，采用内视的功夫（注："内视"指静坐时，把眼睛向前看的习惯，改为反观内视，好像用眼睛背面在看自己背后的体腔内部，目的是要做到止观、止念，因为止念才能真入静），逐一发现人体上的能源流布，以现在所知的史料来说，中国人最迟在汉朝以前，就已经建立了完整的经络学说和穴位学说。春秋战国以前，社会上就已普遍流行静坐养生之法。

世界上只有中国和印度最早有练气、养生之学，可称得上是气功发源地和研究中心。如果要谈到研究气功的副产品，即是中医学、针灸学、经穴学，则立论之完备、剖析之精密、应用之广泛，实在非我国莫属了。

春秋战国时代的著述，例如《庄子》、《老子》、《孟子》等书，都可以找到很明显的证据，证明当时的人对静坐的心灵境界，已经有很深的体会，也可以证明静坐养生之事，在当时已经是很普遍的现象。

例如在《庄子·刻意篇》中写道："仲尼问颜回，何谓坐忘？"颜回曰："坠肢体，黜聪明，离形去知，同于大通。"

随着静坐功力的进展，经络学说得以建立其完整的体系。

中国最早的医学文献《黄帝内经》，其中关于人体经络的阐述，非常完备而翔实，一直沿用至今，而绝少错误。

除此，根据史书的记载，在春秋战国时期，中国医学科学即已经达到相当发达的程度，针灸学的应用已经相当广泛。

凡此种种，都可以证明，我国在春秋战国以前，静坐练气功的功夫，即已达到相当高的水准，所以才能产生完备的经络学说与高水准的针灸技术。对于经络的发现，李时珍说："人体内景隧道唯反观者（练功人）察照之。"

汉朝以后，"练气养生之学"与"神仙学"（分为三元丹法、用练外丹药物比喻人体内部烧炼丹药）及"阴阳学"（原始人对性力的崇拜，形成男女合修的方法），合三为一，以此乃开创我国气功学术之新境界，名为"丹道内功"，历史上名家辈出，累积知识和文献极为丰富，一直沿袭至今，研究的人相当多，深受其益者不在少数，可以说这是祖先留给我们的极为宝贵的遗产。

其中流传最广、历史悠久、势力最庞大的一支，即为修炼内丹（人元金丹）的门派叫"丹鼎派"。

其修炼的方法，主要是培养内气于小腹丹田之中，温养灵力以后，以之贯通全身气脉，进而延年益寿，达到天人合一的境界。

由于历代研习的人众多，大成者也不在少数，个体差异不同，所以又有种种不同路线。例如：偏重先修性功（指先修心性、精神，以观想上丹为主）或先修命功的区别（命功先修精气、真气，以观想下丹为主），还有修内丹和炼外丹的区别，清修或（男女）双修的区别，这就形成了历史上诸多派别。

如果细论及方法的不同，性别年龄不同，守窍的选择不同，

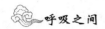

姿式的运用不同，观想的对象不同等等，那就更有数不清的功法流派了。

有些人又把气功的功法分别出佛家、道家的不同。其实静坐气功在名词术语上受道家影响更大，在中国可说是主流。佛家也讲静坐，但大多以练性功为主，牵涉到命功的，也多沿用道家的方法，佛家密宗无上瑜伽密，强调气、脉、明点和三脉七轮的打通，和医道经脉学说运用十分相似一致（密教、禅宗的修炼方法和修内丹十分一致）。

中国另有一支以动态为主的修炼方式，主要为达到强身健体目的，这就是用动作呼吸为主的导引吐纳气功（导引的意思是"导气令和，引体令柔"）和武术气功。

武术气功的发展，比起丹道气功要晚很多。三国时名医华佗，曾创一种健身导引气功，叫"五禽戏"。到了五代十国，达摩祖师自印度东来，在少林和尚中传授了导引功夫"易筋经"，这些都是动态气功。经过少林弟子的苦心钻研，使武术气功得到发扬光大，并将运气的原理加以扩充，应用到单项功力，如铁砂掌、一指禅、铁头功、腹功等硬功方面。其实少林寺系以佛法修持为主，武功严格，不许外传，清朝以前，俗家弟子极难得到真传，而真能领悟其内涵真谛的，极为个别，当今所传少林武功，已多是附会不实，难以为信。

除少林功夫外，道家拳术也很系统，将内修法发展出内家拳等武术气功，如太极、武当、昆仑、峨眉、形意拳、八卦掌等武功，更是名传海内外。

应该注重说明的是：静功的修持，是注重贯通经脉，气入脏里，引导真炁深入脏腑，进而达到天人合一境界。

动功的修持，系引气入表皮、肌肉，可以增加抵抗外来邪气干扰的目的。两者有很大的区别，层次也不同。

现在我国气功流行的功法，大多是导引吐纳功法，老师教功不发气，学生靠自练，不追求神通；另一种叫"信息气功"，靠组场、发功，遥诊、遥治，也叫特功，特异功能气功，成为当今气功声势浩大的主流。关于"信息气功"，容后介绍。

（四）练功怎样选择功法门派？如何分辨真假、高低、邪正？

现在社会上流行的气功门派很多，又不能样样都学练，那么选择哪些功法最好？又如何分辨什么是伪劣气功和高低层次功法？

传统气功，功法层次分明，系统严密，讲究传承，不宜公开流传，因为没有明师长期指点，很难得法，何况"法无定法"，应该因人施教，用一种方法，同时让百人学，只能是针对初学阶段。所以像丹道内功、佛家密宗，都是很难普及推广的。

为了普及，社会上流行的气功，又叫"公园气功"、"简易功法"，可以在公园设班传授。这些大多是传统气功中摘取的片断，因袭编排而成。有的，确是亲自体察修炼多年，证明自己有效，又经过多数人试验有效可以流传，一般初学者，择一从之，但不见得人人练之有效。不过大多是可以学练的；有的功法是由某人学几种气功班，看过一些气功书，抄袭综合别人的功法，假借佛道理论，引用科学名词，起个响亮名称，冒称祖传，没有经过认真验证，就贸然外传，这种功法多是不可信的，尤其不要因为他能当场"为人治好病"，或能表演异能，就轻易相信，尤其不要轻信广告、报刊宣传，以及人云亦云随大流，轻率报名学功，很容易上当。

不过，学习气功身法姿式不是主要的，主要靠修炼心法，所以不怕法邪不真。如果心正，邪法也可修成正法；反之，心术不正，追求名利色欲、私心邪念不断，即使真法、正法也要被练邪变歪。练功的人要心地纯正，思想高尚，不怕法歪；如果怀有私心杂念，傲世嫉贤，再好的功法也会被练偏。去除私心妄念的过程，也是练功的过程。

如果想学养生气功，在初学阶段，不论学哪一种门派，其共同特点都要静，静不是不动，是指意静，气动。

意静，是指思想意念沉静下来。做到心平气和；气动是指意静下来，内气才能在体内自行运走流畅。门派不同，入手方法不同，基本要求是一致的。门派各有千秋，要看学功人的喜爱，择善从之。不过，静和净字，在古代可以通用，所以静的含义，包括心地要清净，没有私心杂念，做人和练功的过程，都是清除心垢的过程。

其实，书法、武术、医道以及各种传统技艺，无不与气功相通，其精髓要义和气功一理。

学书法的人，大多从模仿一家入手，以后有成，再涉猎各家之长，触类旁通，一通百通，最后形成有自己特色的笔体。气功也一样，最后各有各自的有为功法特点。

书法是把人的内在精神气质，用笔墨跃然表现于纸上的功夫；气功是用静动功法的修持，把人的内在精神气质，提炼升华，储存起来，恢复人体能量，用以益智祛病，或用于各个方面。书法可以仿颜、柳、欧、赵，从自己最喜爱投缘的一家入手学习。气功也一样，选择容易学的、又喜爱的入手，以后再求其他。

有练功经验的人，往往发现自己每次练功体会都不一样，都是一次艺术品的创作，又是一次艺术品的享受。入门易，入化难，功夫要精进，除坚持不懈外，还要靠灵感和悟。

墨宝、碑帖不一定都是真迹，功法不一定全真，门派各有所长，都有一定可取可学之处，取其长而用之。辨识真伪、高低的功夫也是练出来的，主要不是靠询问别人介绍而知，要靠自己的体察，更不是靠仪器测试可以辩白的。

旁门、左道、邪法、妖术，包括低劣的伪气功不见得不可以去分辨、了解，但不能用，更不能广为普及，因为它对社会人心有误导作用，坚持学练会给自己带来身心伤害，家庭失和，不过也可以学，学了是为识别比较，往往从科学研究的角度，要突破人体科学的奥秘，其突破口，可能恰是从旁门左道中寻出端倪。所以也不能轻视这些，要考察、研究，考察分辨的过程，也就是科研的过程。

如果我们初学不能辨认功法优劣怎么办？不能辨法，可以辨师，"法法平等"，作为有为功法，并无高下，但教功的人水平不一，必有高低真伪，学功的人也一样有高低之别。

世间任何时代，都有许多自称为 "一代宗师" 的人物，他们谎言惑众，欺世盗名，以假乱真，广收徒众，多数人不加明辨，误为高师，受骗上当不足为怪，所以孟子曾警告我们说："人之大患，在好为人师。" 凡自以为是宗师、大师的人，广收门徒，必不是真的。真人不外露，外露非真人。不过真人要真徒去辨识，往往真人就在身边。

其实从气功立场来说：明师和伪师，都靠学员自我心中的考察来辨识。心不正的人，往往找到的也是心不正的师傅，凡是那些带有强烈贪欲和爱教训别人、夸大吹牛、骄狂、傲慢、爱发脾气的人，带有这种气质，几乎很难成为明师；有的虽然表面仁慈，和颜悦色，但道貌岸然，一脑门心思，神魂不定，心垢未除，也难以成为明师，明师不是靠表演。

在佛经《大智度论》卷九中，曾揭示四个重点，用以分辨明师，叫认师的 "四依法"，可供参考。

（1）要依法不依人：凡是突出自己、宣传自己、搞个人崇拜的，都难称之为明师。明师自己不留名。

（2）要依义不依据：凡能说会道、花言巧语的，而不是以大义晓人的，都难称之为明师。

（3）要依智不依识：气功不是一般的知识，懂得越多，思想包袱越重，越自以为自己聪明和有知识的人，越难以有成。所以说，"为道日损，为学日益"，练功就是丢掉妄念的过程，平时凡是以我为中心考虑问题的人，不论他为己为人出发，都不可能练就出大智慧功能，因为智慧只有客观现象和运作的功能，没有主观的自我中心。凡不讲忘我、无为，光传授知识方法的，都难称之为明师。

（4）要依了义，不依不了义：了义是指无法可说，无法可学，无法可执，无法可修。学法本来是为了忘法，把"法"的程序和念头都要忘掉，忘法才能无念、无象、无为。凡要求学生把教师教的功法也忘掉的人，才是高明的师傅，不是要求学生一辈子用他的法来练，否则难称之为明师。

根据以上四个标准去衡量访察您要亲近的明师，也就得了真法，大概不会错的，纵然自己一生不得明师，按照以上标准要求自己，自己已经成了明师。

低层次的功法，因人而异，可以有千万种；高层次的功法只有一种，叫"万法归一"，是不用法的法，是无为大法，也叫"万法皆空"，"清静无为"。

（五）什么是"信息气功"？

近年来，我国在快速健身祛病方面，流行一种"信息气功"，用组场、做报告、带功集体治病的办法传授气功，往往动辄千人大会，万人或几万人大会，在会场上出现各式各样的自发外动，地上打滚，又哭又叫，有的当场向每个人灌顶，加持信息（注：指发功人用心灵感应给群众加能量，被加持人保持能量）。

还有经过"授功"可以当场出现自发"宇宙语"，有的出现"自发闻香"，有的将食物、饮水或用具让气功师加持信息，带回家可以对全家有治病效果，有的出售纪念章、符图、信息物，随身佩带,可以消灾祛病防病。

有时候,只要听一次报告,沉疴宿疾,可以当场治愈,或者远在千里之外发功,遥诊、遥治,定时坐在家里练功也能收到师傅发功的信号。

这种被称为 "现代气功",或叫 "特异功能气功"(简称特功),以能够快速培养开发学员特异功能,让学员很快成为特异功能气功师为号召,引来各地气功爱好者热衷追捧。所以每次办班,少则数百人,多则数千人上万人,毕业后还可以发给各种特异气功师证书,这些多数是不可信的。

其实组场发功这种现象并不是现代人发明的,古已有之,中医、气功都是源于巫,但不等于就是巫,更不能以巫医代替中医学,以巫术代替气功性命学。佛道密宗设坛作法,历代民间都有类似的神道设教,用沟通灵界(神灵界)来消灾祛病,方法一致,只是不像现在用科学名词,用气功名义来号召,这种信息功,规模之大也是空前的。古代并没有把它和养生气功联系在一起,这种方法历来是被宗教界视为邪术的。

不过现在有些气功师,利用佛教、道教理论,附会说法,并不为佛道宗教界承认,有些气功师自称是佛菩萨、如来化身、天神下凡,来到人间济世度人,引得不少气功爱好者,为了学练信息气功,纷纷皈依佛门,入道修行,离家出走,访游各地名山古刹求师求法,靠教功治病,沿途化缘。这种风气,已成时尚,这种风气是不正常的,最后大多要失望的;有的海外别有用心人士来我国借教功传法,秘密授法结社,引诱学员参加受骗,还散发书籍,秘密偷听录音,已达到犯法地步,甚至在广大农村各地,已有个别处秘密举行会道门活动,大仙设坛、设教受人朝拜,所以我们一定要警惕,不要参加这些违法活动,还应该揭发他们。

各地有些人借气功之名,或以研究易经预测学为幌子,恢复公开卜卦、算命、看相、测字、看风水、选阴阳宅、传授紫微斗数、梅花易数、奇门遁甲、大六壬等阴阳数术学，这些在旧社会也早已不敢公开宣传的符箓派、祝由科、房中术、巫术作法，也大批地公开登广告招生，引诱不少人，想学会去赚钱，这一类图书刊物充斥各地书摊成为热门书、抢手货，销路始终不衰。许多出版社从经济效益考虑，也公开印发，使气功真假、正邪、优劣难分。我认为以上这些传统作为文化学术内部研究是可以的，但有真必有假。

本来我国易经、数术学、预测学和通灵学等都有其科学研究的价值，属于传统文化重要组成部分之一，应该受到国家的重视，纳入正规学术研究的范围；在没有领导的情况下，任其自流，广为宣传办班、招揽学员，容易误导群众，造成对气功的不正确认识，使群众上当，毁坏气功声誉。

同时也应该防止用简单的行政手段，不分真假正邪，采取一律反对和压制禁止的办法，反而打击了群众对气功的热情，这样会造成不良后果，对气功事业发展不利。不能因为有假就全盘否定。

有关"神灵学"的研究和特异现象的出现，有阴通和神通两大类，宗教界早有理解和分析，他们总的观点是，承认超人的信息和特异现象的存在事实，但坚决劝导人们对于阴通不要信仰它、依靠它，佛教不相信宇宙间的万有能量，是由鬼神支配和统治的，不承认有万能的造物主，包括佛菩萨也不是支配宇宙的神灵，而是平等的，宇宙是由"众生共业"所形成，意思是宇宙的能量来源于人民群众的共同力量。所以让人们不要崇拜鬼神。他们认为"迎神鬼容易，送神鬼难"，一旦和这种信息联系上，相信它，必遭灾祸，即使是他真有特异功能，也不主张人们轻易使用，因为不但不能使人提高功能层次，反而消耗自己能量，甚至破坏自然规律，将遭到自然的因果报应。

现在不少寺庙内，早已挂牌禁止人们跑到寺庙内练"气功"

或搞自发动功，甚至反对借练气功名义在寺庙内自行其是地打坐、参禅，他们大多采取劝阻或禁止的态度，不承认信息气功和佛道修行有关。为什么他们这样认为？

佛道修持的方法，有许多层次，最低的是民间信仰层次，掺杂了很多民间神鬼的崇拜，并不属于佛道的本质，例如，烧纸，求签，问卦，看相，甚至于烧香拜佛跪偶像，看风水，批八字，预测未来，以及对用神通异能看病，等等，佛道承认这些现象有一定道理，从哲学上讲是属于形而下学，是背乎自然的，他们主张可以个别人去专业研究，不主张应用，更不主张广为传授，如来在世，坚决不许弟子滥用神通，认为常显神通，而不收敛，违背自然规律，必遭自然的报应，会损寿而有枉死之灾，因为这些活动，抗拒自然，违背因果。

佛教道教宽容民间信仰的迷信、愚昧，希望引导他们进入行善待人的伦理层次，或哲理层次，或高级宗教修炼层次，最后要进入到无相层次。佛的无相层次是主张离欲、无所求、无所依、无所执著，要求解脱自己，反对执著于有、无、善、恶、瞋、爱、得、失等任何一边，所以叫"佛法无边"，不是佛法万能无边，是指不要偏执于一边。主张练就到"究竟自在"的境界，虽然他们承认有加持力的作用和可能，不反对和不否定加持力的效果，但是他们认为，这属于民间信仰层次，有愚昧迷信成分，不是佛法的根本。佛法主张自修、靠自己、离欲无求，无须靠外力加持来提高自己的层次和功力，更不允许以追求神通为修炼目的，外力加持只有暂时的效应，不能持久，也不能增长功德。所以那些以号召可以快速开发学员特异功能的学习班，千万不要去上当学习。特异功能五眼六通，不是用在以物质为实有的有界。

不过也确实有不少气功师并无加持力，他功力产生不了加持作用，就作弊，依靠布置自己亲信弟子，故意在会场上散步，先假装发功造成声势，带动其他有敏感型的人，相继发功。这样迷惑群众，是不应该的，是骗人的。

练功要靠自己，否则花钱上当，必无所获。忠言相告，仅供参考。

注：什么叫"加持"？梵文 Adhis!t!ha^na 是佛教用语，指如来大悲心与众生信心，互相影响，互相照应。佛惑众生心水，曰"加"；行者心水能感佛，曰"持"。

在老子《道德经》中有不少关于人体超常特异功能的论述，不研修内丹大道很难理解《道德经》，如《道德经》第四十七章中指出："圣人不行而知，不见而名，不为而成。"不出门而知天下事，不看窗外而知天象变化。第十章："载营魄抱一，能毋离乎？槫气致柔，能婴儿乎？修除玄鉴，能无疵乎？爱国治民，能无为乎？天门开阖，能为雌乎？明白四达，能毋知乎？"

1．"载营魄抱一，能毋离乎？"是说人体内部营气与魂魄（指阴神、阳神）要结合为一，则能"合其光，同其尘"，精神守一，使天、地、人合一，出现超常功能。

2．"槫气致柔，能婴儿乎？"槫是木制的车轮，这是比喻内气在体内自动运转，如轴，身骨变柔，像恢复和婴儿一样，恢复婴儿本来就有的人体潜能，在婴儿六七岁时多保留有先天特功。

3．"修除玄鉴，能无疵乎？"是人的前额，像一张擦亮的镜子，有超常功能（指天眼、上丹田），能清晰、没有瑕疵、准确地反映世界宇宙万物的本质真相。

4．"爱国治民，能无为乎？"是说爱民、治国、处事只有利用"无为"功能治理天下，办事才能顺利成功。"无为而治"，不是治国要什么都不管理，任其自理，而是指君王治国要先修"无为法"，在"先天无为功能中"有超常功能。

5．"天门开阖，能为雌乎？"道家称"泥丸官"为天门，为元神出入之处，指天之西北，为九阴一阳之处，为极阴之处，极阴（雌）生阳，故认为"天门常要开合，地户要永闭"。

6．"明白四达，能毋知乎?"是指不用阴六根：眼、耳、鼻、舌、身、意，就能思辨一切，世上、宇宙、万事万物都能利用超常功能而明白知道。功能人是什么都不想，什么都知晓。

"特异功能"又叫"人体潜能"，本来是人人皆有，先天带来的。人体潜能不是用在三维空间的，它用在六维空间和九维空间，因为在三维空间生存，婴儿学了后天知识，先天特异功能就逐渐退化了，修炼是返回先天状态，所以叫"损之又损，以致无为"。

（本文写于 1993 年）

附　录

　　英国剑桥大学的斯蒂芬·霍金教授被称为现代的"爱因斯坦"，他身残脑不残，有超人智慧，研究"弦学"又叫"超弦理论"，是当今最尖端的科学。他来北京讲学，门票卖到500元一张，一票难求，可是听众听不懂。这是中国科技大学原校长、著名科学家朱清时于2006年12月在香港讲学时解释霍金讲课的内容，说明现代科学竟与佛学暗合也与道学一致，很能启发人们的醒悟。

物理学步入禅境：缘起性空①

中国科学技术大学前校长　朱清时院士②

20 世纪是人类历史上一个有趣的时期，这个时期的人类一面尽情地享受着自然科学创造的巨大物质财富：核能、镭射、电子技术等等，一面却不了解甚至不接受它的一些基本观念。其实这些观念有大量严谨的科学根据，不过真正懂得它们的人太少，因此没有被人们重视和接受。

下面这则消息就说明了这种状况：

（中新网）北京 2006 年 8 月 19 日消息：霍金在昨天的科普

---

① 本文是朱清时院士 2006 年 12 月在香港九大高校联手合办的"学艺兼修·汉学大师——饶宗颐教授九十华诞国际学术研讨会"上所做的学术报告。

② 朱清时，化学家、教授、博士生导师、中国科学院院士，曾任中国科学技术大学校长、高等研究院院长。1991 年当选为中国科学院院士。曾在美国加州大学圣巴巴拉分校和麻省理工学院做访问学者，美国布鲁克海文实验室和加拿大国家研究院的客座科学家，法国格林罗布尔、帝戎和巴黎大学的客座教授，并作为英国皇家学会客座研究员在剑桥、牛津和诺丁汉大学工作。曾获 1994 年海外华人物理学会亚洲成就奖和 1994 年国际著名学术杂志《光谱化学学报》（Spcctrochemica Acta）设立的汤普逊纪念奖。

报告过程中只赢得了两三次掌声，全场几乎没有会心的笑——他的理论太玄奥，以至于大多数来自北大、清华的学子都说没太听懂。据北京晨报报道，昨天下午，北京国际会议中心排起数百米的长队。门口有人私下兜售门票——最少 500 元一张。询问退票的人也不少，大家都期待着一睹霍金风采。但两个小时的公众科普报告尚未结束，已有人提前退场——实在听不懂。

霍金这次讲的"宇宙的起源"，其基础是当代自然科学的最新成就——弦论。真正懂得这个理论的人，都会产生一种强烈的敬畏、惊讶和震撼感。本文尝试用大家听得懂的语言，大致解说一下弦论的主要概念，以期让读者体会些许的敬畏和震撼，并一窥宇宙的奥秘。

我们从当代著名的哲学家施太格缪勒（Wolfgang Stegmuler）在《当代哲学主流》[1]一书中写的一段名言开始。他写道："未来世代的人们有一天会问：20 世纪的失误是什么呢？对这个问题他们会回答说：在 20 世纪，一方面唯物主义哲学（它把物质说成是唯一真正的实在）不仅在世界上许多国家成为现行官方世界观的组成部分，而且即使在西方哲学中，譬如在所谓身心讨论的范围内，也常常处于支配地位。但是另一方面，恰恰是这个物质概念始终是使这个世纪的科学感到最困难、最难解决和最难理解的概念。"这就是说，一方面以"唯物主义"为标记的哲学广为流行，而另一方面"物质"究竟是什么？却又说不清。施太格缪勒正是在这里看到了"20 世纪的失误"[2]。

你可能会问，究竟什么是物质？它为什么是科学家感到最困难、最难解决和最难理解的概念？

早在古希腊时代，原子论者就猜想，物质是构成宇宙的永恒的砖块，万物从它所出，最后又复归于它；它不生不灭，不增不减，是世界过程绝对同一的起点和终点。物质作为普通的、不变的东西，必然是绝对的实体和基质。实体者，"实实在在"的客

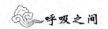

体之谓也。物质及其性质必须独立于人类的意识而存在，是客观的实体。

后来，以牛顿力学为基础的经典物理学，继承了上述古代原子论的观点，把物质归结为具有某些绝对不变属性的质点的集合。质点概念本来是对作整体运动的固体的一种抽象，但它在液体、气体乃至热现象中的应用也获得了成功。对于所有这些能够具有机械运动的物质形态，物理学称之为实物。在当时的自然哲学中，又称之为实体。把物质归结为物体，进而把物质看成实体，这同质量在牛顿力学中的特殊地位和作用有关。牛顿之所以把质量定义为"物质多少"的量度，就是因为在任何机械运动过程中，乃至在化学反应中，质量始终如一。质量被理所当然地看成是物质本身所绝对固有的，被看成物质不灭或实体不变原理的具体表现。

以牛顿力学为代表的经典物理学在 19 世纪末所取得的巨大成功，使得认为物质是绝对实体的唯物主义成了在 20 世纪处于支配地位的哲学，正如前面引用的施太格缪勒的名言所讲到的。

然而，20 世纪爱因斯坦发明的相对论开始揭示出了物质的实体观的谬误。首先，相对论证明质量与速度有关，同一个物体，相对于不同的参考系，其质量就有不同的值。

想象一个在推一辆没有任何阻力的小板车，只要持续推它，速度就会越来越快；但随着时间的推移，它的质量也越来越大，起初像车上堆满了木柴，然后好像是装着钢铁，最后好像是装着一个地球……当小板车达到光速时，整个宇宙好像都装在了它上面——它的质量达到无穷大。这时，无论施加多大力，它也不能运动得再快一些。

当物体运动接近光速时，不断地对物体施加能量，可物体速度的增加越来越难，那施加的能量去哪儿了呢？其实能量并没有消失，而是转化为了质量。爱因斯坦在说明物体的质量与能量之间的相互转化关系时，提出了著名的质能方程：能量等于质量乘以光速的平方。不久后科学家们发现了核裂变和链式反应，把部分质量变成巨大能量释放出来。现在知道原子弹的人，都相信质量可以转化成能量。

既然质量不再是不变的属性，那种认为质量是物质多少的量度的概念就失去了意义。既然物质与能量是可以相互转化的，能量并非"实体"，物质也就不能再被看做是实体。

与此同时，科学家对物质结构的认识也迅速深入发展。在20世纪30年代以前，经典物理学一直认为：物质是由分子构成的，分子是由原子构成的，原子是组成物质的最小"砖块"。1932年，科学家经过研究证实：原子是由电子、中子和质子组成的。以后，科学家们把比原子核次一级的小粒子，如质子、中子等看做是物质微观结构的第三个层次，统称为基本粒子。1964年，美国物理学家默里·盖尔曼大胆地提出新理论：质子和中子并非是最基本的颗粒，它们是由一种更微小的东西——夸克构成的。为了寻找夸克，全世界优秀的物理学家奋斗了二十年，虽然一些实验现象证实了夸克的存在，然而单个的夸克至今未找到，人们始终不识庐山真面目。对此，粒子学家们的解释是：夸克是极不稳定的、寿命极短的粒子，它只能在束缚态内稳定存在，而不能单个存在。

不仅如此，迄今人们所知道的300多种基本粒子中，除少数寿命特别长的稳定粒子（如光子、中微子、电子和质子）外，其他都是瞬息即逝的，也就是说，它们往往在诞生的瞬间就已夭折。例如，通过弱相互作用衰变的粒子有20余种。其中，$\pi\pm$介子的寿命大致为2.6×10^{-8}秒，即$\pi\pm$介子经过一亿分之一秒就衰变成了其他粒子。通过电磁相互作用衰变的粒子共两种，它们的寿命就要短得多了。$\pi0$介子的寿命是0.84×10^{-16}秒，η介子的寿命是3×10^{-19}秒。比起$\pi\pm$介子来，它们的寿命竟分别要短 8 ～ 11 个数量级。寿命最短的，则要算通过强相互作用衰变的"共振态粒子"（如 △ 粒子、∑ 粒子等）。它们的伙伴特别多，占基本粒子家族成员的一半以上，共 200 多种。它们的寿命之短到了惊人的地步，以至于人们很难用确切的形容词来描述它们的衰变过程；粒子物理学家即使利用最优的实验手段也已无法直接测量它们，而只能用间接的方法推算出它们的寿命。它们只能生活一千万亿亿分之一秒左右，即寿命大致是 10^{-28} 秒。

为什么绝大多数基本粒子都如此短命？如何理解我们的物质世界就是建立在这些瞬息即逝的"砖块"上？

在 20 世纪的后期，物理学的一个前沿领域——弦论的发展又使我们对物质的看法更进了一步。

什么是弦论呢？爱因斯坦在后半生中，一直在寻找统一场论，即一个能在单独的包罗万象的数学框架下描写自然界所有力的理论。他渴望以前人从未成功达到过的清晰来揭示宇宙活动的奥秘，由此而展示自然界的动人美丽和优雅。爱因斯坦未能实现他的梦，因为当时人们还不知道自然界的许多基本特征。但在他去世以后的半个世纪中，人们已构筑起越来越完整的有关自然界的理论。如今，相当一部分物理学家相信他们终于发现了一个框架，有可能把这些知识缝合成一个无缝的整体——一个单一的理论，一个能描述一切现象的理论，这就是弦论。它正在实现当年爱因斯坦满怀热情追求的统一理论的理想。

弦论可以用来描述引力和所有基本粒子。它的一个基本观点就是自然界的基本单元，如电子、光子、中微子和夸克等等，看起来像粒子，实际上都是很小很小的一维的弦的不同振动模式。正如小提琴上的弦，弦理论中的宇宙弦（我们把弦论中的弦称作宇宙弦，以免与普通的弦混淆）可以作某些模式的振动。每种振动模式都对应有特殊的共振频率和波长。小提琴弦的一个共振频率对应于一个音阶，而宇宙弦的不同频率的振动对应于不同的质量和能量。所有的基本粒子，如电子、光子、中微子和夸克等等，都是宇宙弦的不同振动模式或振动激发态。每条宇宙弦的典型尺度约为长度的基本单位，即普朗克长度（10^{-33}厘米）。简言之，如果把宇宙看作是由宇宙弦组成的大海，那么基本粒子就像是水中的泡沫，它们不断在产生，也不断在湮灭。我们现实的物质世界，其实是宇宙弦演奏的一曲壮丽的交响乐[3]！

有人会说，把物质世界看是宇宙弦演奏的一曲交响乐，不正是与物质的对立面——意识有些相同了吗？是的。按照当前流行的观点，意识是完全基于物质基础（我们的脑）而存在，但意识不是一种具体的物质实在，因为没有人在进行脑科手术时在颅骨内发现过任何有形的"意识"的存在。我们都知道贝多芬的交响乐，可以用一套乐器把它们演奏出来，但这套乐器本身并不是交响乐。意识是大脑演奏的交响乐。这个图像为理解"心物一元"，即意识和物质的统一，开辟了新途径。

有人还可能说，无论宇宙弦多小，无论人们能否观察到它们，宇宙弦总归是客观实在，它们是组成物质世界的基本单元，因此物质世界也应该是客观实在。此话不准确。组成物质世界的基本单元是宇宙弦的各种可能的振动态，而不是宇宙弦自身，就像组成交响乐的基本单元是乐器上发出的每一个音符，而不是乐器自身一样。

在弦论之前，物质的实在性体现在组成客观世界的砖块是上百种原子，这些原子都是由质子、中子和电子等基本粒子组成。这些基本粒子都被当做是物质实体，都是组成物质世界的"超级砖块"，因而可以把物质世界看做是物质实体。在弦论之中，情况发生了根本变化。过去认为是组成客观世界的砖块的基本粒子，现在都是宇宙弦上的各种"音符"。多种多样的物质世界，真的成了"一切有为法，如梦幻泡影，如露亦如电，应作如是

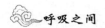

观"。(《金刚经》)物理学到此已进入了"自性本空"的境界！

有人会想，天啊！物质都不是客观实在了，那么世界上还有什么东西是实在的吗？回答是，有的。事物之间的关系就是实在的。我们根据 20 世纪自然科学的进展，可以用关系实在来取代绝对的物质实体，即主张事物不是孤立的、由固有质构成的实体，而是多种潜在因素缘起、显现的结果。每一存有者都以他物为根据，是一系列潜在因素结合生成的。"观象、实在和存有被限定在一组本质上不可分离的关系结构中"。[4]

哲学家们在论述"关系实在"时使用的哲学词汇对你可能生涩难懂，我们还是用例子来解说。

我们看见一束红光，这是一个事件，是一个"果"。这个果是由多种因缘聚合而产生的。首先是光的波长值，这是"第一性质"，这类性质还有如物体的广延性等，是物体自身内在所固有，它既不依赖于观察者，也不依赖它物，也就是说，它是无对而自行确立的。我们把这些第一性质又称为"因"。其次，我们还需要具备其他一些条件，如眼睛正好睁开，没有色盲，往正确方向看，以及眼与光源之间无障碍物，等等。我们把这些条件称为"关系参量"，又称为"缘"。这些因缘聚合产生了红光这个果。"红色"这类颜色性质是"第二类性质"，其存在至少部分地依赖于观察者。"关系实在论"就是说，关系参量是不可消除的，没有它们，就不会有"看见红光"这个果，因而是实在的。

再举一个更清楚的例子。要得到一颗苹果树，首先要有一粒苹果的种子，这是"因"。但是单靠这粒种子也不会长成一棵苹果树，比如把种子放在仓库里，无论放多久也不会长出树来，所以单有因是结不出果的。一定要将种子放在土壤中，并且要有适当的水分、阳光、温度、肥料等等的配合，种子才会发芽长大，最后长成一棵苹果树，结出苹果来。这里的土壤、水分、阳光、温度、肥料等等，就是"缘"。所以"因"一定要配合适当的"缘"，在因缘和合之下，才能生出果来。

缘是许多的配合条件。缘有好缘，也有不好的（"恶"）缘。因此即使是同样的种子，结出的果也就很不相同了。比如，把种子放进贫瘠的泥土里，或者施肥不够，苹果树必然长得不大，结出的苹果也不会好吃。假如把种子放在肥沃的土壤中，加上细心照料，结出的果实就会香甜好吃。由此可见，同样的因遇到不同的缘，结出的果便会很不相同。同时，由于缘是由很多条件配合而成的，所以缘会不停地变化着。既然缘会影响果，而缘又在那么多条件配合下产生作用，假如某个条件改变了，甚至消失了，那么果便可能不再存在。在苹果的例子中，如果天旱缺水，苹果树便会因之枯萎。所以当因缘散尽之时，果就会灭。换句话说："因缘和合而生，因缘散尽而灭。"

有的读者可能已经发现，以上这些关于苹果的文字，是转述潘宗光《佛教与人生》[5]一书有关缘起法内容。所谓"关系"者，"缘"也，"关系实在论"其实与佛学缘起说的基本思想一致。

总之，在21世纪开始的时候，以弦论为代表的物理学真正步入缘起性空的禅境了。回头再看一下本文起头的那则消息，不难明白为何人们难以听懂霍金的那么生动的报告了，原因就是物质是实体的观念在人们的心中太执着了！

佛学认为物质世界的本质就是缘起性空。藏识海（又名如来海）是宇宙的本体。物质世界的万事万物都是风缘引起的海上波涛，换言之，物质世界就是风缘吹奏宇宙本体产生的交响乐。

《入楞伽经》云："譬如巨海浪。斯由猛风起。洪流鼓冥壑。无有断绝时。藏识海常住。境界风所动。种种诸识浪。腾跃而转生。"

这句偈语说：譬如一个大海，风平浪静，澄然湛寂，当阵阵烈风吹来时，使平静的大海，生起重重无尽的浪波，从此便如万窍怒号，天地晦冥，再没有停息澄清的时候了。宇宙的本体——藏识海（如来海）本是澄然湛寂，随缘常住而不变的。因内外境风的吹荡，便使寂然清净的本体，随变为浪潮起伏，跟着生起前面七识的种种作用。由此波浪互相撞击，奔腾澎湃，便转生一切境界，而无有止境了。

　　青赤种种色。珂乳及石蜜。淡味众华果。日月与光明。

　　非异非不异。海水起波浪。七识亦如是。心俱和合生。

　　这句偈语说：须知世间种种色相，乃至如地下的矿物，林中的植物，与天上的日月光华等等，追溯根源，也都是由如来藏识一体的变相。这些物体和藏识，在本质上并非相异，可是当它们形成万物之后，却不能说与心识的作用是无异的了。譬如海水既然转变成为波浪，波浪的形式与作用，和整个的海水便不同了；可是波浪的根本，还是由海水所转变而来的。由物的方面来说，万类的分齐差别（分化和归类）也都是从此一体所化生。由心的方面来说，七种识的分别作用，也都是由如来藏识所转生。又因心与物的和合，发生世间种种事情，于是本来澄清的识海，便永无宁日了（按：青赤等种种物色，是指眼根色尘的对象。珂珮是指耳根声尘的对象。乳及石蜜，是指鼻根香尘的对象。淡味众华果，是指舌根味尘的对象。日月与光明，是指身根触尘的对象）。[6]

　　这里海水与波浪的关系，正是弦与音乐的关系。它们也正是物质世界与宇宙本体的关系。当我弄懂了这个道理的时候，心里充满了敬畏和震撼。读到这里，你可能感到："科学家千辛万苦爬到山顶时，佛学大师已经在此等候多时了！"

引文

[1] 施太格缪勒：《当代哲学主流》，第536页，商务印书馆，1992年。

　　[2] 罗嘉昌：《从物质实体到关系实在》，序言，中国社会科学出版

社，1996 年。

　　［3］B．格林：《宇宙的琴弦》，李泳译，湖南科学技术出版社，
2005 年。

　　［4］罗嘉昌：《关系实在论：纲要和研究纲领》，载《场与有》（一），
第 78 页，东方出版社，1994 年。

　　［5］潘宗光：《佛教与人生》，复旦大学出版社，2005 年。

　　［6］南怀瑾：《南怀瑾选集》，第九卷《楞伽大义今译》，第三章，复
旦大学出版社，2005 年。

附：

朱清时院士："荣休"之际①

　　对于朱清时院士个人来说，2008 年是个重要年份，不久后他
就要在中国科技大学校长的位置上"光荣退休"了。今年仅 62
岁的朱清时，已经做了 2 年副校长，10 年校长。

　　他似乎永远是走在前面的人：1974 年，"文革"还未结束，
他已经开始大科研项目的组织实施。1978 年，科学的春天刚刚来
临，他已经准备走出国门，接受最前沿的科研浸染。1991 年，在
他 45 岁的时候，当选为当时最年轻的中国科学院院士。

　　他的选择有时异乎常人，他的做法有时违背潮流，他的思想
有时也不那么主流。甚至，他的追求也不那么"与时俱进"。

　　其实，他成长的年代并非英才辈出的年代，他所处时世也
并非"时势造英雄"的时世。有人说人生重要的就那么几步。
朱清时说，人生的确有几步是非常重要的。但他每一步都认真

---

　　① 本文是《科技时报》记者杨虚杰对朱清时院士的采访报道，刊于
2008 年 7 月 8 日《科学时报》。

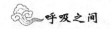

走好。

追寻他的内心世界，若不是他对自然科学轻而易举地驾驭，或许他更应该是个诗人、思想家、哲学家。在他还是一个少年时，他就被柳宗元"千山鸟飞绝，万径人踪灭。孤舟蓑笠翁，独钓寒江雪"的简约与气度吸引，从此，他都在追求这种美。

燕雀安知鸿鹄之志，谁解雪芹红楼之味？

[作者注：老子所说的"道"不是孔子讲的"一阴一阳谓之道"的"道"，不是二，是三。"三生万物"，三是道冲，是盅、是三、是中，是造成阴阳的"中"，是"缘"，是时间、条件、地点；不同的"缘"就是在不同的境界中，不同的条件是相生、相克、相辅相成的，"道"是结合阴阳的"中"，是零物质，在内丹修炼中就叫真土、真信、真意、刀圭，它有三界九个规律。三界在有界的规律是有无、相待、化生流行始终；在有无界的规律有三个：自然、无为、返本；在无界只有一个规律：无无。当我们完全悟到前五个规律，我们在有界；如果还未进入有无界，我们是无法悟到什么叫自然、返还、有无三个规律的。不到无为境界，也无法理解这一规律，等将来进入了有无界和无界时，我们才敢说什么是老子说的"道"了。道是"三界九律"，也是连接"三界九律"的"缘"，不练功是不可能完全理解什么是"道"的。练内丹就叫"修大道"，其教科书就是《道德经》，是老子修炼经验的总结，但是后来被人们随意解读得面目全非了。所以公元124年，千古"丹经王"魏伯阳才不得不写了《周易参同契》，认为周易、大道（内丹）、黄帝老子学说是契同的、契合的。此书后来被纪晓岚收编入《四库全书》的"子部"，使此书得以流传，我们今天才有缘得以亲睹。]

怎样修炼金丹大道

丹道周天的修炼方法，各门派入手各有不同，但万变不离其宗，不外乎是收心止念（后世也称炼己），即通过把意念集中在身体的一定部位，在此基础上，慢慢地训练到入静的状态，在入静的状态下，返观内照下丹田。如此，则在下丹田慢慢聚集起精微的先天气来。

所以，先天之气是在无念状态下所产生的一种内气，它无须外来。因为外来之气由于掺杂了过多的后天意念，所以大多是后天之气，气质不纯，不能用来结丹。

随着静定功夫的增长，气在丹田之中越聚越足，这时也可能会产生自发的气通周天现象，对此任其自然。还是要专注一念在下丹田上，久而久之，生殖器官以及下丹田会出现一种兴奋的状态，表现在男性是生殖器勃起，女性则是子宫与阴道的阵阵收缩。这种现象过去叫"活子时"。活子时的出现，表明人体内部先天元气发动起来了。若以现代医学而论，是性腺功能增强，性激素分泌增强，而性激素与人体抗衰老和恢复青春有密切关系。尤其对老年人来讲，此时有人还会出现头发由白变黑、落齿重生的奇迹（对老年修炼者，华山派中还有一种"敲竹唤龟"的秘法，来帮助老年人练活子时）。

那么活子时出现了，是不是可以进入下一步采药了呢？

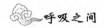

不是！

这是个关窍的地方。一般的丹经书里讲，要分清活子时的清浊，有念是浊，无念是清；有念不能采，无念可以采。其实即使无念，也不一定能采，因为这时的气还弱，而且不纯，里面还有"火气"，若这时就采，轻者炼成幻丹，水中捞月一场空；重者头晕目眩，甚至引发"喷顶"现象（即引发高血压甚至脑溢血）。所以对活子时一定要搞清楚，不可盲目学，必须要经师承口授（意守鼻尖，是防止保护大脑喷顶的秘诀，是防止意守上丹田时容易出现高血压的方法）。

按道家各派心法，必须到"正子时"方可采药（注意：正子时这个术语各门派的含义是不一样的，不要混用）。在道家各派里，所谓正子时是指出现下述现象，即酥麻胀满的兴奋状态（而不仅仅是生殖器勃起），呼吸也出现变化，有胎息的现象，当此之时才进行下一步采药。

所谓采药，是把下丹田的先天之气采回来凝聚成丹。如何采药？包括有采有还，有一套心法，这里不细述……如此练下去，不断出现正子时，不断地采药，反复出现正子时，不断地采药，反复地采，反复地练，最后在下丹田慢慢地结成了一颗真正的"金丹"了。

待金丹采足到了一定的程度，才能运转丹道周天。何时算金丹采足了？必须采到马阴藏相，阳光三现。所谓马阴藏相，是指男性生殖器收缩变小，犹如孩童一样——这是精气内敛，精已炼化为气的现象。到此阶段，不会再出现后天欲念了，已断绝生育本能了（但还能用一定的方法返还到可以生育的状态）。对女性而言，修到这一阶段，会出现斩赤龙现象（即断除月经）。

顺便扩展来讲一下，马阴藏相这一关是非常重要的，是入世法和出世法分界的地方。世界上无论哪一种修炼术，都必须先解决性欲问题，因为只有做到不漏精（经），才可以进入初禅。而初禅作为根本禅，是一切禅定的基础，也是一切高深功夫的基础。如果入不了禅，还在欲界定里面，老是在欲界里打转，还是个凡夫。

道家丹通过"采药"达到不漏精的法门，在诸多修炼术中可以说是最为殊胜、最为方便的。这里大概做一下比较：

佛家功：佛家的显宗，修不"漏"入禅定的方法是先斩"淫心"，即通过修习不净观（白骨观）的方法，把人体想成是污秽、肮脏、脓血与粪便的集合体，从而在心理上产生厌弃，不起淫欲。淫心一断，淫根自然断除，可以不漏。但是食、色是人生大欲，人本由淫欲而生，所以想真正断除淫欲，实在是很难的事情。所以到了现代社会，显宗已经很少有人能进入根本禅，更不要说究竟圆满的"灭尽定"了。练功应该心里欢喜、身体快乐，佛家叫"喜乐"，坐禅不能枯坐，要有快意，甚至自始至终，要以"快意为纲"，但不能胡思乱想，脑中想入非非，想男女之事，要"自身本自清净"，又要"见性"，内丹是属于人的体内阴阳气的相互交合，称为坎离交、心肾交，不论清修派（独自一人修炼）或双修派，都必然会产生一种类似男女交媾似的性感觉，有了这种感觉，也证明身体内部精足气满、阳气足、气血旺盛，所以内丹书上说："顺则排而生人；逆取则成仙。"没有这种人性的感觉，只能算练练气功，要想达到无为境界返还到先天地步，是不可能的，许多人打坐练禅定盘腿几十年，一无所获，因为这种枯禅、死禅如同炒空锅，一无所得。所以六祖慧能说："住心一处观静是病非禅。""生来坐不卧，死去卧不坐，一具臭骨头，何谓立功课。"甚至说禅定不是真佛法，真佛法是明心见性。

密宗（藏密）好一些，它不反对淫欲，而主张以毒攻毒，借淫欲来修炼，进而达到不漏。这主要表现在拙火定的秘密修

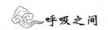

持上。

拙火定的修法，目前流传于世面上的法本，实际上只是入手修炼的基本功。在基本功有了一些证量之后，还要修"双定"，即通过男女双修的方法，借淫欲使红白明点融合，贯通中脉，固精不漏，达到永断淫根的目的。

瑜伽的修炼，与藏密有着很深的渊源，方法上总也脱不出佛家显密的基本路数。

道家气功，早已认识到断淫对修持的重要意义，一直把这一点放在修炼的首位。道家功中断淫根的方法有两种：一是双修；一是清修（就是独修）。

双修的法门，大体上与藏密的双修接近。当然，道家功有他独特的地方，但不是借男女双修来炼的，效果和弊病与藏密相同，这里不细说。

而清修的法门，就是我前面所阐述的借采药修到马阴藏相，断除淫心淫根。这个法门，由于不须男女双修，没有偏差与弊病，而从气脉修持入手，一步一步走下来，比单修"不净观"容易入手与掌握。因此我说，仅就断淫的方法而言，道家功中采药一法，可以说是非常精彩和方便的，是妙法中的妙法，法要中的法要！（金丹不是实物，是人身能量、精气神的凝结，表面为光辉，有许多种）

还是回到丹道中来讲，采药采到马阴藏相、阳光三观（眉间三次特殊的闪光）时，下丹田中的丹已经凝结成一颗金丹（炁）。然而让这颗金丹再沿着督脉、任脉来运转，才叫丹道周天，也就是说——先结丹后再转周天——如果不结丹就转周天，那还是"气丹"，还不是真正的丹道周天中的"金丹"。气丹在人死亡之后就散掉了，不管用了。气丹虽能消除一些疾病，但不能超脱生死，而真正的金丹可以帮助超脱生死。金丹循着督脉上升的过程，丹道称为"肘后飞金晶"，丹气上来了，到了夹脊先不让它过去，气堵在这里越来越足，聚到差不多的时候，突然一下把它打开冲到头顶，也就是说这个丹要从丹田经过督脉，搬到头顶上去。这个搬的过程，也就是炼的过程。因为这个丹虽然已是金丹，但还不是很纯的大丹，还有些杂质，需要进一步炼，按照道家功来讲是还有些阴气。怎样炼呢？循着督脉上来，在上升的过程中金丹就被五脏六腑吸收掉了，变成纯阳之气上到头顶，然后还要下到任脉。下的时候不再以气的形式下来，而是变了，变得像液体状态，过去称"玉液"（金液是更高层次的），是感觉有一种唾液似的东西下来，这就是金丹。也不用刻意去吞，它自己就咕咚咕咚地下到口内来了，小的像水滴似的，一滴一滴地滴下来，大的就像鹌鹑蛋那么大。感觉是非常舒服的，过去丹经里称"甜如蜜"即像蜜那样甜，但比蜜还好吃，还有叫人参果或长生酒的，说的就是这个东西。它从颚掉下来，还伴有一种凉爽舒服的感觉，落到中丹田，再入下丹田，这才是整个丹道周天的过程，在道家功中叫大药服食。这个大药实际是丹田气凝结出来的精华，经过这样的炼化又回到下丹田中，这就是玉液还丹的过程（后面还有金液还丹过程，还丹是补还精气神足的现象）。

在走丹道周天的过程中会出现一些现象，如"两肾汤煎"、"丹田火炽"、"身涌鼻抽"、"脑后生风"、"两耳鹫鸣"、"眼吐金光"等，也就是说两肾感到温温热热的很舒服，身体会不由自主地抽动涌动，鼻子会自动抽搐；脑子后面好像有呼呼的风声；两耳有鹫鸟鸣叫之声等等，许多特殊的感觉，往往还伴有一些内景，如出现天宫、鼎炉、日月、龙虎等现象（这种现象的出现，叫"六根震动"，出现了不同景象，代表功夫练到不同的层次，也叫出现不同影相）。

丹道周天打通之后，通过慢慢地意念内守、温养，就会进入闭气胎息，八脉俱无的状态，实际上就是入定了。事实上道家的闭气胎息阶段，相当于佛家功所讲的由初禅、二禅、三禅到四禅灭息定。过去有句话叫"初禅念住，二禅息住，三禅脉住，四禅灭息定"，还有四种定共有四禅八种定，是进入初禅时后天的意念停止了，这时才能算入定。一般讲的修定，只能算是入静。因为只有到念住、息住、脉住的时候才能算是入定，真正的禅定。就是说通过丹道的修持，同样达到了佛家所讲的禅定状态，在这种禅定状态下，道家功还要进一步练下丹田中的金丹。十月怀胎，三年温养，不断地往下练，反复地炼养，做到神气相抱，神和气能够紧密地团在一起，过去叫"婴儿显形"，现在有些功法中也有"婴儿显形"的内容，只是借一个名词而已，大家不要混为一谈，练不到初禅以上，根本不可能有"婴儿显形"，只可能是幻丹显形，是后天识神的功用，不是金丹大道！只有在丹道周天修完后才有"婴儿显形"。下丹田会出现一个小人，实际上由金丹凝结成的。慢慢地练，使它越来越成熟，最后要修"出神"，把"婴儿"放出去，从顶门放出去，这是道家功里讲的出阴神。出神有出"身神"、"阴神"、"阳神"之分。所谓出"阴神"是一部分意识体出去了，过去叫灵魂出壳，是身体某一部分上的气在意识体的带领下出去了。最常见的肝和肺的气，有时也可能是心气或某个关节、某个经脉上的气出去了，出阴神是没有危险的，也比较容易练到，意识体可以在外面转一转、看一看（甚至遨游山河大地）。因为出阴神丹道周天未通，出去的只是身体一部分的气，所以不要紧。而真的闭关后出"阳神"就不能乱跑，再四处去看就出问题了，肉身就会和阳神脱离回不来。出阳神开始一般出去一步马上回来，因为一出去后，就会有许多幻觉出现，周围阴气就变化出很多的幻景来。如果不懂得其中诀窍，就容易坐化，所以神出来之后，就得马上回来。这样反复练，就像小孩子学走路，先让他一点一点地走，最后能到处走，没有妨碍时，道家功里的阳神出窍就已经练成了。这时候就到了身外有身的功境了，除了肉体之外，好像还有另外一个身体，先天气带着神出来了。继续练到最后，这个肉身也要转化掉，转化成气身，它可以聚则成形，散则成风，藏密把这个境界叫"不死虹身"，指人可以化成光任意变幻（所谓虹化，则是指人临终时化光飞去）。肉身都没有了，实际相当于道家功中的阳神成就，像彩虹一样可以显现，也可以消失。到这一步就可以自由地主宰自己的命运了，生命就可以超越一般物质规律的限制，成为一种永恒的存在了（而不像肉体那样要消亡）。因为元神、先天气这个东西和虚空的物质是一样的，可以任意地散，任意地聚，可以长久存在，与天地同寿就是指的这一层。

在出神的基础上，还要继续往上练，前面这几个修炼阶段依次是：炼精化炁，炼炁化神、炼神还虚、炼虚合道，这些是道家丹鼎各派历代祖师总结出来的丹道修炼步骤。神炼完之后，进一步修心性，使之更加纯净和虚空融为一体，即是炼神还虚。最后炼虚合道，只有合道，才能跳出三界外，不在五行中，超脱生死轮回。

这就是道家气功中金丹大道的修炼次第。在师承口授当中，一步有一步的方法，一步有一步的验证，非常科学，真正是一门生命修炼的至高门路，但是都要有诚心、决心、恒心，把修炼当成终身事业，所以炼内丹也是一门尖端科学的研究。

丹道学问至今有五六千年历史。丹道修炼之学的创立，反映了我中华民族不屈不挠、征服自然、维护生命尊严的伟大精神。五千年的历史长河中，无数大德大智、高真大隐、贤哲圣者不计名利、不计得失，为征服自然、探索生命真谛付出了毕生的精力。这一切奋斗之目的也只是为了我们人类能生活得更加美好，使我们人类不被天地自然所控制与摆弄，《金刚经》（上）第七品中说，自古一切圣贤之人，和凡人的差别就是圣贤人无不要经历过"无为法"的过程。

丹道乃实人、实物、实证之事，丹道决非唯心之说，决非迷信，更不搞偶像崇拜，不信仰与崇拜"神权"。丹道修炼注重自我生命的存在与价值，乃是一种独立自主之精神支撑着修炼者。求神拜佛，祈求神灵大师保佑护持，乃是放弃自我之个体、依赖他物的一种消极逃避的人生态度。对此，丹道修炼者更是极为反感与厌恶。"人定胜天"、"我命由我不由天"才是修炼者的奋斗理念与人生观（全真派南宗初祖张伯端在《悟真篇》中说："我命由我，不由天"）。

丹道修炼是以自我生命体为实验品，并建立在天人合一的思想上，以期完善我这个有缺陷的肉体生命与人生，希望能达到与完满无缺的"天道"相融、相生。故此又可以说，修炼者若无极大之毅力与实践精神，以及不计成败得失的忘我精神，是绝难全部成功的。故此，也可以说丹道学就是我们中华民族与大自然作斗争，并改造自然，完美人生的尖端学问，其中积极向上的伟大奋斗创造精神，更有甚于现代科学家们对于现代科学的汲汲追求。

若有人说，丹道修炼之学根本就是虚假和不切实际的，并用现代科技理论以解释之。其实现代科技仅有数百年历史，而丹道学已有五六千年历史。现代科技之发达以及它所带给我们的便利是举世公认、毋庸置疑的，但是并没有达到万能之地步，现代科技并非达到能解释天地宇宙间一切是非真相、真理奥义的地步。现代科技仍在自我完善与进步，暂时不能与丹道不谋而合乎？因为它们奋斗的目标是一致的，皆是使人类由必然王国走向自然王国。

世上只要有其事，必有其理，因未有者，在于我们学识不足；世上有其理者，当有其事，所以无者，在于我们经验不够，科学之所以称为科学而不名迷信，就在于不断地自我否定与完善。

从某种意义上说，现代科技是人类对困难的一种变相逃避，一种变相消极。因此，曾有人戏称现代发明创造是懒人的结果。比如：一段遥远且崎岖的路途，以至于我们这个肉体生命用双脚是难以完成跋涉任务的，于是我们动脑子，发明创造出代步工具如：汽车、自行车，继而飞机等，以此辅助工具代替人类完成跋涉目的，如是形成了人对机械的依赖，人反成了机械的奴隶，从另一个角度来说，人的尊严已经丧失。

但是丹道科学并非如此，而是迎难而上，想办法完善、完美自我之心灵以及肉体功能，使空间距离以至时间之箭皆不能成为我之障碍，不须借助外物，以期达到相同之结果。

现代科技是以外物作为实验对象，丹道科学乃是以自我身心作为实验对象。因此现代科技可以一代一代完善，一代一代地发展，能保持其连续性。如果前人发明了某种机器，后人可以在前人成功的基础上完善发展，因此，现代科技之优点显而易见，可以说是一种接力赛。而丹道科学则不然，如果前贤从头开始，一步步验证，直至成功，并将其方法与详细过程记录下来，而后人也只能凭藉此方法，但必定仍得从最初步开始，来实现自我之升华，再后来者，亦复如此。可以说，丹道科学是一种个人独立赛。因此，丹道科学虽有五六千年历史，但几乎仍停留在开始之阶段，只留有一大堆前贤高真大隐对此方面研究的大量文献而已。

正因上述之原因，现代科技逐渐占住了主导地位，凡是才能、学识与聪慧的人绝大多数都投入到了现代科技的研究中，并不断推动其进步，而丹道绝学，少有人问津，正因为如此，使丹道科学日益为人不识。现代科技已被人共认，凡研究现代科技者，即使终其一生亦未能攻克某一难关，但也会赢得绝大多数人的尊敬。可是，对丹道研究者，如能成功，固然能引起世人的广泛关注与崇敬甚至盲目神化，如：魏伯阳、张紫阳、吕纯阳、张三丰、全真七子等，但也有终其一生，因条件不具备而未能成功者，此辈先贤又莫不默默无闻，不但未能得到人们给予其应有的尊敬，反而受到不断的抨击和嘲讽，因此说，研究实证丹道，非是有超凡之见识、超凡之毅力、圆融灵活应世之才干与不计名利得失、功过是非的大丈夫、大英雄、大豪杰而不可为。所以钱学森钱老认为人体科学是当今世界上最最尖端的科学，最后将引发一场科学文化的大革命，此言不虚也。英国科学家李约瑟称之为"生理炼丹术"。

怎样研读《伍柳仙宗》一书

研读《伍柳仙宗》一书，总的指导思想应该是：首先是继承，在继承的基础上求得发展。发展本身就包含着否定，没有否定就难以或不能发展。正确的态度是：既肯定，又否定，如此才能在继承的基础上求得新的发展。本此精神分作五章进行探讨。

第一章 性命双修

"命功"是指修炼肾气，精气；"性功"是指修养精神，修心，修本性，"性"就是"神"修神。

第一节 佛道同源皆主性命双修之理

首先，必须明确佛道两家的根本大法都是性命双修。但是，后世却流传着这样一种说法，即佛家修性，道家修命。此乃片面之言。持此观点的人，可以说是既不懂佛，也不懂道，原因是未得佛道两家功法的真传，若得真传，则知佛与道所修之法，都是性命双修。道家的昌祖曾明确地指出："修命不修性，如何能入圣？"佛家达摩老祖所讲的："二侯采牟尼，四侯有妙用，六侯别神功。"不是已经明确地流露出了佛家命功中的奥秘了吗？至于六祖在《坛经》中讲到的"有情来下种"和"淫性即佛性"更是直截了当地露出了命功的天机，只不过是没有讲明具体的做法而已。六祖慧命之道，实密而未传，所传者无非不谈或很少谈及慧命之道，而只谈修性而已（慧命之道就是"修命功之道"）。如柳华阳在《慧命经·工夫直论》章中叙述了他和他的俗堂弟的一段对话。他先介绍了一下他的堂弟，他说，余有俗堂弟，字道宽，法名原明，久住金山，以得金山之法，后往怀邑勇水菴为方丈。下面就是他们之间的对话。

原明说：对于漏精一事，"禅教原不问此事，似过涵灌，只悟自性，不必究他"。柳华阳说："既有走漏，则与凡夫淫媾是一样的。"《楞严经》云："淫身淫心淫根不断，如蒸砂石，欲其成饭经百千劫祇名熟砂，必入魔道，轮转三途，终不能出。怎能说，禅教不问此事？只不过世尊慧命之道，后世少传，不得而知而已。岂无此道哉？"因此，无论如何不能认为佛家只是修性，而不修命，更不能说佛家没有修命的功法（采"牟尼"就是采"药"。"采药""采牟尼"就是采"精气""神炁"）。

还有一种错误观点，就是认为佛家没有炼精化炁、炼炁化神、炼神还虚、炼虚合道的全过程。其实不然，这个练功的全过程，在佛家功法中也是有的，只是名称不同而已。下面我们做一对比说明。

（一）炼精化炁

道家称之为炼精化炁，又说留得阳精，决定长生。一般人多认为此为道家功法所独有，不知佛家亦有此法。佛家虽未明言炼精化炁，但却明确指出："戒淫修梵行，以出欲界者也。"且达摩所说的"二侯采牟尼，四侯有妙用，六侯别神功"即此法也。（一侯指二十分钟）

（二）炼炁化神（炁为无火，火代表君火、相火，君火为元神，相火为后天意念）

此即道家的炼精化炁之后，伏炁胎神之法也，亦即佛家的四禅，初禅念住、二禅息住、三禅脉住、四禅灭尽定，以出色界者也。

（三）炼神还虚

道言炼神还虚，佛言超出无色界之上，或称始成正觉，如来出现。

（四）炼虚合道

道言炼虚合道，佛言形神俱化。

所以道家刘海蟾真人云："真个佛法便是道，一个孩儿两个抱。"张紫阳真人也说："佛珠还与我珠同，我性即归佛性海。"此道家自言佛法即仙道，仙佛同一性也。

以上是读《伍柳仙宗》一书应该明确的第一个指导思想。抓住这一问题，也就抓住了《伍柳仙宗》全书的实质所在了。

第二节　性命双修的基本原理

柳华阳曰："欲修大道者，理无别诀，无非神炁而已。"伍冲虚也说过："仙道简易，只神炁二者而已。"神—炁，即是一阴一阳。炁者，是指先天炁，即肾中真阳之精也，静则为炁，动则为精，炁与精实为一物。因此，言炁即已包括精在内了。人因此而得生，亦修此炁而长生。神是因为修炼此炁而能延长人的寿命，所以，亦即元性，为炼金丹之主人。修行人能以神驭炁，及以神入炁穴，神炁不相隔碍，则谓之内神通；能以神大定，纯阳而出定，变化无穷，谓之外神通，皆神之能事，故神通即驭炁之神所显者也。

由此可见，神炁二者的关系是极为密切的。可是古代的群书，或有详言神，而略于炁者；或有详论炁而略于神者。为什么会有这种现象呢？此乃古人受天机不可泄这一思想的局限而使然，因而使后人不能明白神炁二者的密切关系，及其互相作用，以致造成不能全悟，不能全修。要知道，佛道大法，皆以元神、元炁二者双修为本，所以称为"性命双修"。

炁为长生之本，先天炁，即真阳之精，世人耗尽此精炁，则会丧生，若能返还此精炁则能长生。所以，古人云："炁是添年药。"又云，"留得阳精，决定长生。"人生在世，有谁不想长寿呢？可是，长寿之本乃在于保精。保精的重要性，人们在日常生活中都会有亲身的体验。如失精过多，房事过度，必然会出现精神不振，记忆力减退，头昏眼花，腰酸腿痛，全身无力等症状。保精与失精是一对相互依存的矛盾的两个方面。保精是人的生理上的需要，泄精也是人体生理上的需要。性欲是人身体发育到成熟时期的生理上的要求，是一种本能。男子长到十六岁以后，身体发育成熟，若未得真师传授修炼之法，阳精便会拱关而走漏，或因性交而泄精，精尽则亡。女子十四岁天葵来月经，发育成熟。

那么欲求长生而想保精，实行禁欲的方法行不行呢？回答是否定的。若不得炼精之法，即使因节欲而不泄，终难保住。再者，即使不遇女性，当出现性冲动，实行压抑的办法，炁也会散掉的，如性冲动后所出现的腰酸症状就是炁散的标志。由此可见，要保精就必须有保精之法，单纯依靠禁欲来保精是保不住的，即使保住，也不能发挥精炁产生后所应有的作用。所以，积极的方法是炼精而不是保精。炼精之法，是以神驭炁，神行则炁行，神住则炁住。所以修长生之主是神，但是神又非得炁作为定基而不能长住。

故双修之理缺一不可，少神则炁无主宰而不定，少炁则神坠顽空而不灵。炼精的具体功法，讲周天功时再做详细介绍。

第三节　对性命双修的种种误解及其危害

古书中对神炁多不明讲，而用众多的比喻隐语，如用姹女、离女、妇、妻、我、汞、砂等来喻神，又以婴儿、坎男、夫、彼、金、铅等等来喻元炁。正是由于这些不明确的隐语，使人陷入迷魂阵中，再加以坏人传邪法，利用这些隐语以惑人。妄说以女人为彼家，以阴户为鼎器，以行淫为配合，以淫妮久战而诳人曰采取，取男妮之秽精、女妮之浊涕，而吞之曰服食，此乃异说也，此足以促死，怎么是大道呢？此乃不明神炁二字之旨，未晓性命双修之真谛，而妄言妄猜，或受诳人之害所致。所以，欲明金丹大道，必须首先弄明白神炁二字之旨，方可修炼有成。否则，一陷邪道，便会身败名裂，并致夭亡。可不慎哉？

第二章　传统周天功法正宗

周天功法是中国传统内功中的一种筑基功，它的本质和最基本的要领是性命双修。共分八个层次或次第。古代的气功书籍对此多不明讲，有的甚至故意将次序颠倒，所谓秘法不能传于非人。今根据古典丹功书籍及师傅传授，并结合本人练功中的体会，将周天功的全过程如实介绍，以供有志于中国传统气功研究者及练功者研究之用，目的在于弘扬中国传统丹功，使广大丹功爱好者从中得到启发，辨别当前社会上传法教功中的真伪，以便有所取舍，共谋丹功事业的真正繁荣，使祖国的传统文化得到发扬光大并走向世界，增进世界各国人民之间的文化交流与友谊，为整个人类的健康幸福做出应有的贡献。

下面分为三节作一介绍：

有人把心肾交、坎离交打通任督二脉叫小周天，小周天靠自动的，可谓"周天功"，分为"意念周天""集炁周天""丹道周天"。小周天指炼精化炁阶段活子时出现，下丹田炁动药生精炁神运转任督二脉间为小周天，有意引导走皮下的功夫，完全是靠后天口鼻之动完成，我们不要用意领，要用先天元炁发生直达骨髓。打通任督的方法叫集炁走小周天。大周天指炼炁化神过程中，正午时出现采大药长久人丹，是从有为过渡到无为阶段，化炁为神使二炁化为一炁，使元神纯阳可以出窍，"十月养胎时"

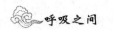

出现的现象。

第一节　小周天功法概述

小周天功法，现在已经成为一种流行功法了。但现在所流行的小周天功法是教功人用口念穴位的方式进行引导，或练功人以意按着穴位来转周天。从下丹田→会阴→尾闾→命门→夹脊→玉枕→百会→印堂→膻中→肚脐→下丹田，这种练法正是古人所批评的那种"炉内若无真种子，犹如水火煮空铛"。柳华阳说这种练法就好像是用水火煮砂石，终不能把砂石煮成熟米饭一样，完全是白费工夫。这种练法不但无益，而且往往会出偏，如出现头胀，有时像在头上箍了紧箍咒一样，有不舒服的感觉等（不要用意领周天的方法）。

小周天功法正宗传统的练法，柳华阳在《慧命经》中通过解释《宝积经》中"和合凝集，决定成就"这句话，作了概括性的介绍。首先，他指出："和合凝集，决定成就"这句话是世尊的密语，大藏一教之秘文，即性命双修之法宝。并说，此道自汉明帝至今，并无一人宣讲，独有达摩、寂无二祖师密授。达摩微露，而寂无著有经典，阐扬此道，可是他的徒弟们藏闭其书，亦未能流传。柳华阳有鉴于此，遵照壹云老师之嘱，及其所传的全诀全法，全部加以介绍，使练功者通过实践来掌握此功法，以早成大道，避免陷于旁门，得疾病而夭亡。

其次，柳华阳对"和合凝集"四个字分别作了解释。"和"者是指用中心之阴炁，去和肾中之阳炁。阴炁得此阳炁，则有安心立命之所，所以叫做"和"。"合"也就是神与炁相结合，也就是产药之侯也。"凝"者，是凝神之法，即以神驭炁，"神返身中炁自回"，返还之妙法，也就是采药之方。"集"者，是集命之方，命不集聚，不成菩提，即将药收归炉内，进行炼药成舍利也。由此可见，"和合凝集"四个字乃是调药、产药、采药、炼药四步功法。当炁归炉炼药之后，则丹田发热，真机发动，其快乐之妙不可以言语形容，到此，当自保守，速转法轮，即行周天之火也。这就是"和合凝集"决定成就之妙法。

《伍柳仙宗》一书对小周天功法，做了详细的介绍，在当时，在天机不可泄露这一思想的束缚下，可谓讲得已经够明白的了。但是，在今天的历史条件下，则又显得还不够明显，层次还不够清楚，读此书而练功，还感到有很大的困难。今本着发掘整理我国古代传统功法，并使之发扬光大的原则，根据师父之秘法，特将小周天功法的全过程，逐层加以具体说明，使练功者得有所本，不坠旁门，防止出偏。使身体健康，智力增强，悟性提高，为进一步修炼高层次的功法打下坚实的基础，以早日成乎大道，为富国强民，增进人民的幸福，共同做出贡献。

第二节　小周天功法诸层次

（一）入手处和入手法

练周天功必须首先弄清楚入手处和入手法。突破这一关是最难的了，这是因为古人在谈到入手处时，都是不肯明说的。如《悟真篇》中说："工夫容易路非遥，说破人人须失笑。"石杏林说："此道易生毁谤。"上阳子说："偶获一人两人之知，即来千人万人之谤。"吕祖说："不在心兮不在肾，穷取生身受气初，莫怪天机都泄尽。"以上都是古人关于入手处和入手法的说明。尽管吕祖说了"莫怪天机都泄尽"，可是，对于一个初练功的人来说，看到上述这些说明，也还是很难理解的，不得真师指导，是很难入手的。

我在说明入手处之前，先引用柳华阳在《慧命经》中的三句话：第一句是"有情来下种"；第二句话是"淫性即是佛性"；第三句话是一个"时"字。下面对这三句话，分别加以说明。

1. "有情来下种"，这句话引自《六祖坛经》。练功需有情，此乃修慧命下手之天机。若无此情，就好比农家种地无种子，怎能收成有望呢？今之练功没有成就者，实不知此情之过。

2. "淫性即是佛性"，六祖在讲了"有情来下种"这一关键的话以后，还怕人们对这个"情"字理解不透，于是更进一步指出："淫性即是佛性。"这里所说的"淫性"和上面的"情"字是一个意思，都说的是练功中出现的一种兴阳现象。练功中出现这种现象时既不要害怕，也不要轻易放过这个时机，或者在睡觉时没有做梦而出现兴阳的现象，这时也不要轻易放过这个时机。每出现这种现象时，都是兴工的好时机。正如吕祖所说："动时兴工，静时眠。"所以，不要把"淫性"理解为一般的性欲或性的要求。如果作这样的理解，那就错了。因此，要把"人情"和"道情"区别开。龙牙禅师云："人情浓厚道情微，道用人情世岂知，空有人情无道用，人情能留几多时。"龙牙禅师这几句话又进一步讲明了，在区分开"人情"与"道情"之后，还要看到二者的联系，看到它们之间相互转化的关系。当在正念情况下发生兴阳现象时，要及时兴工炼精，不要产生邪念，防止使先天精炁转化为后天的浊精，用炼精之法，力争使它转化为先天元炁。初练功时，人情浓厚，道情微，在这种情况下，要善于使用炼精之法，使人情转化为道情。如果对人情只是放任自流，不加以利用，使之转变为道情，那么人情能有多久啊？善于练功的人，好好体会龙牙禅师的话，对于练功和善于把握时机是会有很大帮助的。

3. "时"，是引自《摩诃般若波罗蜜多心经》。一个"时"字，作为一句话，这种句法是很特殊的，目的在于引起人们的重视。这里所说的"时"字，不是时候的时字的意思，是指在练功入静以后，所出现的身中慧命自动之时也。古德把它称作"活子时"。对活子时的出现作了如下的描述，"其生之机，形如烈火，壮似焰风,非师傅授意息,莫能制伏,别名猛虎,专吞人之性命,吸人之骨髓,任他三教英雄豪杰,不得真传者,无不被它所丧失。"古之志士高人,必先伏此猛虎,才能修炼有成。真机发动时的景象,熏熏乎如浴之融暖,烈烈乎似火之将娥,一派壮旺强烈之性,熏蒸下行与淫根,微镇独立,周身之精华,无不听命于它,医家谓之外肾兴,成佛作祖之妙诀,即在此下手矣,若得真传,对此何必还有疑惑呢?可见"时"之一字乃是释放之秘也。柳华阳上述一段文字,对练功下手之处和下手之时机,可以说讲得够清楚了。

(二)调药

伍冲虚当年传道时,就曾有人问他:"从古以来,但言调息为火候,未言调药。""外药"又叫"小药",在炼精化炁阶段活子时出现,产生元精叫外药。

伍冲虚答曰:"此万圣真至秘之天机也。"曹还阳真人云:"忙里偷闲调外药,无中生有采先天。"这是李虚菴真人口授天仙金丹之秘诀也。伍冲虚转述此句,是为了使后人寻到真实入手之法,方有得金丹成道之望。所以,调药之功,也是古人不传之秘。

其实说明白了,就是练功上座之初,即懂得入手处,即以玄关观想自己身上的窍中窍。这里对"玄关"及"窍中窍"作些解释。这里所说的玄关,是指印堂上二横指与上星之间作一圆的位置。另有一说,玄关指山根而言。此二法均可。窍中窍是指男子阴茎冠状棱下尿道口内这个交叉点的位置。下手处就在这里。观想这个位置,不要产生邪念,当入静达到"虚极静笃"之时,静极生动,阳物忽然勃起。这步工夫就叫做调药。古人对此多不明讲,作为秘密天机。这是当时人们受封建礼教思想的束缚,多不敢谈及有关性、生理问题的缘故。现在我们从科学的角度,既然已经认识到性腺在人体中的重要地位,它既关乎人的成长、身体健康状况，又关乎人的智力发展的优劣，还关乎人的寿命的长短。既然如此，我们为什么还要讳而不言呢？前面已经讲过金丹大道无非神炁二字而已，其入手筑基工夫，也就是炼精化炁，使精炁不顺出，而使它逆返。逆返之道的初步工夫，也就是炼精化炁的工夫。所以，此道与房中术根本是风马牛不相及的两回事。如果把二者混为一谈，那就不是金丹大道，而是邪术了。

调药的作用不仅要调其药生，而重要的还在于掌握药的老嫩这个火候。药嫩则炁微，药老则炁散，皆不可用。所以，伍冲虚说："药生时用调，调其合于当采之时，不调则精生时之老嫩不齐，则其补精之用有所不可。"由此可见，调药掌握火候是采药的一个关键。所以，不知调药者，便成了盲修瞎炼。

（三）产药

调药之时，静候药生，药生有时，药产神知。每当药生之时，是有感觉的，有内景有外景，外景比较显而易见，即阳物勃起，内景则需细心体察。药生之后，一定要提起正念，否则，先天精炁便有可能转为后天浊精，炁不得采而耗散矣（睡好觉又精气足醒来，无邪念而兴阳，要在此时看窗帘好像有光叫"光透帘帷"，还要"欲火内烧"，必须有这三个条件出现才叫"活子时"，是练功最好的时候）。

（四）采药

药生以后，当其炁足，不嫩不老之时，即行采药之功，所谓"动时而取"。机之既动，以意取之。神返身中炁自回。以神驭炁，将药采回丹田。采取之法有二：一是靠神，即真意；二是靠呼吸，即鼓巽风。古人对此采药之法，特别是火候的掌握多不明讲，这是因为这种火候的掌握很难用语言来形容，只有练功者在练功实践中细心体验，才能逐步掌握纯熟。这里只能讲出一般的原理和方法。以神驭炁将药采取收回丹田，亦称"中宫"。神与炁回丹田时，又须与呼吸相配合，取时用吸气的方法。但人的生理是有吸必有呼的，因此，在吸的时候，意在吸，呼则听其自然，即"意在吸，呼随之"。一般吸十次，阳物即倒。这里要明确一下丹田的位置，丹田的位置在脐内三寸，即脐内四横指处，此为丹田之中点。以此为中点划一直径三寸的圆，即是下丹田的位置和范围的大小。阳物倒了以后，转为下一步工夫。

（五）炼药归炉

首先明确"炉"的位置。炉的位置在脐与丹田之间，这一段距离即是"炉"。当采药回至丹田，阳物倒下以后，再以神驭炁，将收归丹田之药，再摄归于炉中，这时改用平稳的呼吸，即用"文火"，意守炉中之药，神炁会合一处，同炉而炼，故曰"火化"，亦称采药。当意炁双熔，变为真种，实为性命双修。

（六）行周天之火

真种产生之后，丹田产生热感，这叫做"炉中火发"。只有出现这种内景时，才能将真种引向丹田，再行周天。真种从丹田直过尾闾，即从丹田直过到丹田的对面尾闾关，不绕会阴（此乃古人不传之秘，下面详说）。从尾闾走督脉上升至夹脊→玉枕→百会→山根（不从鼻下，从山根返回绕耳后）→绕颊→承浆→廉泉→喉→膻中→丹田。

这里介绍的周天路线与现实流行周天功法的路线，有两点不同：

1. 从丹田直过尾闾，不经会阴。这是避免炁行经过会阴时容易发生下户漏炁的危险。

2. 从山根不从鼻下，而是从山根处返回沿双眉划至耳后再绕经两颊至承浆。初炼时，可以用双手沿上述路线在外面做导引，实际上炁是从山根处沿着头内部的正中线运行至承浆及廉泉的内部，即龈交穴，再往下至膻中而下的。这样的路线可以避免因炁走鼻中空窍，容易发生的鼻流玉柱的危险，此亦古人不传之秘。（鼻孔流出很长的鼻涕，叫玉柱，"玉管双垂"，自己不要用手擦，可让别人帮着擦。流玉柱多因有慢性鼻炎。）

（七）宿于世尊之树下

树下即下丹田的隐语。运行周天之后，须将真种、灵宝归根深藏于下丹田。取得此种来，佛家称之为舍利。

（八）大周天

小周天功法练习纯熟以后，可以加练大周天功法。待大周天功法也练得纯熟以后，就可以小周天、大周天连着练了。在没有熟悉之前以分着练习为好。（炁运周天，不是一条线，而是一片炁。）

大周天功法介绍：

此处介绍的大周天功法与流行的大周天功法运行路线略有不同。其运行路线为起自尾闾→绕环跳→走大腿阳经而下→绕足→脚跟→大腿阴经而上→会阴→下丹田→尾闾→督脉→夹脊→玉枕→百会—山根（返回绕耳后）—承浆（走任脉）—廉泉—喉—膻中—脐—下丹田—尾闾—绕环跳—走大腿阳经而下—绕足—走大腿阴经而上—会阴—下丹田。此为一周，如此运行十周，最后在下丹田收功。此种功法突出了肾经，它可以加强肾经的功能及肾经的通畅，肾为人身之本。所以，这种功法的效力大于一般大周天功法的效力。

一般功法书多把大周天功法作为炼炁化神之功。其实不然，小周天功是炼精化炁之功，这是人们已经熟知的了。大周天功是在小周天功的基础上进一步的功夫，它的作用乃在于还精补脑，炁通全身。所谓大周天功是炼炁化神之功者，是值得商榷的。炼炁化神只能运用中脉功法才能完成，靠走任督二脉的大周天功法是完不成炼炁化神这一阶段的任务的。因此，大周天功属于炼精化炁这一阶段里的功夫。

以上为筑基之全法，亦称炼精化炁。此段功夫练好，即可自下丹田结丹。丹者，即神与炁相抱相凝而产生的一种特殊的物质。所以，丹并不是什么特别神秘不可得、不可知的物质。经过周天运行，完成炼炁化神之工。周天功到此即告一段。这种功夫和一般流行的气功功法来比，它是上乘功法。但和佛道两家的整体功法来比，还只是初乘功法，还需进一步修炼炼炁化神、炼神还虚、炼虚合道等功夫，下面分别作一简单介绍。

第三节　炼炁化神 炼神还虚 炼虚合道

（一）炼炁化神

完成炼精化炁之工后，身体即可获得健康长寿。如果进一步修炼，在任督二脉畅通的基础上，进一步运行中脉。炁在下丹田至百会之间，上下运行。初练时，亦可配合呼吸，即吸升呼降，外气吸时内炁上升，外气呼时内炁下降。运行中脉时，意在呼，吸随之，即数呼的次数，数呼的次数时意不要过重，似有意数似无意数，注意力放在体会内炁的上升和下降。数呼十次为一轮，可以连做三轮。也可以不计呼吸次数，只注意内炁运行的升降。最后收在下丹田。在下丹田处，从下向后、向上、向前，转圈共转三十六圈，从大到小，最后一圈几乎成为一点，落在下丹田的中心。

（二）炼神还虚

此段功夫也没有什么可神秘的，通过此段功夫，可以使人身体更好，脑子更灵，智慧更高，工作效率也更高。原因是，通过此段功夫，使人身体得到了太空先天元炁的滋补。具体练法是，使体内的炁从下丹田上升至百会窍冲出百会与太虚之元炁相接，并融为一体，然后意守此融为一体的先天元炁，在体外与体内相互交流。收在膻中，最后收在下丹田。由此可见，大法从来都是很简单的，只是后来的一些人故弄玄虚，把人们给搞糊涂了，把大法说得神秘高深莫测，可望而不可即，成为一种高不可攀的神秘功法，从而使得许多人不得其门而入，影响了大法的传播与

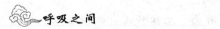

发展。

（三）炼虚合道

其道理与炼神还虚的道理基本相同。这里只谈具体操练的方法。先天元炁从百会入，走中脉，合在慧命处。慧命的实处男子为自脐，四横指处为下丹田的中心点。自此中心点至阴囊下后缘，以此段距离脐内脉下四横指处为丹田，丹田中心点至阴跷形成以圆球体为直径画一圆，并形成一个球体（体外一半，体内一半，体内体外各半合成的这个球体的整体）即为慧命所在的实处。

练功全程，至此可以说已经完成了。如果德高之人，还可以进一步求真师指点更高一层的功夫。在修持过程中，不以求法为目的，而要以积功累德为先务，如此行之，终必有成。

（作者注：本文摘录自1987年中国气功研究会李谨伯和文献研究委员会同仁们编著的《评点伍柳仙宗》一书，该书由北京师范大学图书馆馆长兼气功文献委员会主委陶秉福主写。供研修）

怎样修炼中脉十法

　　中脉法是佛家功法的核心和真谛。道家功法也是以中脉统帅任督二脉。

　　在《伍柳仙宗》中对中脉法也有着一定的叙述。如伍冲虚真人在《仙佛合宗·守中》中略有叙述。柳华阳禅师在《慧命经》中引六祖之言"吾有一物，上柱天，下柱地"。并注曰："物者，儒曰元炁也。柱天者，即上升于顶也。下柱地，即下降于腹也。"虽略露中脉法之端，但都未明确地提出"中脉法"。学《伍柳仙宗》一书，对此应加注意。

第一节　《行气玉铭》

　　中脉法早在我国战国时期即已流传，现今仍然保存完好的《行气玉铭》就是一个证明。《行气玉铭》是一个十二面棱体状中空、顶端未透的小玉柱，上面刻有铭文，凡四十五个字。每面刻三个字，有九字重文，篆书，文字极为规整（见实物拓片）。该拓片最先影印在《艺胜》里，后又收入《三代吉金文存》中，原《玉铭》旧藏合肥李木公家，现存天津市文物管理处。

　　据郭沫若的考证，《玉铭》大约是公元前三世纪，即战国初期的作品。隙邦怀定为战国后期的作品。不论是初期还是后期，

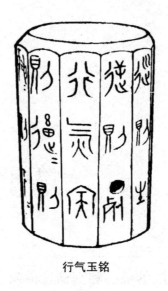

行气玉铭

其为战国时期的作品，则是无疑的了。郭沫若对铭文以今天通用文字译述如下："行气，深则蓄，蓄则伸，伸则下，下则定，定则固，固则萌，萌则长，长则退，退则天。天机春在天，地机春在下。顺则生，逆则死。"（原文为："天幾春在上；地幾春在下。"）

郭沫若对铭文还作了如下的说明：铭文中两个"幾"字，可读为其，也可读为机，应以读机为较适。这是深呼吸的一个回合。吸气深入则多其量，使它往下伸，往下伸则定而固，然后呼出，如草木之萌芽，往上长，与深入时的径路相反而退进，退到绝顶。这样，天机便朝上动，地机便朝下动。顺此行之则生，逆此行之则亡。

郭沫若把《玉铭》功法解释为深呼吸的一个回合。这是根据普通人呼吸的运动规律而做出的解释。若就练功人的呼吸运动，特别是内气产生后在体内运行的规律来说，则显得不够了，而且是不符合练功实践的。因此也不符合"铭文"的原意。

应该为，《玉铭》功走的是"中脉"路线。玉柱中空状，这本身就可以给我们以启发，证明其为"中脉"路线。根据古人与多人练功实践的体会，整个练功过程大体可分为四个步骤。

一、行气"深则蓄，蓄则伸，伸则下"，这是练《玉铭》功的第一步，是用外呼吸导引，吸气入内的有为法。开始时，意在吸，呼随之。随着有意的呼吸运动的进行，逐渐转为平稳的自然呼吸。此时即很自然地转为第二步了。

二、"下则定，定则固"，这是练《玉铭》功的第二步，为凝集神气的过程，此步是有为法向无为法转变的过程，也是外呼吸向内呼吸转变的过程。

内呼吸或"内气"也称作后天气，二炁的关系密切，对练功的成就是极为重要的。吕祖纯阳，在初闻道尚未领悟到这一炁兼用的道理的时候，道未精明。后看到《入药镜》中关于"先天炁，后天气，得之者常似醉"之说后，才深悟而成道。故吕纯阳真人写诗道："因看崔公入药镜，令人心地转分明。"第一口气是后天气，引入为内呼吸，不再外呼，由内气潜行，好像喉内咽气。

三、"固则萌，萌则长，长则退，退则天"，是练《玉铭》功的第三步。即"内气"开始产生，"外呼吸"转为"内呼吸"所形成的"内气"运行规律及其运行的路线。丹田产生内气后，开始向上运行。这时外呼吸处于有意与无意之间，似有意似无意，并与内呼吸相结合。内呼吸与外呼吸形成相反的循行路线，即外呼吸处于"吸"时，内呼吸的内炁则形成上升的运动；外呼吸处于"呼"时，内呼吸的内炁则形成下降的运动。这就是"长则退，退则天"的含义。

四、"天机春在上，地机春在下"，是形容内炁在体内运动的情形。内炁在体内运行从下往上到达头顶百会，再回到腹下的会阴。一上一下的运行。有时力量很强，有时力量较弱，有时在下腹部如以杵春米状，力量较强，然后转向头顶百会，如杵柄在头部百会处轻轻地上下晃动。但要注意，是从上往下，不要从下往上春。有时在百会和会阴处停留，有时不停留，其状不一。但都

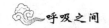

有其内在的运行规律，此时，已不受人的意志控制了。

但是，"内炁"在百会与会阴之间上下运行也有其逐渐形成的过程，并不是一下就形成的。开始时是从百会至膻中，在百会与膻中之间从上到下运行十次。然后，从膻中至会阴，从上至下运行十次，待内炁进一步充实后，内炁才能上达百会，下达会阴。这时，内炁便从百会下至会阴。意在下，数下的次数，共运行十次，最后在下丹田部位收功。

这就是《玉铭》功所叙述的内炁运行的规律。由于它是内在规律，是不可违背的，所以提出"顺则生，逆则亡"的告诫。

《玉铭》中脉功法，虽然简而易行，但确实是很微妙的。古人只留下铭文，未留下撰文者姓名，至今只好蹭之为无名氏撰，并感谢他留给后人这一微妙功法。在气功古籍中很少具体说明，故知者甚少，今作上述解释，以使此法得以流传，尚望达者加以指正。

第二节　中脉功十法

中脉法是佛家功法的核心和真谛。根据师父与佛家经典著作整理了此套丹功功法，在此首次公诸于世。望有志于研究佛家功法的同志，通过操练功法的实践，逐步体会此套功法的功力，并提出宝贵意见。

从根穴到膻中，此段中脉又是练佛家功法成就的关键。现将中脉十法介绍如下（注意：以下行气路线都是自发的，不是故意以意念去领的）：

第一法：从摩尼至百会；从阴囊下至头顶；从会阴前至前顶；从根穴至后顶。

初练时，可以用手在体外做导引，此处所指的窍位名称，都是借用针灸及一般气功书籍所用的名称，只是借以表示中脉炁行路线的位置而已。练佛家中脉功法者，绝不可因使用膻中等穴位名称，竟把中脉功法与任督二脉的功法混淆起来。这是应该特别引起注意的。因中脉在体内中间，不借外形的标志，难以用文字和图形来表现。所以，不得不借用针灸穴位名称加以表示。

操练此法，炁行每段路线时，都有升降。譬如从摩尼至百会这一段，以神驭炁走中脉，从摩尼升至百会，再从百会降至摩尼，如此升降。炁其他各段功法与此原理相同。此法之妙用，尚需明师口传心授。（作者注：摩尼，一说为男子生殖器的顶部；一说自窍口内冠状棱下。道家功法中所谓"窍中窍"与此相似。根穴，位置在男子会阴茎根部上缘凹陷处）

第二法：根穴至膻中，意在升，数升的次数。

第三法：囊下至喉，意在升，数升的次数。初练时双手手指可放在囊下以做导引之助。

第四法：会阴至百会，意在升降。双手手指放在会阴，以做外导引之助。

第五法：整体中脉旋转法。百会、喉、膻中、脐、下丹田，此乃中脉之五轮，将此五轮（上至百会，下至会阴）作为一个整体来转，按今人指示方向的方法，先从右向左转十圈，再从左向右转十圈。此中脉一通，全身、百会皆通，任督二脉亦将随之而通。操练此功，中脉一通可以通天达地。练功中间会自然而然地出现脐部向内收缩的现象，此乃元炁归根的表现，过一会儿即可恢复自然。如不出现这种现象时，也不要有意地去追求和做作。

第六法：体内通天达地。其具体做法为：

先从摩尼至脐，再从脐向上到达百会；此所谓先通天，再从百会降至摩尼，此所谓后达地。

第七法：体外通天达地。

在操练体内通天达地法的基础上，配合呼吸。吸升，即随吸气从会阴上升至百会，接出百会并逐渐增加其高度；再随呼气降至舍陪，冲出会阴并逐渐增加其深度。连续做升降十次，收在会阴窍（会阴窍在肛门前口，是中脉终点）。连续做完十次通天达地法以后，要先收回先天元炁归到脐；再收回先天地炁归到脐。此谓归根。归根后，自然而然地出现腹内缩，中脘部吸入得最深，过一会儿即恢复常态。如不出现也不要追求。

第八法：横贯中脉法。

一、双手放在两胯旁。

二、双手侧平举划弧至百会。

三、双手回至两胯旁。

如此连续做十次。通过双手的导引动作，引髓外元炁走中脉，从百会入，从会阴出，使体外与体内之元炁形成一个百会、会阴循环的混元整体。

第九法：五轮纵转法。

一、升法。

（一）内炁在下丹田从后向前以等同的直径转圆圈十转。

（二）内炁在下丹田处旋转十圈后，继续向上旋转。在脐部旋转十圈。继续向上旋转。

（三）内炁在膻中旋转十圈。继续向上旋转。

（四）内炁在喉轮处旋转十圈。继续向上旋转。

（五）内炁在百会处旋转十圈。然后向下旋转至下丹田。

（六）内炁在下丹田处旋转三十六圈至二百圈。出现由脐到鸠尾之间的内吸现象，过一会儿恢复正常状态。如不出现也不要追求。

此为升法。此法虽为升法，由于最后下丹田处旋转三十六至二百圈，足以使升降平衡，因而不至于引起血压升高，出现高血压症状。

二、降法。

首先在下丹田旋转十圈，然后直升至百会，在百会处旋转十圈。然后依次在喉—膻中—脐各处旋转十圈，最后在下丹田旋转三十六圈。这样，虽用降法，亦不至于引起血压降低。出现低血压病状。

三、中脉两侧下降旋转法。

此法内炁不在五轮处旋转，而在中脉两侧辅线，从百会至双脚外踝，从上到下，从后向前旋转共三十六圈。从百会至外踝这段旋转十六圈，在外踝处再旋转二十圈，共三十六圈。从后双脚外踝，引回至下丹田。

此法只有降法。

第十法：中脉五轮横转法。

一、下降法（高血压患者宜用此法）。

（一）双手放在下丹田。内炁先自中向左向后向前转十圈，再自中向右向后向左向前转十圈。转圈时由大到小，小到最后为一点。

（二）双手自下丹田直升至百会，内炁在百会处先向左转十圈再向右转十圈。

（三）内炁在喉轮先向左，再向右各转十圈。

（四）内炁在膻中、脐依次先向左，再向后各转十圈。

（五）内炁在下丹田先向左，再向右各转三十六圈。

二、上升法。

（一）双手放在下丹田。内炁在下丹田处先向左、再向右各转十圈。

（二）内炁依次在脐—膻中—喉—百会各轮处先向左、再向右各转十圈。

（三）内炁在百会处左右各转十圈后，直下至下丹田，先向左、再向右再各转三十六圈。横转法在下丹田各转三十六圈后，膀至鸠尾之间出现腹内吸的现象，过一会儿即恢复正常状态。

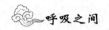

中脉收功法。

中脉十法可依据练功时间的多少，和练功层次的高低，功夫的深浅，可以全练，也可以选练。但不管是全练，还是选练，最后都要收功。

收功法分为三步：

一、循环收功法。

第一步从百会——→脐。即从百会下降到脐，然后从脐至背后的对面即命门，再上升至玉枕，再到山根（祖窍）。

第二步从山根——→脐。即从山根降到脐，然后从脐的对面命门再上升至凰府，再到鼻尖。

第三步从鼻尖——→脐。即从鼻尖降到脐，然后从脐的对面命门再上升至哑门，再到承浆。

第四步从承浆——→脐。即从承浆下降到脐，然后从脐的对面命门再上升到大椎，再到喉。

第五步从喉——→脐。即从喉下降到脐，然后从脐的对面命门再上升到陶道，再到璇玑。

第六步从璇玑——→脐。即从璇玑下降到脐，然后从脐的对面命门再上升至夹脊，再到膻中。

第七步从膻中——→脐。即从膻中下降到脐，然后从脐的对面命门再上升至中枢，再到鸠尾。

第八步从鸠尾——→脐。即鸠尾下降到脐，然后从脐的对面命门再上升至脊中，再到中脘。

第九步从中脘——→脐。即从中脘下降到脐。

第十步从脐——→下丹田。即从脐到下丹田转十圈再回到脐。

二、点按收功法。

（一）双手在百会穴上点按五次。继续往前点，点至玄关处，再回至百会穴共五次，前后总共十次。

（二）从百会下降至下丹田。

（三）下丹田处从后向前，从小到大旋转（后上前下）三十六圈。收功完毕。

中脉十法结束。

（注意：以上气脉运行路线，都是本能自发的，不是故意去领的，否则太琐碎了。）

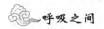

"六字大明咒"真言解

——读佛经应注重掌握功法

　　丁福保编纂的《佛学大辞典》中对"唵嚤呢叭咪吽"这个条目作了如下的解释：谓此六字乃祈宝珠莲上之义。西藏观音经《摩尼伽步婆》以诗赞叹此六字题目之功德，说其所以有智慧解脱救快乐之本源。盖人若一度唱六字题目中"唵"之一字，其功德能在死后流传天上界之途。又唱"嚤"之一字时，免轮回于恶鬼所住之修罗道。唱"呢"之一字时，离再受生于人间之厄。唱"叭"之一字时，令人能去轮回于畜生道之难。唱"咪"之一字时，能脱沉沦于恶鬼道之苦。唱"吽"之一字时，有使无死而堕地狱之功德。该条目接着又指出：又不唯独唱此题目，始有功德，即著之于身，或持于手，或藏于家，亦得为生死解脱之因。

　　要准确地把握六字真言的真谛，必须全面训释经文。按照我的体会，六字真言的本质，乃在于授人以一种独特的功法。通过唱读发音的方式，将眼、耳、鼻、舌、身、意等活动，与先天炁、后天气的运行和声波的共鸣完全统一起来了，使练此功的人，进入一种高级气功态，从而收到极大的练功效果。唱"唵"（读如翁）字时，意及炁和声波在头轮。唱"嚤"（读如摩）字时，意及炁和声波在喉轮。唱"呢"（读如泥）字时，意及炁和声在中丹田轮。唱"叭"（读如悲）字时，意及炁和声波在脐轮。唱"咪"（读如咩）字时，意及炁和声波在下丹田轮。唱"吽"（读如哄）字时，意及炁和声波在慧命。唱完六字，随着吸气，在下丹田收功。

五轮者，即头轮（上丹田）、喉轮（真正的喉轮，在承浆及承浆的对面哑门穴下三横指的位置，以此为直径划一轮，是为喉轮）、中丹田轮、脐轮、下丹田轮。慧命不在五轮之列。具体操练时，随所唱之音（声波）及意和炁很自然地逐步下移，最后降至慧命。此为一轮，练此功时，可以连唱十个轮。操练此六字真言，功夫到时，即可收到通中脉的效果，亦即体内通天达地的初步效果。在此基础上，如果能够进一步修炼，功法还可以得到进一步的提高，发展为体内与体外相结合的通天达地法，即唱"唵"字时，意念想着太空之先天元炁，从太空随着口唱"唵"字之音，一起从百会穴处进入体内，并随着诵唱嘛、呢、叭、咪四字之音，元炁逐渐下移至下丹田。最后唱"吽"字音时，意念随着"吽"字音一起从会阴直入地下（注意：意念不可过急过猛）。如此唱十轮以后，随着吸气，将先天元炁从百会穴收入到脐部，同时将先天地炁从会阴收入至脐，最后从脐部收回至下丹田，进行收功。

操练此功，只要细心体验此工的功力，在注重修德的前提下，定将收到不可思议的奇效。从对此六字真言如何理解这一问题的研讨，使我们得到一个新的启示，即在研究佛经的时候，应该把注意力放在钻研和发掘其中的功法部分，这样读诵经文才能收到实效，使佛家功法得到弘扬，使众生懂得佛家练功的深奥。这应该作为练功爱好者研究佛经和佛家气功的一个重要方面。

唵嘛呢叭咪吽六字真经如何诵修？

六字真经十法可分两个阶段来练习。

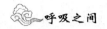

第一阶段，即打基础的阶段，在这个阶段的任务是：

（一）学会唱读六字的音；

（二）体会声波的震动感；

（三）学会声波与意炁同行的方法；

（四）逐步增强唱读的气量，为第二阶段延长唱读每个单字或六个连字的时间打好基础。

最初练习唱读可以六个字连读，唱读时每个字之间间隔的时间可以长，也可以短；每个字唱读的时间可以长，也可以短；声音可以高，也可以低：每个字的高低长短也可以不一样。总之，一切都要听其自然，主观意识不要过强，以体现眼、耳、鼻、舌、身、意六统一的高级气功态的作用。

唱读六个字的声波随着意念从头轮开始，依次经过喉轮、中丹田轮（心轮）、脐轮、下丹田轮（生殖轮）逐步下移。连续读唱十遍后，最后收在下丹田。

经过第一阶段的练习以后，即可转入第二阶段的练习。此阶段练习时间的长短因人而异，根据上述第一阶段所应完成任务的好坏而定，完成得好，转入下阶段就快，完成得差，转入下阶段就慢。

第二阶段，在声波与神炁运行中脉路线的基础上，可以分为十法进行练习。前六法为单音"唵"字，后四法为多音六个字连读。

一、唱读"唵"字，声波与神炁运行大周天（一）

随着口唱"唵"（读音为"OM 嗡"，不读为"安"）字音的同时，神炁与声波沿着如下的路线运行。自尾关→绕环跳→沿大腿阳经向下→绕足→走腿阴经向上→会阴→下丹田→。唱读"唵"字音不断，接着神炁与声波从下丹田→尾关→沿督脉上行→百会→山根→绕耳后→承浆→走任脉直至下丹田→绕环跳→走大腿阳经→绕足→走大腿阴经向上→会阴→丹田。此为一周天。

这里介绍的大周天的运行路线与现在流行的大周天不同，比现在流行的大周天运行路线多（从尾关绕双腿的阳经和阴经回至下丹田）这一步功夫。同时应该指出的是：唱读一个"唵"字，神炁与声波走如此长的路线，没有第一阶段的功夫是做不到的。所以，在没有完成第一阶段功任务者，切不可急于转入第二阶段。初练者，唱读"唵"字声波与神炁运行大周天（一）可以连做十轮。待十法都已练完并熟练掌握以后，才可以改为每一法只做一轮，连续唱读十法，共为十轮，即一次练功可以把十法同时连续做完。

二、唱读"唵"字，声波与神炁下肢循行法

唱读"唵"字，使神炁与声波从下丹田→绕环跳→从两大腿阳经下→绕足→从两大腿阴经上→会阴→下丹田。在唱读一个"唵"字音的过程中，使神炁与声波沿上述路线循行十周。初练者，唱读一个"唵"字完成不了十周循行时，也不要勉强。可以读一个"唵"字音时，完成前五个循行。待气量增强后，再用唱读一个"唵"字完成循行十周的方法进行练习。

三、唱读"唵"字，声波与神炁上下肢循行法

双手高高直举，手指向上伸直，唱读"唵"字，体验声波在双手手指处的振动，随着声波沿身体两侧下移至两胯，双手也随着下移至两胯旁，再随着声波与神炁沿两大腿外侧下移至足，双手亦随着下移，双手手指亦指向双脚。声波及神炁沿两大腿内侧升至会阴，再至下丹田，双手亦随之回至下丹田相抱。

四、唱读"唵"字，声波与神炁循行督、中、任三脉法

唱读"唵"字，声波与神炁从尾闾起→沿督脉→百会→沿中脉下行→会阴→再沿中脉上升至百会→山根→绕耳后（走中间）→承浆→走任脉→下至会阴→返回至下丹田，在下丹田收功。

五、唱读"唵"字，声波与神炁循行督、任、中三脉法

双手手背放在尾闾处，右手背向下，左手背贴在右手心上。

意守片刻，待尾闾尖处有微热感后，再开始唱读"唵"字。声波与神炁从尾闾沿督脉上行→百会→山根，返回绕耳后→承浆→走任脉→下丹田，从下丹田→走中脉上升→百会→山根→返回绕耳后→承浆→走任脉→下丹田。在下丹田收功。

六、唱读"唵"字，声波与神炁沿中脉循行法

双手放在两胯旁，手心与手指成九十度，手指指向两胯，唱读"唵"字，声波与神炁从百会走中脉下降至会阴。唱一个"唵"字，声波与神炁从百会→会阴共下降十次。只关注降，不注意升，最后收在下丹田。初练时，唱一个"唵"字音，完不成下降十次，先完成五次下降；再唱一个"唵"字音，再完成另五次下降。最后，过渡到唱一个"唵"字完成下降十次。而后，出现腹内收，这是正常现象。

七、唱读六字真言，声波与神炁大周天（二）循行法

双手放在尾闾处，当有热感后，唱读"唵"字；声波与神炁沿督脉上行至百会→山根，返回绕耳后至承浆时唱读"嘛"字；声波及神炁沿任脉下行，行至膀部时唱读"呢"字；声波及神炁继续下行至下丹田尾闾时唱读"叭"字；声波及神炁从尾闾绕环跳沿两大腿外侧阳经下行至足，绕足时唱读"咪"字；声波及神炁沿两大腿内侧阴经上行至会阴时唱读"吽"字；继续上行至下丹田，"吽"字的声波在下丹田处振颤一会儿，自然停止，神炁亦随之住于下丹田而收功。

唱读六字真经声波及神炁循行路线：唵（尾闾→头）→嘛（承浆）→呢（脐）→叭（尾闾）→咪（足）→吽（会阴→下丹田）。

八、开头轮诸窍法

双手相接放在百会穴处，唱读六字真经，声波在头顶部振动。单独练可做十遍，目的在于打开头顶诸窍穴。

九、贯通五轮法

双手拇指与其余四指撑成半圆形放在头的两侧，唱"唵"

字。双手随着唱"嘛"、"呢"、"叭"、"咪"、"吽"诸字而下移，在每轮处略停。在每轮唱字的同时，在每轮处意念转圈（男从右向左转，女从左向右转），初练时每轮只能转五六圈。以后随着功夫的加深，争取转十圈。最后止于下丹田。

十、开中脉通五轮法

双手手背贴在印堂前，唱读六字真言。从头轮开始贯通五轮，直至会阴，依次唱读六字，双手在头轮时唱"唵"字。双手同时做开的动作，意念亦随之而开。双手降至喉轮时，唱读"嘛"字，双手同时做开的动作，意念亦随之而开。唱每字在每轮处，双手同意念一起都做开的动作，唱最后一个"吽"字时，音拉长，声波从会阴向前向上返回至膻中，再回至下丹田。向下及返回时均走中脉。练一遍，也可以单独练十遍。

以上十法为中级功，以后还有高级功。

结束语

　　以上各种修炼方法、步骤，越看越繁琐，叫人眼花缭乱，无所适从。其实"有为法"八万四千门，不可能样样学练，我们不想做神仙、超人，只想学些简单速效的功法健身养生，因此就先要保精保血、"练己"守静，平时"天门常开，地户永闭"，坚持"守一"，"一"是道，也是"玄关一窍"，就够了。练己就要像老子"致虚极，守静笃"，不想事，心平气和，腰始终要拔直，收下巴，缩颈，头轻顶，鼻拉脐，静坐静卧，自然呼吸，一定有效。"玄关一窍"就是"窍中窍"，只要你有恒心，坚持习练，练到一定阶段老师自会告诉你，过早知道会出偏差的。

修订版说明

　　这本书原是 2008 年 2 月 9 日到 13 日我在山西讲授内丹修道之学的录像，经陈阳博士录音整理而成。由于我的疏浅，原文中有不少错误和文不对题之处，使我不得不自己重新改写此书，并新增加了一些资料。此次出版是由周海军同志帮助誊写、打印整理，孟美均同志帮助插图和校稿，赵宏达、林翔同志帮助出版。

　　此次为本书增加了一些参考材料，修改了原书《呼吸之间》一书中的错疏，不得已而重修本书，所以此书也是《呼吸之间》的修订本、增订本，特此声明，并希望读者理解。在此感谢以上各位同志。特别感谢史原朋、刘东昇两位挚友的鼓励和鼎力支持。

李谨伯声明

2012 年 10 月 1 日于北京

图书在版编目（CIP）数据

呼吸之间 / 李谨伯著. -- 2 版. --北京：华夏出版社有限公司，2020.11（2025.10 重印）

ISBN 978-7-5080-9967-5

Ⅰ. ①呼… Ⅱ. ①李… Ⅲ. ①道家－养生（中医） Ⅳ. ①R212

中国版本图书馆 CIP 数据核字（2020）第 120020 号

呼吸之间

著　　者	李谨伯
责任编辑	罗　庆
责任印制	顾瑞清

出版发行	华夏出版社有限公司
经　　销	新华书店
印　　刷	三河市少明印务有限公司
装　　订	三河市少明印务有限公司
版　　次	2020 年 11 月北京第 2 版 2025 年 10 月北京第 9 次印刷
开　　本	710×1000　　1/16 开
印　　张	26.25
字　　数	329 千字
插　　页	6
定　　价	88.00 元

华夏出版社有限公司　　地址：北京市东直门外香河园北里 4 号　　邮编：100028

网址：www.hxph.com.cn　　电话：(010)64663331（转）

若发现本版图书有印装质量问题，请与我社营销中心联系调换。